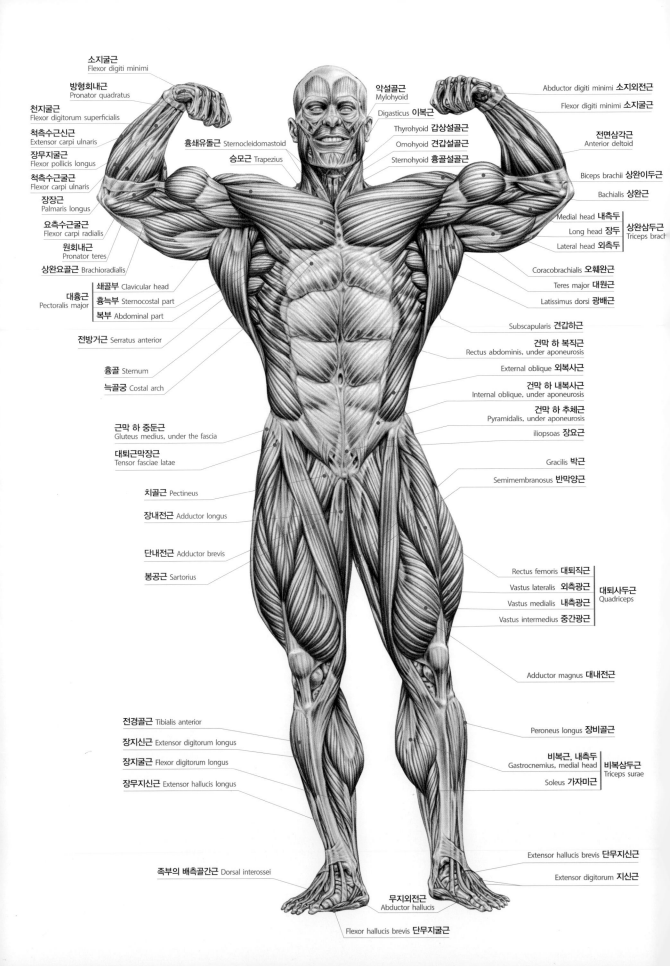

소지굴근 Flexor digiti minimi

방형회내근 Pronator quadratus

천지굴근 Flexor digitorum superficialis

척측수근신근 Extensor carpi ulnaris

장무지굴근 Flexor pollicis longus

척측수근굴근 Flexor carpi ulnaris

장장근 Palmaris longus

요측수근굴근 Flexor carpi radialis

원회내근 Pronator teres

상완요골근 Brachioradialis

대흉근 Pectoralis major
쇄골부 Clavicular head
흉늑부 Sternocostal part
복부 Abdominal part

전방거근 Serratus anterior

흉골 Sternum

늑골궁 Costal arch

근막 하 중둔근 Gluteus medius, under the fascia

대퇴근막장근 Tensor fasciae latae

치골근 Pectineus

장내전근 Adductor longus

단내전근 Adductor brevis

봉공근 Sartorius

전경골근 Tibialis anterior

장지신근 Extensor digitorum longus

장지굴근 Flexor digitorum longus

장무지신근 Extensor hallucis longus

족부의 배측골간근 Dorsal interossei

악설골근 Mylohyoid

Digasticus 이복근

Thyrohyoid 갑상설골근

Omohyoid 견갑설골근

Sternohyoid 흉골설골근

흉쇄유돌근 Sternocleidomastoid

승모근 Trapezius

Abductor digiti minimi 소지외전근

Flexor digiti minimi 소지굴근

전면삼각근 Anterior deltoid

Biceps brachii 상완이두근

Bachialis 상완근

Medial head 내측두
Long head 장두   상완삼두근
Lateral head 외측두   Triceps brach

Coracobrachialis 오훼완근

Teres major 대원근

Latissimus dorsi 광배근

Subscapularis 견갑하근

건막 하 복직근 Rectus abdominis, under aponeurosis

External oblique 외복사근

건막 하 내복사근 Internal oblique, under aponeurosis

건막 하 추체근 Pyramidalis, under aponeurosis

iliopsoas 장요근

Gracilis 박근

Semimembranosus 반막양근

Rectus femoris 대퇴직근
Vastus lateralis 외측광근   대퇴사두근
Vastus medialis 내측광근   Quadriceps
Vastus intermedius 중간광근

Adductor magnus 대내전근

Peroneus longus 장비골근

비복근, 내측두
Gastrocnemius, medial head   비복삼두근
Soleus 가자미근   Triceps surae

Extensor hallucis brevis 단무지신근

Extensor digitorum 지신근

무지외전근 Abductor hallucis

Flexor hallucis brevis 단무지굴근

근육운동 가이드
프로페셔널2

근육운동 가이드

가이드

프로페셔널2

프레데릭 데라비에·마이클 건딜 지음 | 정구중·이창섭 옮김

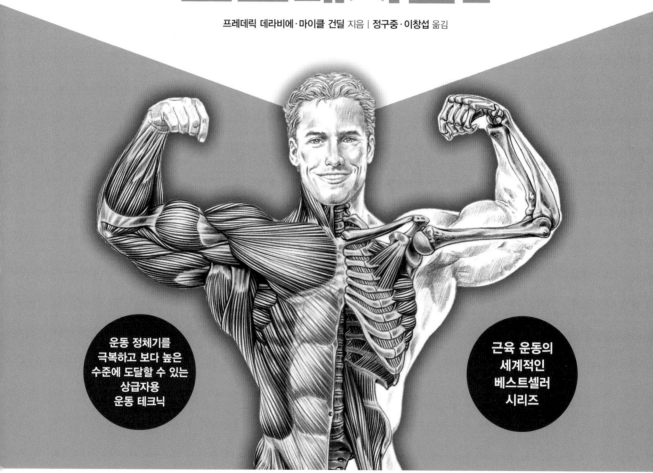

운동 정체기를
극복하고 보다 높은
수준에 도달할 수 있는
상급자용
운동 테크닉

근육 운동의
세계적인
베스트셀러
시리즈

운동선수·헬스 트레이너·보디빌더를 위한 최신 운동법과
신경·힘줄·관절 회복을 돕는 고급 테크닉

SAMHO BOOKS

CONTENTS | 차례

PART 02 트레이닝 및 회복 테크닉
TRAINING AND RECOVERY TECHNIQUES

PART 03 상급자를 위한 근육 운동법
ADVANCED STRENGTH TRAINING

PART 04 상급자를 위한 운동 프로그램
ADVANCED WORKOUT PROGRAMS

우리가 근육운동가이드 프로페셔널에 이어
《근육운동가이드 프로페셔널2》를 집필하게 된 이유는 무엇인가?

이 책 이전에 출간된 《근육운동가이드 프리웨이트》에서 우리는 근육 운동의 기초를 알아보았다. 또한 《근육운동가이드 프로페셔널》에서는 인간의 해부·형태학적 차이를 고려하여 자신에게 맞는 운동을 선택하는 방법에 대해 깊이 있게 탐구했다. 이번 《근육운동가이드 프로페셔널2》에서는 《근육운동가이드 프로페셔널》에 이어서 각 운동의 해부·형태학적 특징을 체계적으로 분석한다. 근육 운동의 여러 비법이 담긴 이번 가이드북은 헬스 트레이너, 보디빌더, 운동선수 등 운동 상급자들이 맞닥뜨리곤 하는 다음 세 가지 문제에 대한 해답을 제시한다.

■ 몸이 발달할수록 성장하기가 점점 어려워진다

근육이 아직 크게 발달하지 않은 운동 초기에는 근력과 근육을 빠르게 키울 수 있지만, 시간이 지날수록 근력과 근육을 키우기가 점점 어려워진다. 이럴 때 육체적 잠재력을 최대한 끌어내려면 지금껏 잘 몰랐던 자신의 생리학적 특징을 최대한 활용해야 한다.

② 널리 알려져 있는 트레이닝에 대한 부정확한 정보들

인터넷과 헬스클럽에 떠도는 트레이닝에 대한 수많은 지식 중에는 사실이 아닌 것이 많다. 트레이닝 경험이 많지 않은 이들이 상상력을 동원해서 지어낸 이런 이야기들로 인해 많은 사람들이 부상을 당한다. 또한 트레이닝의 창의성을 제한해서 정체기를 유발하기도 한다. 이런 부정확한 상식들을 파헤쳐 보면 운동을 보는 시야가 넓어진다.

③ 수년간 근육 운동을 하고 난 뒤 겪게 되는 대표적인 문제들을 어떻게 해결할 것인가?

근력과 근육이 성장할수록 성장을 제한하는 새로운 문제들에 직면하게 된다. 예를 들면 전완근에 건염이 생겼을 때 팔 트레이닝을 어떻게 해야 할까? 등이나 무릎에 통증이 있을 때는 넓적다리를 어떻게 운동해야 할까? 와 같은 문제들이다.

DEEPEN YOUR UNDERSTANDING OF ADVANCED ANATOMY AND MORPHOLOGY

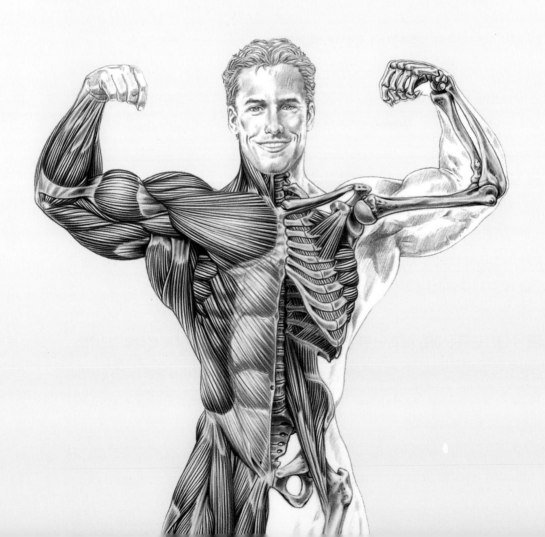

PART 01

상급 해부학과 형태학을 보다 깊이 이해하자

운동 초기에는 근력과 근육을 빠르게 키울 수 있지만, 시간이 지날수록 근력과 근육의 크기를 키우기가 점점 어려워진다. 이럴 때 육체적 잠재력을 최대한 끌어내려면 지금껏 잘 몰랐던 자신의 생리학적 특징을 최대한 활용해야 한다. 해부학과 형태학을 제대로 이해하지 못하면 성장 속도가 느려지고, 통증이 생긴다. 이 파트에서는 인간의 해부·형태학적 차이에 따른 특징과 흔히 발생하는 부상의 원인을 분석해본다.

먼저 여러분의 신체 형태에 더 잘 맞는 트레이닝 프로그램을 구성할 수 있도록 인체 해부학을 탐구해보고자 한다. 해부학과 형태학을 제대로 이해하지 못하면 성장 속도가 느려지고, 통증이 발생한다. 이런 문제를 방지하기 위해 가장 흔한 부상의 원인도 분석해볼 것이다.

01 | 자신의 몸을 해부·형태학적으로 분석하라

근육 운동을 할 때는 실시할 운동을 자기 마음대로 고를 수 있다. 선천적 체형(형태학)은 선택할 수 없더라도 그 체형에 가장 잘 맞는 운동은 골라서 실시할 수 있다는 뜻이다. 따라서 운동에 초점을 맞추기보다 자신의 해부학적 특징에 초점을 맞춰야 한다. 즉, 흔히 잘 알려진 운동이 아니라 자신에게 가장 잘 맞는 운동을 실시해야 한다는 것이다.

최악의 스쿼트 자세

프레데릭 데라비에는 파워리프터 선수 생활 시절에 도저히 극복할 수 없는 문제를 가지고 있었는데, 그것은 바로 스쿼트할 때 상체가 앞으로 지나치게 숙여지는 것이었다. 그의 트레이너들은 상체를 더 세우라고 지시했지만, 자세를 바꾸는 것은 말처럼 쉽게 되지 않았다. 데라비에는 해부학 지식을 동원해 자신의 상체가 저절로 앞으로 숙여지는 이유를 분석했다. 그리고 인체 골격 모형을 들여다보다가 세상에는 상체를 곧게 세운 채로 스쿼트하는 것이 역학적으로 불가능한 사람도 있다는 사실을 깨달았다.

해부학과 형태학에 대해 자주 오해하는 개념들

스쿼트할 때 상체를 세우라는 말을 들어본 적이 있는가? 트레이너들은 우리가 스쿼트를 제대로 하지 못하는 이유가 올바르지 않은 자세 때문이라고 설명한다. 자세만 고치면 스쿼트를 제대로 할 수 있다며 말이다. 그들은 스쿼트가 우리 몸에 안 맞는 운동일지도 모른다는 가능성은 고려해보지 않는다. 어떤 운동이든 제대로만 실시하면 누구나 따라 할 수 있다고 생각하는 것이다.

이런 일은 신체의 해부·형태학적 차이에서 기인한 문제를 오해해서 생긴다. 물론 운동 자세야 얼마든지 뜯어고칠 수 있지만, 대퇴골이 긴 사람이 등을 아주 곧게 세우고 스쿼트를 하려고 애쓰는 것은 사실 시간 낭비일 뿐이다.

누구에게나 딱 맞는 기적의 운동법 같은 건 없다

해부학과 형태학에 관한 개념들을 이해하고 올바르게 적용하면, 남들이 하는 운동을 무작정 따라 하는 것이 아니라 자신의 몸에 적합한 운동을 위험 부담 없이 실시할 수 있다. 대퇴골이 짧은 사람이 등을 곧게 세우고 스쿼트할 수 있다고 해서, 대퇴골이 길고 키가 큰 사람보다 운동을 잘한다는 것은 아니다.

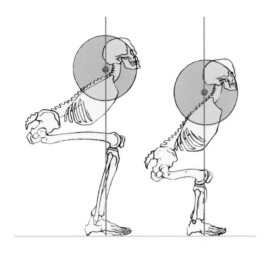 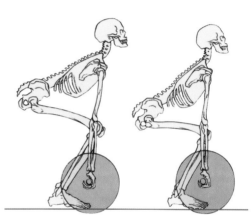

대퇴골이 짧은 사람은 긴 사람보다 등을 곧게 세우고 스쿼트하기가 쉽다.

다리가 긴 사람은 데드리프트를 할 때 대퇴부가 약 간만 구부러지고 몸통이 앞으로 기울어지지만, 다 리가 짧은 사람은 대퇴부가 수평에 가깝게 구부러 지며 몸통이 거의 기울어지지 않는다.

따라서 스쿼트, 데드리프트, 벤치프레스가 웨이트 트레이닝의 필수 운동이라는 상식을 폐기 처 분할 필요가 있다. 이 오래된 상식을 맹목적으로 따르다가는 결국 통증이 생겨 병원에 가거나, 심 하면 수술을 해야 할지도 모른다. 자신이 역도를 하든, 파워리프팅을 하든, 웨이트 트레이닝을 하 든 이러한 사실을 명심해야 한다. 이런 운동을 하는 사람(또는 선수)들은 선천적인 신체 조건이 자 기보다 우월한 사람과 경쟁하기 위해 자기 몸의 형태에 맞게 운동 동작에 변화를 주곤 한다. 하지 만 벤치프레스 전체 가동 범위가 40센티미터에 달하는 선수와 겨우 20센티미터인 선수가 어떻게 경쟁할 수 있을까?

물론 근육 운동을 할 때 자기 몸의 형태에 맞는 운동만 하라는 말은 아니다. 다만 신체의 형태학 적 차이를 먼저 이해해야 운동을 올바르게 할 수 있다는 뜻이다.

다 빈치가 그린 '인체비례도'의 신체 비율은 사실일까?

레오나르도 다 빈치가 그린 완벽한 비율의 인체비례도인 '비트루비우스적 인간Vitruvian Man'은 분명 균형이 잘 잡혀 있지만 그다지 현실적이지는 않다. 이런 신체 비율을 가진 운동선수를 찾기란 쉽지 않은 일이다.

실제 인간의 전완은 상완보다 더 길기도 하고, 종아리가 넓적다리보다 더 짧기도 하다. 이런 차이는 시각적으로 큰 차이를 불러일으킬 뿐만 아니라 운동 시 지렛대 효과에도 영향을 미친다.

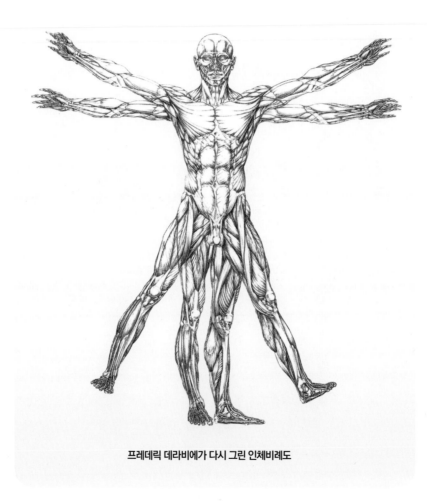

프레데릭 데라비에가 다시 그린 인체비례도

이 이상적인 육체와 자기 몸의 차이를 직접 재보면 좋겠지만, 눈에 보이지 않는 뼈의 길이를 정확히 재는 것은 쉽지 않으므로 오차가 클 수밖에 없다.

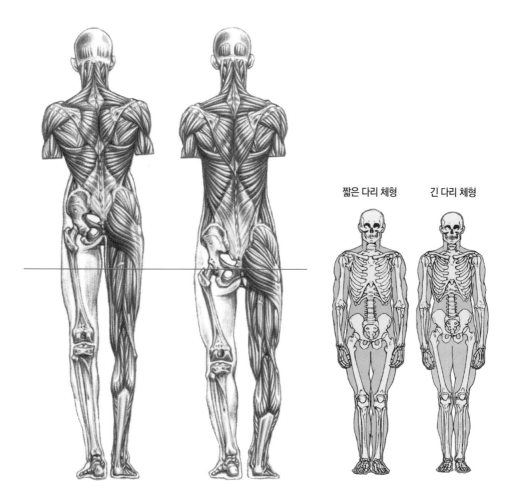

짧은 다리 체형   긴 다리 체형

키가 같더라도 형태학적 비율 차이가 있을 수 있다.
이런 비율 차이는 키가 작은 사람보다 큰 사람끼리 비교했을 때 더 크게 나타난다.

이상적인 신체 비율과 비교해서 자기 체형의 특징이 무엇인지 알아보는 가장 좋은 방법은 눈으로 관찰하는 것이다. 이 책에 실린 삽화들을 보고 이상적인 몸과 자신의 몸에 어떤 차이가 있는지 머릿속에 그려보자. 처음에는 좀 어려울 수도 있지만, 부위별로 유심히 살펴보면 차이점을 찾을 수 있을 것이다.

보디빌딩 챔피언들의 몸을 보면서 눈을 단련하는 것도 좋다. 거기에 익숙해지면 곁눈질만으로 사람의 키를 알아내는 것처럼 비율 차이를 알아내는 것이 쉬워진다. 왜냐하면 머릿속에 비교할 대상이 생기기 때문이다. 자기 몸의 형태를 더 잘 이해하려면 거울을 들여다보는 것보다 이런 사진들을 관찰하는 게 더 낫다.

신체 비율에 대한 몇 가지 간단한 원칙

신체 비율에 있어서 일반적으로 사실이라고 여겨지는 기본 원칙들은 다음과 같다(물론 몇 가지 예외는 있다).

- 키가 클수록 상체에 비해 팔과 다리(특히 다리)가 길다. 이로 인해 가동 범위가 넓고, 특히 네거티브 동작이 길기 때문에 상대적으로 부상 위험이 크다.

- 키가 작을수록 상체에 비해 팔과 다리(특히 다리)가 짧다. 이런 특징을 가진 사람들은 가동 범위가 좁아서 무거운 중량을 다루기가 비교적 수월하고, 키가 큰 사람보다 힘이 세다는 인상을 준다. 네거티브 동작도 키가 큰 사람보다 짧기 때문에 상대적으로 부상 위험이 적다.

위에 나열한 원칙들은 모두 증명 가능한 일반적인 사실이지만, 보디빌더에게는 이 정도 분석만으로는 부족하다. 인체의 절대적인 길이 말고도 각 부위별 상대적 길이 차이를 이해해야 자신의 몸에 더 잘 맞는 트레이닝을 할 수 있다.

팔 길이와 운동의 관계

대부분 팔은 상완 길이보다 전완 길이의 개인차가 더 크다. 즉, 전완이 팔의 전체 길이에 더 큰 영향을 미치는 경우가 많다는 뜻이다. 상체 길이에 비해 길거나 짧은 팔은 각각 다음과 같은 경우로 나뉜다.

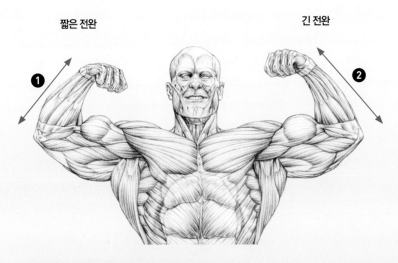

짧은 전완   긴 전완

❶ 전완이 짧으면 상대적으로 팔이 더 굵어 보인다.
❷ 전완이 길면 상대적으로 팔이 더 약해 보이고, 실제로 전완과 관련된 부상도 자주 생긴다(156p 참고).

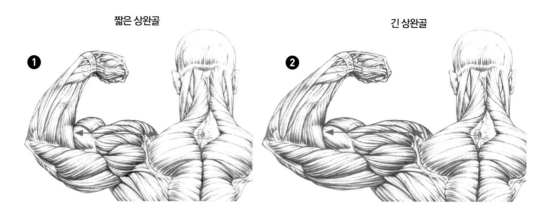

짧은 상완골   긴 상완골

두 사람의 근 매스가 동일하다고 가정했을 때,
❷처럼 상완골이 긴 사람은 ❶처럼 상완골이 짧은 사람보다 근육량이 적어 보이고, 이두근 봉우리도 볼록하지 않다.

긴 팔

case 1   가장 흔하다. 팔은 길지만 상완골이 비교적 짧고, 긴 전완이 그 부족한 길이를 채워주는 경우다. 이와 같은 팔은 빠른 속도로 성장하지만, 팔뚝은 그에 못 미치는 것처럼 보인다.

case 2   팔이 길고, 상완골과 전완이 균형을 이루고 있는 경우다. 이와 같은 팔은 **case 1**보다 팔을 발달시키기 힘들다.

case 3   상완골이 길고, 전완이 짧은 경우다. 이런 형태의 팔은 보기 힘들다. 극히 드문 경우를 제외하고는 사춘기에 전완이 상완골보다 더 자라기 때문이다. 이와 같은 팔은 전완은 굵어지지만, 상완은 그대로인 것처럼 보인다. 상완골이 길수록 이두근 봉우리를 만들기 어렵고, 상완골이 짧을수록 이두근 봉우리를 만들기 쉽다.

짧은 팔

case 1   가장 드물다. 상완골이 짧고, 그보다 살짝 긴 전완이 부족한 길이를 채워주지만 충분히 채워주지는 못하는 경우다. 이와 같은 팔은 이두근과 삼두근이 커 보이고 빠르게 성장한다. 팔이 놀라울 정도로 굵은 챔피언들은 대부분 이 경우에 해당된다.

case 2   상완골과 전완이 모두 짧은 경우다. 팔의 형태가 이런 사람은 팔 근육이 기이할 정도로 커 보인다.

팔 길이가 실제 운동에 미치는 영향

이처럼 사람마다 다른 팔 길이의 해부학적 차이는 여러 스포츠를 할 때 영향을 미친다. 예를 들면 복싱에는 '리치reach'라는 말이 있는데, 리치 범위는 복서의 복싱 스타일에 큰 영향을 미친다. 이는 웨이트 트레이닝을 할 때도 마찬가지다. 팔 길이는 특히 운동의 선택, 난이도, 효과, 위험성을 좌우한다.

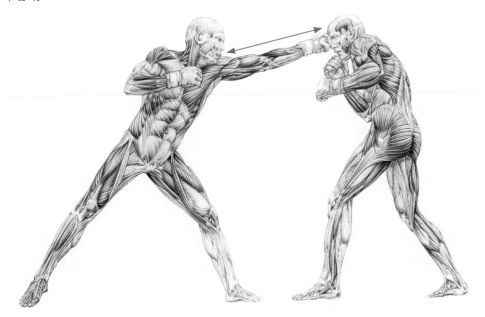

격투 스포츠를 할 때뿐만 아니라 웨이트 트레이닝을 할 때도 자신의 리치를 아는 것이 중요하다.

팔 운동에 미치는 영향

아래는 팔 운동 시 전완이 긴 사람들에게 해당되는 사항이다.

- 이들은 이두근과 삼두근 고립 운동을 할 때 지렛대 효과의 도움을 많이 받을 수 없어 근력이 부족하기 때문에 이를 보완하려고 팔꿈치를 상체 뒤로 당겨서 동작한다.
- 이두근 운동을 할 때 암 블래스터나 프리처 벤치(스콧 컬 벤치)를 사용하면 팔꿈치가 상체 앞에서 고정되기 때문에 팔꿈치를 상체 뒤로 당겨 힘을 보탤 수 없다. 그러면 힘이 약해지므로 평소보다 가벼운 중량을 사용해야 한다.
- 이런 사람들은 이두근과 삼두근을 고립하는 머신을 사용하면 어딘가 불편한 느낌이 든다. 동작할 때 팔꿈치를 뒤로 당겨 부족한 근력을 보완해야 하는데, 이런 머신은 팔꿈치를 뒤로 당기지 못하도록 막아버리기 때문이다.

● 팔꿈치를 뒤로 당기지 못하게 하는 보조 장비나 머신을 사용하면 팔이 부자연스럽고 위험한 위치에 놓일 수도 있다.

● 이들은 바를 사용한 바이셉스 컬을 할 때 와이드 그립을 선호한다.

● 바를 사용한 트라이셉스 익스텐션을 할 때는 내로우 그립을 선호한다.

● 트라이셉스 익스텐션을 할 때 긴 전완 때문에 지렛대 효과의 도움을 많이 받지 못하므로 팔꿈치를 벌려서 부족한 힘을 보완하려고 하는 경향이 있다.

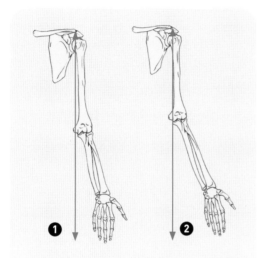

❶ 전완이 짧을수록 팔의 축과 손이 가깝다. 팔꿈치 외반이 있어도 마찬가지다.

❷ 전완이 길수록 팔의 축과 손이 멀다. 팔꿈치 외반이 있으면 특히 더 그렇다. 이처럼 팔꿈치 외반이 있으면 다양한 문제가 발생한다.

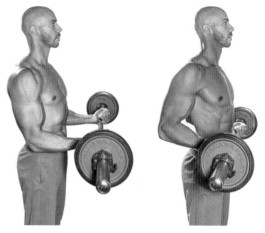

바이셉스 컬이나 트라이셉스 익스텐션을 할 때 지나치게 긴 전완은 방해가 된다. 하지만 팔꿈치를 상체와 동일 선상에 놓지 않고 상체 뒤로 당기면 이런 문제를 해결할 수 있다.

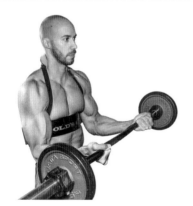

팔꿈치를 뒤로 당기지 못하게 하는 머신이나 팔 운동 보조 기구는 전완이 긴 사람보다 짧은 사람에게 더 적합하다.

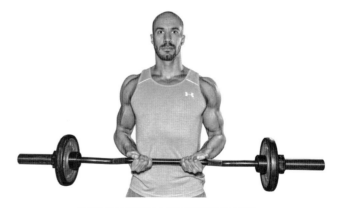

전완이 길수록 바이셉스 컬을 할 때 내로우 그립을 사용하기가 힘들다.

다음은 팔 운동 시 전완이 짧은 사람에게 해당되는 사항이다.

- 팔 운동을 할 때 무거운 중량을 잘 든다.

- 팔꿈치를 뒤로 당기지 못하게 하는 머신이나 보조 장비는 팔의 형태가 이런 사람들에게 더 적합하다.

- 이들은 바를 사용한 바이셉스 컬을 할 때 내로우 그립을 선호한다.

- 바를 사용한 트라이셉스 익스텐션을 할 때는 와이드 그립을 선호한다.

가슴 운동에 미치는 영향

전완이 길다고 해서 어깨의 가동 범위가 넓어지고, 대흉근 힘줄이 더 유연하리라는 법은 없다. 이 세 가지 사이에는 어떠한 상관관계도 존재하지 않는다. 따라서 이러한 사실을 망각하고 웨이트 트 레이닝을 하면 언젠가는 부상을 당할 수밖에 없다.

바에 끼운 중량이 무거울수록 운동 하위 지점에서 근육과 힘줄을 더 늘여줄 수는 있지만, 그와 함께 근육과 힘줄이 파열될 위험성도 기하급수적으로 증가한다. 이는 모든 유형의 벤치프레스와 딥스에 해당되는 사항이다.

벤치프레스를 할 때는 전완의 길이와 흉곽의 크기(해부학적으로 큰 연관성은 없는 두 요소)가 가동

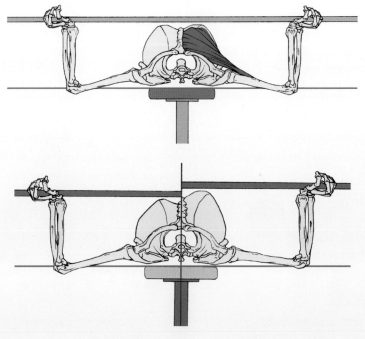

전완이 길거나 흉곽이 작은 사람은 벤치프레스를 할 때 가슴, 어깨, 이두근에 부상을 당할 위험이 더 크다.

범위를 결정한다.

머신 손잡이나 풀리(도르래)의 손잡이, 중량을 손으로 잡고 고립 운동을 할 때는 전완이 길면 근육을 더 깊이 늘여줄 수 있지만, 여기에는 부상 위험이 따른다. 그래서 전완이 긴 사람은 동작의 하위 지점에서 팔을 구부려서 동작하는 것이 좋다. 즉, 전완이 짧은 사람이 당신의 운동법이 부정확하다며 자기 방법대로 운동하라고 충고해도 그 말을 굳이 들을 필요가 없다는 뜻이다.

또한 전완이 긴 사람은 이런 고립 운동을 할 때 수축 단계에서 양손이 더 빨리 만난다. 다시 말해 근육을 최대한 수축할 수 있을 정도로 동작이 충분하지 못해 운동 효과가 떨어질 수 있다는 것이다. 풀리는 여타 머신과는 다르게 수축 단계에서 양손이 만났을 때 동작을 멈추지 않고 교차할 수 있다는 장점이 있다. 전완이 긴 사람은 수축할 때 이처럼 양손을 교차해서 좁은 가동 범위를 보완하는 것이 좋다.

덤벨 체스트 플라이를 할 때는 전완이 길수록 이두근 원위부 힘줄의 긴장이 증가해서 파열될 위험이 크다. 팔을 곧게 편 채로 사용하는 체스트 플라이 머신도 마찬가지다. 반면에 팔꿈치를 굽혀서 머신을 미는 펙 덱 머신이나 팔꿈치가 접히는 부분에 패드가 달린 머신을 사용하면 그럴 위험이 줄어든다.

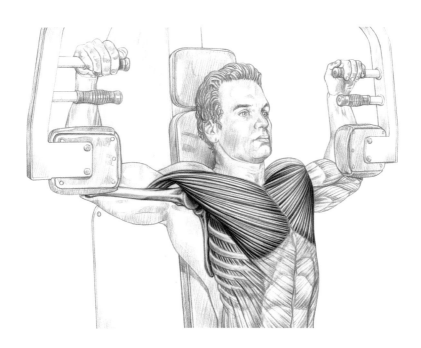

전완이 긴 사람은 손 대신 팔꿈치에 저항이 가해지는 머신을 사용하면 더 안전하게 운동할 수 있다.

등 운동에 미치는 영향

아래는 등 운동 시 팔이 긴 사람, 특히 전완이 긴 사람에게 해당되는 사항이다.

- 로우 같은 등 운동을 할 때 가동 범위가 넓어서 힘이 더 든다. 풀업할 때도 마찬가지다.

- 풀업할 때 몸을 높이 끌어올리면 위험할 수도 있다.

- 데드리프트를 능숙하게 한다.

- 등 근육보다 이두근과 삼두근의 힘으로 중량을 당겨야 한다.

- 풀오버를 할 때 팔꿈치를 굽히는 경향이 있으며, 어깨를 보호하기 위해 동작의 하위 지점에서 지나치게 밑으로 내려가지 않는 사람도 있다.

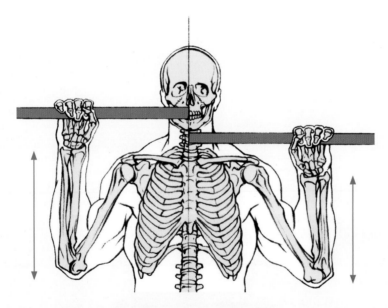

전완이 길수록 풀업 바 위로 턱을 들기가 힘들다.

다음은 등 운동 시 팔이 짧은 사람, 특히 전완이 짧은 사람에게 해당되는 사항이다.

- 가동 범위가 좁아서 등 운동을 할 때 더 무거운 중량을 사용할 수 있다.

- 데드리프트를 할 때는 상체를 비교적 앞으로 더 숙여야 하기 때문에 운동에 더 애를 먹고, 부상 위험도 크다.

- 팔 근육이 짧으면 광배근이 상완골 어디에 붙어 있든지 등 근육을 더 쉽게 동원할 수 있다. 반면, 팔 근육이 길면 팔 근육이 등 근육의 동원을 방해한다.

어깨 운동에 미치는 영향

아래는 어깨 운동 시 팔이 긴 사람, 특히 전완이 긴 사람에게 해당되는 사항이다.

- 다양한 종류의 레이즈(프런트 레이즈, 래터럴 레이즈, 벤트오버 래터럴 레이즈)와 스탠딩 로우, 페이스 풀, 프레스를 할 때 힘을 잘 내지 못한다. 이 운동들을 무거운 중량으로 할 때는 관절의 부상 위험이 높다.

- 어깨 뒤쪽을 단련하는 운동을 할 때 어깨보다 삼두근에 자극을 더 잘 느낀다. 그래서 이런 운동을 할 때는 손보다 팔꿈치로 중량을 미는 머신을 사용하는 것이 좋다. 그러면 전완 길이로 인한 불리함을 상쇄하면서 삼두근의 도움도 받을 수 있다.

다음은 어깨 운동 시 팔이 짧은 사람, 특히 전완이 짧은 사람에게 해당되는 사항이다.

- 다양한 종류의 레이즈, 스탠딩 로우, 페이스 풀, 프레스를 할 때 더 많은 힘을 낼 수 있고 관절의 부상 위험도 적다.

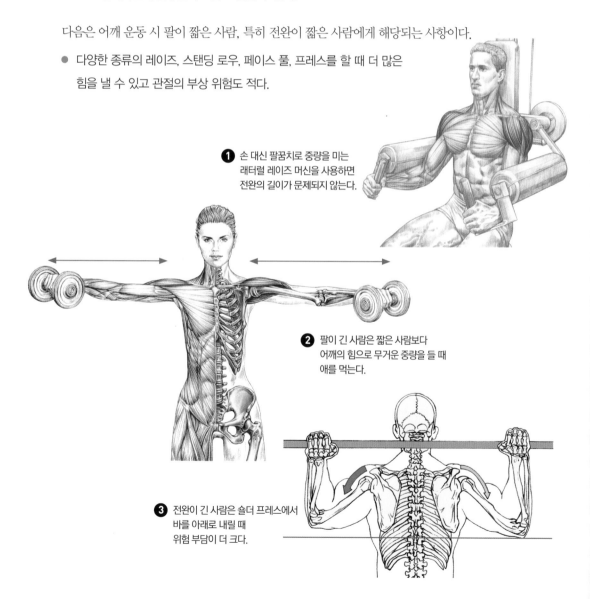

❶ 손 대신 팔꿈치로 중량을 미는 래터럴 레이즈 머신을 사용하면 전완의 길이가 문제되지 않는다.

❷ 팔이 긴 사람은 짧은 사람보다 어깨의 힘으로 무거운 중량을 들 때 애를 먹는다.

❸ 전완이 긴 사람은 숄더 프레스에서 바를 아래로 내릴 때 위험 부담이 더 크다.

긴 상체와 짧은 상체

상체 길이는 육체미에 큰 영향을 미친다. 상체가 긴 사람은 광배근이 등 위쪽에 붙어 있는 것처럼 보여 광배근이 짧다고 느껴질 수 있다. 하지만 이 사실만을 바탕으로 잘못된 분석을 해서는 안 된다. 광배근이 길더라도 복근이 길면 광배근이 복근에 가려져 짧아보일 수 있기 때문이다(반대로 광배근과 복근이 모두 짧아도 광배근이 복근에 가려진다).

최악의 조합은 매우 짧은 광배근과 매우 긴 상체다. 반면에 복근이 짧고 광배근이 길면 광배근이 한참 아래쪽까지 이어져 있다는 인상을 준다.

상체가 길수록 어깨는 좁아 보인다. 반면에 넓은 어깨는 짧은 복근을 더 두드러져 보이게 한다.

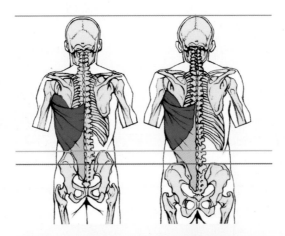

광배근의 크기가 동일하더라도 상체가 길수록 광배근이 짧아 보인다.

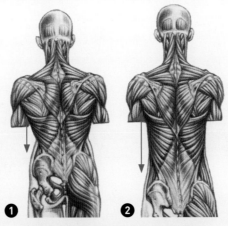

❶ 짧은 광배근은 짧은 복근에 가려지기도 한다.
❷ 복근이 길면 광배근이 길어도 복근에 가려진다.

복근과 흉곽의 비율

짧은 복근 / 넓은 흉곽

사람들은 짧은 복근보다 길고 멋진 복근을 더 선호한다. 실제로 복근이 길수록 나눔힘줄이 더 두드러져 보이고, '식스팩'도 눈에 더 잘 띈다. 또한 나눔힘줄이 두드러져 보일수록 복근도 멋져 보이고, 복근을 키우기도 쉽다. 하지만 복근이 길면 식스팩 좌우의 유전적 비대칭이 더 잘 발생한다.

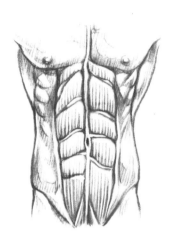

긴 복근에서 자주 발견되는 복근의 좌우 비대칭은 아무리 노력해도 고칠 수 없다.

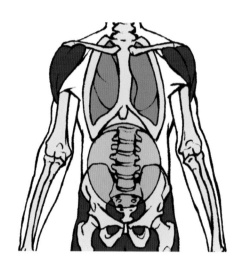

멋진 복근을 만들기 가장 좋은 몸의 형태

나눔힘줄 수가 많은 사람은 하복근이 상체 높은 곳까지 올라오지 않는다. 하복근이 배꼽 밑에 있으면 짧은 하복근이라고 한다. 반면에 하복근이 배꼽 위까지 올라오면 긴 하복근이라고 한다. 두 사람의 복근 길이가 같다고 가정했을 때 하복근이 짧은 사람일수록 복근을 더 쉽게 발달시킨다. 반면에 하복근이 상체 높은 곳까지 올라오면 복근이 그리 멋있어 보이지 않고, 잘 발달하지도 않는다.

또한 복근이 길면 복사근이 좁고 촘촘해서 허리가 가늘어 보인다. 하지만 이런 특징을 가진 사람은 허리 근육의 성장이 더디고, 추간판의 수핵이 탈출하여 주변의 척추신경을 압박하는 추간판 탈출증이 발생할 위험이 크다.

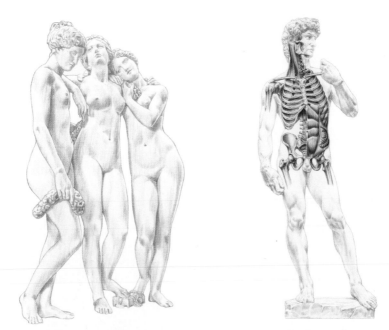

여성은 아이를 임신해야 하므로 남성보다 복근이 길다. 이로 인해 흉곽이 더 높은 곳에
위치하고 있으며, 흉근의 발달 능력은 비교적 떨어진다.

복근이 길면 흉곽은 짧고 평평해진다. 또한 흉근이 부착될 수 있는 면적이 좁아지기 때문에 흉
근을 우람하게 키우기가 어렵다. 물론 세상에는 언제나 예외란 것이 있지만(이런 해부학적 돌연변
이 중에 챔피언이 탄생하기도 한다) 일반적으로 복근이 길수록 흉근은 짧다. 큼직한 복근과 거대한
흉근을 동시에 갖기 힘든 이유가 바로 이 때문이다.

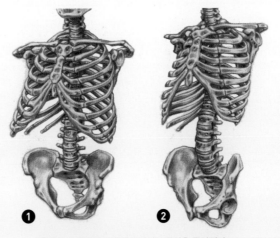

❶ 흉곽이 클수록 복근에 주어지는 공간은 좁아진다.
❷ 흉곽이 작을수록 길고 멋진 복근을 가질 수 있다.

흉곽이 평평한 사람의 부상 위험에 대해 얘기해 보자. 흉곽이 평평하고, 키가 크고, 팔이 긴 사람은 일반적인 흉근 운동을 할 때 근육이 더 깊이 늘어난다. 그러면 전체 가동 범위를 사용해서 운동할 때 힘을 많이 낼 수가 없고, 흉근이 파열될 위험도 크다. 따라서 이런 사람은 가동 범위를 제한해서 운동할 것을 권장한다. 특히 무거운 중량을 사용할 때는 더욱 그렇다.

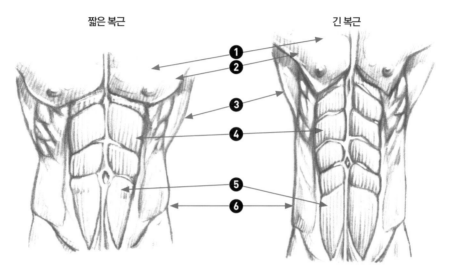

짧은 복근   긴 복근

짧은 복근과 비교한 긴 복근의 특징
❶ 흉곽이 더 좁다.
❷ 흉근이 더 좁다.
❸ 등 근육이 상체 더 위쪽에 붙어 있는 인상을 준다.
❹ 식스팩에 근육이 더 많다.
❺ 하복근이 더 짧다.
❻ 허리가 더 가늘다.

자신의 복근이 왼쪽 그림과 비슷하다면 더 열심히 운동해야 한다. 하복근이 상체 더 위쪽까지 이어져 있는 사람은 상복근보다 하복근을 더 열심히 단련해야 한다. 하복근이 웨이트 트레이닝에 반응하는 속도가 느리기 때문이다. 반면에 복근이 오른쪽 그림에 가깝다면 복근보다 허리 근육을 더 열심히 운동해야 한다.

짧은 복근 / 넓은 흉곽

흉곽이 길고 곡선 형태인 사람은 복근이 짧다. 이런 경우에는 멋진 흉근을 갖게 될 가능성이 높다. 흉곽이 넓고 상체 아래쪽까지 내려오므로 흉근이 성장할 공간이 충분하기 때문이다.

반면, 이런 사람의 복근은 그리 멋있어 보이지 않는다. 흉곽에 비해 복근이 짧고, 복근이 짧을수록 나눔힘줄 수도 적기 때문이다. 즉, 배꼽 살짝 위쪽에서 복근이 끝나버린다는 것이다. 또한 복근이

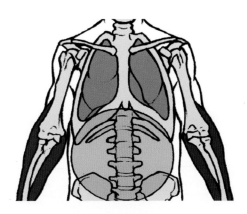

근육 트레이닝에 더 적합한 신체 형태

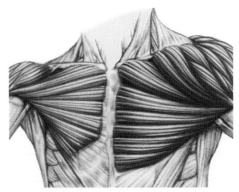

흉곽이 넓으면 흉근이 성장할 수 있는 면적이 더 넓어진다.

짧으면 상대적으로 복사근이 두꺼워 보이고, 허리도 굵어 보인다. 이런 체형은 미적으로 봤을 때는 그다지 예쁘다고 할 수 없지만, 허리가 더 잘 보호되기 때문에 근육 트레이닝에는 더 적합한 몸이라고 할 수 있다.

쇄골 크기가 미치는 영향

쇄골이 클수록 벤치프레스나 디클라인 벤치프레스를 할 때 무거운 중량을 다루기가 힘든데, 그 이유는 다음과 같다.

- 일반적으로 어깨가 넓은 사람은 팔도 길다.
- 쇄골이 크면 흉곽이 확장된 상태를 유지하기가 힘들다. 사용하는 중량이 늘어날수록 흉곽이 평평해지고, 이로 인해 바를 움직여야 하는 이동 거리가 증가한다.
- 운동 중에 어깨가 앞으로 나오기 때문에 흉근을 동원하기가 어렵다. 이에 따라 어깨 앞쪽은 잘 발달하지만, 그에 비해 흉근은 덜 발달한다.
- 견갑골을 모아서 조이기 힘들기 때문에 흉곽과 어깨의 안정감이 떨어진다.[1] 벤치프레스 챔피언들의 어깨가 대부분 좁은 이유도 이 때문이다.

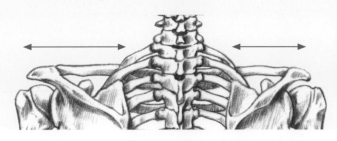

신체 양쪽의 쇄골 크기가 동일한 사람은 거의 없다. 이 때문에 신체 양쪽을 동시에 사용하는 운동을 할 때 문제가 발생하기도 한다. 이럴 때는 양쪽을 따로 운동하면, 쇄골의 좌우 비대칭으로 인한 문제를 예방하고 해결할 수 있다.

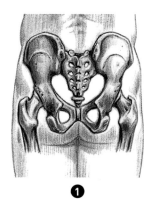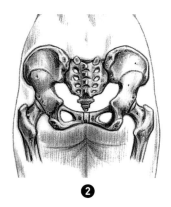

❶ 골반이 좁을수록 허리가 더 가늘고 길어 보인다. 골반이 좁으면 요추가 잘 보호받지 못하므로 스쿼
트나 데드리프트 같은 넓적다리 운동을 고중량으로 실시할 때 문제가 생길 수 있다.

❷ 골반이 넓을수록 허리가 더 굵고 짧아 보인다. 이런 체형은 넓적다리 운동을 고중량으로 실시할 때
비교적 허리가 잘 보호받는다.

골반 너비의 차이는 넓적다리에 어떤 영향을 미칠까?

골반이 좁은 사람이 넓적다리가 굵으면 정말 멋져 보이겠지만, 이런 사람은 거의 찾아보기 힘들
다. 골반이 좁고, 대퇴골이 긴 사람이 넓적다리를 거대하게 키우기란 쉽지 않기 때문이다. 또한
골반이 좁고, 넓적다리가 굵으면 걷기, 특히 뛰기가 힘들다. 그래서 유전적으로 좁은 골반과 굵은
넓적다리를 동시에 갖고 태어나는 사람은 드물다.

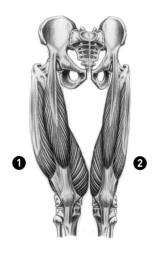

골반이 좁은 사람은 넓적다리 사이에 공간이 거의
없어서 대퇴사두근이 잘 발달해 있는 것처럼 보인다.
하지만 자세히 들여다보면 넓적다리에 곡선이 부족하
다는 것을 알 수 있고, 대퇴사두근도 너무 곧아서 미적
으로 그리 아름답지 않다는 사실을 알 수 있다.

반면에 골반이 넓으면 두 대퇴골 사이의 공간이 넓
다. 처음에는 넓적다리 사이의 공간이 너무 커 보일
수 있지만, 반대로 생각하면 근육이 안팎으로 자랄 공
간이 더 많다는 뜻이다.

❶ 넓은 골반과 곡선형 대퇴사두근
❷ 좁은 골반과 곧은 대퇴사두근

골반이 넓고, 대퇴골경이 수평에 가까우면(내반고) 대퇴골이 옆으로 더 벌어진다. 그러면 대퇴사두근 전체, 특히 대퇴사두근 바깥쪽이 밖으로 밀려나 큰 곡선이 만들어진다. 이러한 근육 곡선은 대퇴사두근이 길고, 대퇴골이 타원형으로 아치를 그리면 한층 더 두드러진다(190p 참고).

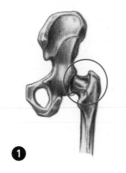
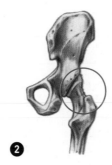

❶ 대퇴골경이 수평에 가깝다. 대퇴골경이 수평에 가까울수록 스쿼트나 데드리프트를 할 때 골반이 더 잘 안정된다.

❷ 대퇴골경이 수직에 가깝다. 대퇴골경이 수직에 가까울수록 바를 사용한 하체 프리웨이트 운동을 할 때 골반의 안정감이 떨어진다.

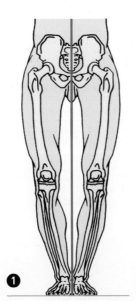
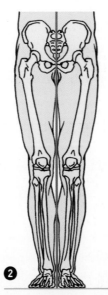

❶ 다리가 타원형으로 아치를 그릴수록 대퇴골경은 수평에 가깝다.

❷ 다리가 X자를 그리면 대퇴골경은 수직에 가깝다. 이런 사람은 가동성이 좋아서 다리 찢기는 잘하지만, 프리웨이트 운동을 할 때 골반의 안정감이 떨어지고, 넓적다리가 받는 부담도 크다. 골반이 눈에 띌 정도로 불안정하다면 머신에서 스쿼트를 하거나, 레그 프레스를 하는 것이 좋다.

골반이 좁고, 대퇴골경이 수직에 가까우면(외반고) 대퇴사두근이 성장할 수 있는 공간이 부족하다. 그러면 대퇴사두근이 앞쪽으로 커지기도 하는데, 이런 대퇴사두근은 옆에서 보면 멋있지만 앞에서 봤을 때는 별 감흥이 없다. 또한 이런 사람은 대부분 대퇴사두근이 짧아서 곡선이 그다지 인상적이지도 않다.

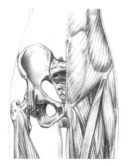

좁은 골반

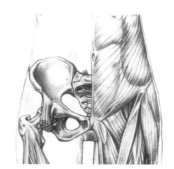

넓은 골반

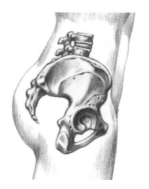

뒤로 밀려난 관골

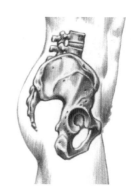

뒤로 살짝만 이동한 관골

골반이 좁은 사람은 관골이 뒤쪽으로 멀리 위치하여 큰 둔근을 지탱한다. 반면에 골반이 넓은 사람은 관골이 뒤쪽으로 많이 밀려나 있지 않기 때문에 둔근의 성장에 한계가 있다. 즉, 대퇴사두 근을 얻으면 둔근을 잃고, 둔근을 얻으면 대퇴사두근을 잃는다는 뜻이다.

슬굴곡근은 대퇴사두근보다 골반 더 안쪽에 붙어 있어서 골반 너비의 영향을 덜 받고, 대퇴사두 근처럼 바깥쪽으로 벌어지지도 않는다. 슬굴곡근에 직접 영향을 미치는 형태학적 요인들은 뒤에 서 좀 더 자세히 알아보겠다(210p 참고).

하체 스탠스의 차이

운동할 때 하체 스탠스도 사람마다 다르다. 예를 들어 대퇴골이 긴 사람은 스쿼트를 할 때 약점을 보완하기 위해 비교적 넓은 스탠스를 사용한다. 내전근을 자극할 때도 마찬가지다. 역도에서 스내 치나 클린 앤드 저크를 할 때 두 번째 단계 동작에서의 안정감은 다리를 넓게 벌리는 능력에 좌우 된다. 대부분의 사람은 스탠스 너비에 자유롭게 변화를 줄 수 있지만, 모두가 그럴 수 있는 것은 아니다. 관골의 구조가 서로 다르기 때문이다. 아래의 그림처럼 관골구(대퇴골두가 끼워지는 관골의 구멍)의 방향은 사람마다 차이가 크다. 대퇴골이 앞쪽보다 옆쪽을 향하고 있는 사람이 넓적다리를 더 안정적으로 벌릴 수 있다.

밑에서 올려다본 골반

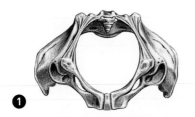 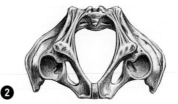

❶ 관골구가 측면을 향하고 있어서 넓적다리를 안정적으로 벌릴 수 있다. 무거운 중량을 사용한 넓적다리 운동을 할 때도 골반에 안정감이 더해진다.

❷ 관골구가 정면을 향하고 있어서 넓적다리를 안정적으로 벌리기가 어렵다. 넓적다리 운동을 할 때 골반의 안정감도 떨어진다.

일반적으로 대퇴골두는 회전하기 쉽도록 둥근 모양을 하고 있다. 하지만 대퇴골두의 모양이 원형이 아닌 타원형에 가까운 사람도 있다. 이런 사람은 특정 지점까지는 어려움 없이 다리를 벌릴 수 있지만, 그 이상은 벌리지 못한다. 심하면 오토바이나 말을 못 타는 경우도 있다.

이는 근육이나 힘줄의 유연성과는 무관하다. 스트레칭을 하더라도 뼈의 구조가 바뀌진 않기 때문이다. 이런 특징을 가진 사람들도 관절을 벌리고자 하면 억지로 벌릴 수는 있겠지만, 이것이 지속되면 결국에는 관절이 자극을 받아서 심한 만성 통증이 유발될 수 있다. 따라서 이 경우에는 차라리 좁은 스탠스를 사용하거나, 아예 다른 운동을 하는 것이 낫다.

자신의 체형을 살펴보자

자신의 팔, 넓적다리, 복근이 긴지 짧은지, 어깨와 골반이 넓은지 좁은지만 살펴봐도 내 체형이 어떤지 확인할 수 있다. 하지만 대퇴골의 방향처럼 눈에 보이지 않는 뼈의 형태는 어떻게 확인해야 할까?

뼈의 형태는 근육의 배치에도 큰 영향을 미치므로 이럴 때는 근육을 보고 뼈의 형태를 짐작하면 된다. 또한 고관절의 유연성을 보고도 많은 것을 짐작할 수 있다.

넓적다리의 형태와 근육 발달

대퇴골이 짧으면 넓적다리 트레이닝을 할 때 모든 게 쉬워진다. 넓적다리 운동 자체가 쉬워진다는 말이 아니라, 대퇴골이 긴 사람보다 넓적다리 근육을 더 쉽게 발달시킬 수 있다는 뜻이다.

대퇴골이 길면 넓적다리 근육을 멋지게 키우기는 힘들다. 긴 대퇴골을 덮으려면 남들보다 많은 '살점'이 필요하기 때문이다. 길거나 짧은 넓적다리는 다음과 같은 특징에 따라 나뉠 수 있다.

긴 넓적다리

case 1

단거리 주자들이 이런 유전자를 타고난다. 이들은 대퇴골도 긴데, 경골은 그보다 더 길다. 그러면 넓적다리 근육을 키우기가 힘들고, 종아리 근육을 키우기는 더 힘들다. 또한 핵 스쿼트 같은 운동을 할 때는 비교적 많은 힘을 낼 수 있지만, 레그 익스텐션을 할 때는 그만큼의 힘을 내기가 어렵다. 따라서 경골이 긴 사람은 레그 익스텐션보다 핵 스쿼트나 프레스 운동을 할 때 넓적다리의 운동 효과가 더 크다. 하지만 동작 시 발이 발판 위아래로 미끄러져 무릎이 틀어질 위험도 있으므로 주의해야 한다.

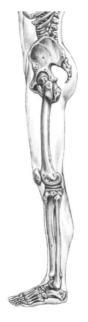 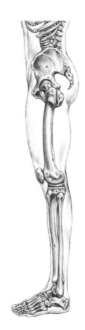

대퇴골이 길고 경골이 짧은 체형은 종아리를 쉽게 발달시킬 수 있지만, 넓적다리 발달은 그보다 힘들다.

대퇴골이 짧고 경골이 긴 체형은 넓적다리를 쉽게 발달시킬 수 있지만, 종아리 발달은 그보다 힘들다.

case 2

키가 큰 보디빌딩 챔피언들이 이런 유전자를 타고난다. 이들은 경골이 비교적 짧아서 종아리를 크게 키울 수 있다. 반면 대퇴골은 길어서 넓적다리를 발달시키기가 쉽진 않지만, 불가능하진 않다.

이렇게 대퇴골이 긴 사람은 무거운 중량으로 넓적다리 프리웨이트 운동을 하면 운동 효과가 떨어지고, 위험 부담도 크다. 이런 사람은 운동 궤도가 원형에 가까운 머신을 사용하는 것이 더 유리하다(190p 참고). 또한 핵 스쿼트를 할 때보다 레그 익스텐션을 할 때 더 많은 힘을 낼 수 있다.

짧은 넓적다리

case 1

키가 작은 보디빌딩 챔피언들이 바로 이런 유전자를 타고난다. 이들은 대퇴골이 매우 짧고, 경골이 그보다 상대적으로 길어서 넓적다리를 거대하게 키울 수 있다. 대퇴골이 짧으면 대퇴사두근을 발달시키는 모든 복합 관절 운동을 할 때 자세를 잡기도 편하고, 힘도 더 많이 낼 수 있다.

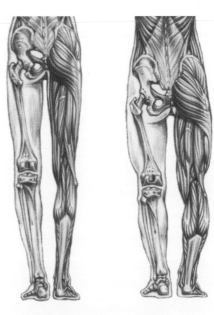

case 2

좀 더 보편적인 형태의 넓적다리다. 대퇴골이 경골보다 상대적으로 길어서 조금만 운동해도 종아리를 크게 만들 수 있다. 넓적다리를 발달시키려면 좀 더 시간을 투자해야 하지만 넓적다리에도 근육 매스가 잘 붙는다.

짧은 다리는 더 빨리 근육질로 변한다.

근육 길이가 성장에 미치는 영향

체형은 대퇴사두근을 발달시키는 데 중요한 역할을 한다. 키가 160센티미터인 사람과 180센티미터인 사람이 앉아 있을 때는 키 차이가 분명하지 않지만, 섰을 때 비로소 키 차이가 확연히 드러난다.

이는 다리 길이 때문이다. 특히 대퇴골의 길이는 사람에 따라 아주 다양하며, 이는 넓적다리를 단련하기 위한 운동 동작의 궤적을 결정하는 중요한 역할을 한다. 대퇴사두근을 운동할 때는 반드시 이러한 체형적 요소를 감안해야 한다.

대퇴골 크기와는 상관없이, 무릎 아래쪽으로 더 뻗어 있는 대퇴사두근은 성장 잠재력이 더 크다. 이런 대퇴사두근은 제대로만 운동하면 성장한다. 하지만 대퇴골이 길수록 대퇴사두근이 무릎 위쪽에 위치하고 있을 가능성이 높은데, 이러면 성장에 방해가 된다.

최악의 조합은 긴 대퇴골과 짧은 대퇴사두근이다. 이러면 무거운 중량을 사용하여 대퇴사두근을 강하게 운동해도 미적으로 아름다운 대퇴사두근을 만들기가 매우 어렵다.

단거리 주자와 보디빌더의 넓적다리 차이

단거리 주자의 넓적다리는 보디빌더의 넓적다리와는 정반대다. 일반적으로 단거리 주자는 넓적다리와 종아리가 길고 탄탄하다. 또한 단거리 주자는 근육의 길이가 짧지만 힘줄은 일반인보다 길다. 종아리, 대퇴사두근, 내전근뿐만 아니라 슬굴곡근에 있는 힘줄도 대부분 일반인보다 길다고 보면 된다.

이런 체형의 장점은 힘줄이 길어서 지렛대 원리의 도움을 많이 받을 수 있다는 것이다. 또한 근육이 짧으면 팔다리가 가벼워서 더 역동적인 추진력을 낼 수 있다.

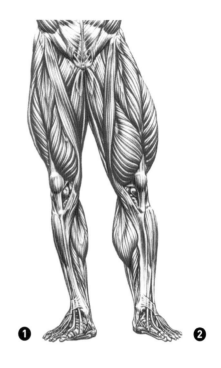

❶ 무릎 아래쪽으로 많이 내려와 있지 않은 대퇴사두근은 성장에 한계가 있다.
❷ 무릎 아래쪽으로 더 내려와 있는 대퇴사두근은 성장 잠재력이 더 크다.

반대로 넓적다리 근육의 길이가 길면 다리가 무거워지는데, 이런 체형은 순간적인 폭발력을 내기에는 적합하지 않다. 거대한 종아리도 다리를 드는 동작을 둔하게 만들 뿐이다. 역학적으로 봐도 동작이 느려질 수밖에 없다.

상체·하체 근육 발달의 역설

상체를 근육질로 만드는 것보다 넓적다리를 굵게 만드는 것이 확실히 더 어렵다. 하지만 건강한 상체를 떠받치기 위해서는 튼튼한 넓적다리가 반드시 필요하다.

단거리 주자는 하체만 놓고 봤을 때는 훌륭한 보디빌더가 되기 힘들지만, 상체 유전자는 균형 잡힌 근육 발달에 적합하다. 특히 길게 타고난 팔과 어깨 근육이 그렇다. 하지만 넓은 어깨와 기다란 복근 때문에 흉근 발달에는 애를 먹을 수 있고, 이러한 복근은 긴 등 근육을 가지고 있어도 가리는 경향이 있다.

넓적다리가 길고 튼튼한 보디빌더도 상체와 하체 발달의 균형을 맞추는 데 애를 먹곤 한다. 상체 근육이 하체보다 짧고, 성장 속도도 더디며, 균형 있게 발달하지 않기 때문이다. 물론 매우 드문 예외가 있긴 하다. 전신의 모든 근육이 길쭉한 보디빌딩 챔피언들이 여기에 해당된다.

종아리에 숨겨진 유전적 비밀

종아리의 형태별 장단점은 근육만 놓고 설명하긴 힘들다. 종아리 역시 뼈의 구조가 근육 발달에 미치는 영향이 막대하기 때문이다. 특히 경골의 길이와 종골(발꿈치뼈)의 크기가 결정적 변수다.

짧은 경골 vs 긴 경골

일반적으로 키가 클수록 팔다리뼈가 길다. 사람마다 키가 다른 이유도 팔다리뼈의 길이 차이 때문이다. 일반적으로 다리가 길수록 넓적다리(대퇴골)에 비해 종아리(경골)가 길다. 이처럼 종아리가 긴 사람은 짧은 비복근과 긴 힘줄을 가지고 있는데, 힘줄이 길수록 지렛대 효과로 인해 근육이 더 폭발적이고 강한 힘을 낼 수 있다. 하지만 아이러니하게도 이런 사람은 종아리 트레이닝을 아무리 격렬하게 실시해도 근육이 잘 발달하지 않기 때문에 프로 보디빌딩 무대에서는 잘 보기 어렵다. 멋진 종아리를 자랑하는 보디빌더는 일반적으로 경골이 대퇴골보다 더 작거나 매우 짧고, 종아리 근육이 발뒤꿈치를 향해 매우 아래쪽까지 내려와 있으며 힘줄이 짧다. 그래서 근육을 조금만 키워도 비복근이 빨리 성장한다.

짧은 종골 vs 긴 종골

종아리 발달에 영향을 미치는 형태학적 변수는 경골 길이 말고도 많다. 그중 하나가 바로 종골(발꿈치뼈)인데, 종골 길이가 0.5센티미터만 차이가 나도 종아리 근육과 뼈의 구조에 큰 차이가 발생한다. 보통 종골이 짧으면 경골이 작거나 짧다. 반면에 종골이 길면 경골도 크고 길다.

결론: 나에게 맞는 트레이닝 방법을 찾는 법

형태학에 관한 지식을 활용해 자기 몸의 강점과 약점을 분석하고, 그에 맞게 트레이닝을 조정해야 한다. 예를 들어 팔이 잘 발달하지 않는 사람은 사실 상완골이 매우 길지도 모른다.

이두근의 크기가 당장 다른 근육보다 작다고 해서 이두근 성장에 문제가 있다고 볼 수 있을까? 사실 이두근은 트레이닝에 정상적으로 반응하고 있는 것일지도 모른다. 뼈의 구조 때문에 근육을 채워 넣어야 할 공간이 많아서 그저 시간이 좀 더 필요한 것일 수도 있다.

물론 상완골이 긴 사람은 아무리 운동을 해도 근육이 전혀 반응을 안 하는 경우가 있긴 하다. 전

경골이 짧고 종아리 근육이 길면 종아리를 거대하게 키우기 좋아서 따로 운동하지 않아도 커지는 경우가 있다

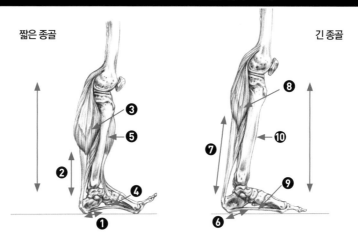

짧은 종골

긴 종골

종골이 짧을수록

❶ 발목의 가동 범위는 늘어나지만 지렛대의 힘은 약해진다.

❷ 근육을 키워서 지렛대의 약한 힘을 보완해야 걸을 때 종아리로 몸을 쉽게 들어 올릴 수 있다. 종아리에 근섬유가 들어갈 공간이 많고, 힘줄이 짧다.

❸ 근섬유를 최대한 축적할 수 있도록 종아리 근육이 안팎으로 더 펼쳐져 있다. 근육이 길어도 안팎으로 펼쳐져 있지 않으면, 적당히 멋진 종아리 근육은 만들 수 있어도 최고로 멋진 종아리 근육을 만들긴 힘들다. 하지만 근육이 안팎으로 펼쳐져 있는 종아리 근육은 대부분 길다. 이런 조합이 종아리를 키우기에 가장 좋다.

❹ 발의 아치가 더 높다.

❺ 전경골근(정강이 근육)이 더 길고, 발달해 있다.

※ 경골이 길고 종아리 근육이 짧으면 빠르게 오래 달릴 수 있지만, 열심히 운동해도 거대한 종아리 근육을 만들긴 힘들다.

종골이 길수록

❻ 발목의 가동 범위와 유연성이 감소한다. 하지만 지렛대의 힘은 증가한다.

❼ 적은 근섬유만로도 보행이 가능하고 힘줄이 길다.

❽ 종아리 근육이 안팎으로 덜 펼쳐져 있다. 그래서 근육이 짧고 좁다.

❾ 발의 아치가 더 평평하다.

❿ 전경골근이 짧고, 덜 발달해 있다.

※ 경골과 종골이 길수록 종아리 운동에 더 많은 시간을 들여야 하며, 눈에 보이는 결과도 늦게 나타난다. 하지만 근육이 아무리 짧더라도 꾸준히 운동하면 결국에는 성장하게 된다.

자와 후자를 구분할 줄 알아야 한다. 근육마다 트레이닝에 보이는 반응은 다르다. 근육이 트레이닝에 정상적으로 반응하고 있다면 그저 시간을 좀 더 주면 된다. 하지만 근육이 조금도 커지지 않는다면 운동의 선택과 트레이닝의 빈도, 테크닉에 급진적인 변화를 줘서 운동 강도를 높여야 한다. 이는 대퇴골이 긴 사람이든, 경골이 긴 사람이든 모두 마찬가지다.

긴 근육과 짧은 근육, 어디까지가 유전일까?

근육의 길이는 팔다리뼈가 자라면서 근육이 붙어 있는 지점과 근육이 만들어내는 움직임에 따라 달라진다. 따라서 근육의 길이는 태어날 때부터 유전적으로 정해진 것이라고만 보기는 힘들다. 근육이 관절 더 아래쪽에 붙어 있을수록 근육의 길이가 길어져야 큰 동작을 할 수 있다. 이 경우에는 힘줄이 짧기 때문에 근매스를 키워 부족한 힘을 보완해야 한다.

관절의 전체 가동 범위를 자주 사용하지 않으면 근육보다 힘줄이 더 길어진다. 예를 들어 어릴 때 까치발로 자주 돌아다니면 종아리 근육이 짧아지고, 성인으로 자라면서 근육보다 힘줄이 더 길어진다. 반면, 발뒤꿈치로 걸어 다니면 종아리가 늘어나서 근육이 힘줄보다 상대적으로 더 길어진다.

유명한 미스터 올림피아 크리스 디커슨Chris Dickerson은 종골이 긴데도 불구하고 그의 종아리는 전설로 남았다. 왜일까? 어릴 때 발레를 오래 했기 때문이다. 즉, 까치발로 서거나 발뒤꿈치로 걷는 등 다양한 방식으로 발목을 사용했기 때문에 그는 발목 관절의 전후 가동성이 뛰어났고, 근육과 힘줄이 골고루 발달한 것이다. 이처럼 디커슨의 경우는 유전적으로 타고난 체형이 환경에 의해 달라졌다고 볼 수 있다.

안타깝게도 근육의 길이는 사춘기가 지나면 더 이상 손쓸 수가 없다. 성인이 된 후 근육을 길어지게 하려면 뼈를 길게 늘이거나, 힘줄을 짧게 만들어야 하는데 당연히 이런 일은 불가능하다. 물론 몇몇 근육은 성장시키면 길이가 길어진 것처럼 보이긴 한다. 삼두근이 바로 그런 경우다. 삼두근 내측두를 성장시키면 길어진 것처럼 보인다. 하지만 이건 근육이 자라면서 눈에 더 잘 보이기 때문에 일어나는 시각적인 착각이다. 나이가 들어 가동성이 떨어지고, 신체 가동 범위가 좁아지면 근육은 다시 오그라든다.

형태학으로 미래의 모습을 짐작할 수 있다

점쟁이가 수정 구슬을 보고 미래를 점치듯, 우리는 자기 몸의 형태를 보고 미래의 성장을 예측할 수 있다. 초능력 같은 건 없어도 된다. 과학적 확률에 기반한 상식 몇 가지만 갖추고 있으면 된다. 예를 하나 들어보자.

견갑골의 크기와 어깨 통증

여러 편의 과학 논문에 따르면 견갑골의 형태 및 크기와 어깨 부상에는 상관관계가 존재한다고 한다. 견갑골이 작으면 극하근이 고정될 면적도 좁고, 견관절이 불안정하다. 그러면 어깨 근육의 크기와 근력 성장에도 한계가 생긴다.

반면에 견갑골이 크면 면적도 넓어져서 극하근이 단단하게 고정된다. 이런 사람은 어깨 근육의 성장 잠재력이 더 크고, 견관절도 더 잘 보호된다.

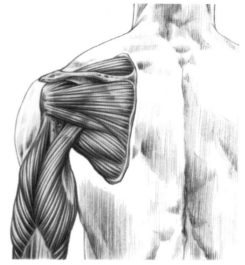

견갑골이 클수록 어깨를 보호하는 근육도 크고, 이 근육이 단단하게 고정될 면적도 넓다.

결론

견갑골이 작을수록 극하근이 어깨를 효과적으로 보호하기 힘들다. 그래서 이런 사람일수록 어깨를 완전히 웜업하는 것이 더 중요하다. 또한 위험한 운동은 피하고 무리하지 않으면서 극하근을 단련해야 한다. 어깨 운동 사이의 휴식 시간도 더 길게 잡도록 하자.

이처럼 신체 부위의 상대적 길이를 비교하고, 근육의 길이를 분석하면 어느 부위가 자신의 강점이 되고, 약점이 될지 예측할 수 있다. 견갑골이 클수록 어깨를 보호하는 근육도 크고, 이 근육이 단단하게 고정될 면적도 넓은 것처럼 말이다.

사춘기, 성장, 그리고 견갑골

견갑골의 크기와 형태는 오로지 유전에 의해서만 결정되는 것이 아니다. 어릴 때 풀업을 하면 견갑하근이 견갑골을 강하게 당긴다. 이런 당기는 힘을 성장기에 꾸준히 가해주면 견갑골이 천천히 늘어나서 크기에 변화가 생긴다. 그래서 스포츠, 특히 근육 운동을 어릴 때부터 하면 많은 이득을 볼 수 있다.

성장기에는 근육만 자라는 것이 아니라 위성세포를 증가시켜 근섬유 수를 늘릴 수도 있고, 근육의 길이와 뼈의 굵기에도 긍정적 변화를 일으킬 수 있다. 하지만 이 시기에는 몸이 부상에 취약하므로 조심해야 하며, 적당히 운동하는 것이 중요하다. 이렇게 기초를 잘 다져두면 사춘기가 지난 후에는 보상을 받을 수 있다.

02 | 근육 운동과 관련된 병리학을 이해하면 몸을 보호할 수 있다

"멍청한 짓을 하면 몸을 다치기 마련이다. 난 영리한 부상이란 건 아직까지 보지 못했다!"

- 마이클 건딜

성공도 중요하지만, 그 어떤 대가도 치러서는 안 된다!

운동선수가 자기 분야에서 성공하는 것은 물론 좋은 일이지만 성공의 대가를 치러서는 안 된다. 조금만 조심했으면 피할 수 있었던 부상을 당해서 앞날에 먹구름이 드리우면 안 된다는 것이다. 누구나 자신의 한계를 알아야 한다. 심각한 부상은 엄청난 핸디캡이라는 것을 잊지 말자. 회복 불가능한 부상을 당해버리면 미래의 계획이 모두 물거품이 돼버린다. 근육 운동을 하다가 입는 부상은 대부분 예방이나 방지가 가능한 것들이다. 해부학적으로 자신에게 위험한 근육 운동을 하면 반드시 큰 대가를 치르게 된다. 자신의 건강을 지키는 방법을 최선을 다해서 익히자!

운동할 때는 보다 영리해지자

우리는 체스 선수처럼 되어야 한다. 체스 초보자는 한 수 앞밖에 내다보지 못하지만, 노련한 선수는 몇 수 앞을 내다본다. 운동선수도 체스 그랜드 마스터처럼 지금 하고 있는 운동의 앞날을 내다보고 잠재적 부상을 예측해서 피해야 한다. 안타깝게도 사람들은 트레이닝에 지장을 줄 정도로 심각한 건염이나 요통이 발생한 뒤에야 이러한 사실을 깨닫곤 한다.

03 | 체계적으로 웜업하는 방법을 배우자

웜업은 부상 예방의 첫걸음이다. 몸이 성장할수록 해야 하는 웜업도 점점 복잡해진다. 초보자의 몸이 일반 자동차라면 프로 보디빌더의 몸은 F1 레이싱 카다. 일반 자동차로 운전을 준비하는 것과 레이싱 카로 운전을 준비하는 것은 차원이 다르다. 일반 자동차는 시동만 걸고 출발하면 되지만, 레이싱 카는 시동을 걸고 브레이크를 확인하고, 타이어도 살펴봐야 한다. 운동선수의 웜업에도 이런 수준별 차이가 존재한다.

좋은 웜업은 3단계로 진행된다.

1 전신 웜업

2 그날 운동할 근육 중 특히 부상에 취약한 부위를 위한 웜업

3 그날 운동할 근육의 전체적 웜업

체온의 차이

일반적으로 평균 체온은 37도라고 알려져 있다. 그런데 이런 단편적 사실만 놓고 보면 오해하기 쉽다. 37도는 심장과 뇌(해마)의 생존에 적합한 온도다. 장의 온도는 소화 작용을 할 때 39도까지 높아지기도 한다.

체온은 상체에서 멀어지거나, 피부 표면에 가까워질수록 떨어진다. 피부의 온도는 25도(무릎 같은 관절 위쪽)에서 31도(근육 위쪽) 사이를 오간다.

또한 근육마다 온도도 다르다. 근육의 온도는 근육이 있는 위치에 좌우된다(즉, 인체에서 가장 뜨거운 '난로'와 얼마나 가까이에 있는가에 따라 다르다). 근육의 두께에 따라 차이는 있지만, 일반적으로 근육 심부와 표층의 온도는 최대 6도나 차이가 난다. 웜업을 하고 나면 둘의 온도가 비슷해지지만, 세트 사이에 휴식할 때는 근육 표층이 심부보다 빨리 식는다.

이제 힘줄 얘기를 해보자. 쉬고 있을 때 힘줄의 온도는 30도 밑으로 자주 떨어진다. 아마도 해당 부위에 피가 잘 돌지 않기 때문일 것이다. 운동 수행 능력을 끌어올리기에 가장 좋은 근육의 온도는 아직 명확히 밝혀지지 않았다. 하지만 결합조직이 유연해지려면(그래서 근육의 파열을 막으려면) 온도가 최소 39도는 돼야 한다. 일반적으로 체온이 1도 상승할 때마다 근력이 2.8% 증가한다. 그렇다고 몸을 지나치게 뜨겁게 만들어서는 안 된다. 한편 근육에 차가운 것을 대서 온도를 낮추면 정반대의 일이 일어난다. 즉, 근섬유가 딱딱해진다. 근육의 온도가 35도에서 28도로 떨어지면 근육의 경직도가 35% 증가하고, 이런 상태에서 근육을 신전하면 파열될 위험이 있다.[5]

[결론]

체온은 신중하고 능동적으로 관리해야 한다. 그러려면 우선 힘줄이 몸에서 가장 차가운 부위일 뿐만 아니라 웜업하기 가장 어려운 부위이기도 하다는 사실을 이해해야 한다. 웜업을 대충 하면 전신은 따뜻해지더라도 근육은 덜 따뜻하고, 힘줄은 여전히 차가운 상태로 남아 있게 된다. 그러면 운동을 제대로 수행하기 힘들고, 부상을 당할 위험까지 있다. 238p에서는 운동 프로그램에 대해 이야기하면서 근육별로 상세한 웜업 프로그램을 소개할 것이다.

전신 웜업으로 시작하자

체온은 운동 수행 능력과 부상 위험에 직접적인 영향을 미친다. 오후에는 아침보다 평균적으로 체온이 0.4도 정도 높아지기 때문에 운동 능력이 2~6% 증가한다는 연구 결과가 있다.[1] 이처럼 체온이 살짝만 높아져도 신경 전도와 근육 수축이 긍정적인 영향을 받는다.[2] 아침에 운동할 때 웜업을 조금 더 오래 실시하여 체온을 높이면 아침과 오후의 근력 차이를 최소화할 수 있다. 이 주제에 관한 연구 논문 대부분이 비슷한 결과를 내놓았다.[3]

고중량 레그 프레스를 하기 전에 전신 웜업(유산소)과 운동별 웜업(가벼운 중량으로 레그 프레스 실시)을 함께 실시하면 레그 프레스 머신에서만 웜업을 했을 때보다 운동 능력이 8% 증가한다.[4]

몸의 심부 체온이 높아지면 운동 능력이 증가하지만 지나친 것은 좋지 않다. 안정시 체온보다 4도 이상 높아지면 몸이 과열되어 오히려 운동 능력이 떨어지기 때문이다. 운동 수행에 적합한 최상의 심부 체온은 약 38.5도다.

전신 웜업을 할 때는 유산소 운동보다 복근을 자극하는 크런치를 여러 세트 반복할 것을 권장한다. 복근 같은 근육에 강한 자극을 주면 아드레날린이 솟구치고, 전신이 빠르게 달궈진다.

부상에 취약한 부위를 위한 세부 웜업

부상에 강한 저항력을 보이는 근육도 있긴 하지만, 우리 몸에는 해부학적으로 부상에 취약한 연결 고리들이 많다. 이런 부위를 계속 약해지게 놔두면 심각한 부상을 당할 수도 있다.

여기에 해당되는 대표적 부위가 바로 이두근 장두건, 극하근, 극상근, 전완, 무릎이다. 물론 여기에 나열하지 않은 부위도 많으며, 자신의 구조적 취약점이나 평소에 느끼는 경미한 통증까지 다 따져본 후 웜업 프로그램을 조정해야 한다.

238p의 웜업 프로그램에서는 근육별로 부상에 취약한 부분이 어디인지 상세히 다뤄볼 것이다. 이를 통해 각 부위를 정밀하고 세밀하게 웜업하는 방법을 배울 수 있을 것이다. 해부학을 잘 모르는 사람이 보면 그런 웜업 운동이 우스워 보일 수 있겠지만, 모두 특정한 효과를 노리고 포함시킨 운동들이니 꼭 하도록 하자.

부상에 취약한 이런 부위들을 위한 세부 웜업은 웨이트 트레이닝 운동을 본격적으로 실시하기 전에 모두 마쳐야 한다.

그날 운동할 근육을 완전히 풀어주는 웜업

이 웜업이 가장 쉽다. 가벼운 중량을 사용해서 그날 할 운동의 첫 번째 세트를 실시하고, 점차 중량을 늘리는 것이다. 특정 근육의 온도를 높이는 것은 심부 체온을 높이는 것보다 어렵지만, 전신의 체온을 높여 놓으면 세부 웜업의 효과도 증가한다. 특히 겨울에 운동할 때는 이처럼 단계별로 웜업하는 것이 중요하다. 올림픽 수준의 선수들은 여름보다 겨울에 부상을 2배나 더 많이 당한다는 사실을 기억하자.[6]

저칼로리 식이 요법을 하고 있을 때도 대사 속도가 느려져서 체온이 살짝 떨어진다. 이는 칼로리 섭취가 줄어들었을 때 인체가 에너지를 절약하는 한 가지 방법이다. 이처럼 체온이 살짝만 떨어져도 부상 위험이 증가한다. 특히 다이어트를 하느라 이미 약해진 근육이라면 부상을 더 쉽게 당한다.

단계별로 웜업하는 것이 논리적으로 타당한데도 불구하고 대개 사람들은 처음 두 단계를 건너뛰곤 한다. 특히 두 번째 단계를 가장 많이 생략한다. 그러면 잘 낫지 않는 잔부상을 달고 살게 되는데, 이두근 장두건 통증이 대표적이다(사람들은 이 통증을 어깨 앞쪽의 통증이라고 자주 착각하곤 한다).

이 책의 마지막 장(238p)에서 소개한 웜업 프로그램을 따라하는 것만으로도 이런 문제를 빠르게 해결할 수 있다. 하지만 장기간 동안 몸이 차가운 상태에서 운동하는 바람에 부상에 취약한 연결고리들이 이미 많이 망가진 상태라면 단기간에 극적인 효과를 보기는 힘들다.

 몸이 따뜻해졌으면 다시 차가워지지 않게 주의하자. 방금 웜업을 마친 운동선수를 추위에 노출시켜 체온을 1.6도 떨어뜨리자. 운동 능력이 4% 감소했다는 연구 결과도 있다.[7]

세트 사이에는 큰 비치 타월로 몸을 감싸자. 세트 사이의 휴식이 길 경우에는 특히 더 그렇게 해야 한다.

- 상체 운동을 할 때는 어깨를 덮자.
- 하체 운동을 할 때는 넓적다리, 특히 무릎을 덮자.

넓적다리를 강하게 펌핑하면 혈액이 많이 이동해서 심부 체온이 떨어지고, 추위를 느낄 수도 있다.[8] 이럴 때는 타월 한 장을 더 준비해서 상체를 따뜻하게 감싸자.

더운 날에 상체 운동을 할 때는 반바지를 입고, 위에는 긴소매 옷을 입어서 넓적다리를 통해 열을 식히자. 반면에 하체 운동을 한다면 티셔츠를 입고, 아래는 길고 얇은 운동복 바지를 입어서 상체를 통해 체온을 조절하자.

나이가 들면 왜 부상 위험이 증가할까?

여러 편의 의학 논문에 따르면, 같은 강도의 육체 활동을 했을 때 45~75세인 사람은 25~44세인 사람보다 부상 위험이 2.5배나 높다고 한다.[9] 왜 나이가 들수록 부상 위험이 증가하는 걸까? 나이가 들면 힘줄로 가는 혈액의 양이 감소한다.[10] 또한 회복 속도도 느려져서 다 낫지 않은 미세 손상들이 축적된다. 이론상으로는 나이가 들수록 운동 사이의 휴식 시간을 늘리는 것이 맞지만, 사실상 이를 실천하기란 쉽지 않다. 그래서 트레이닝 경력이 쌓일수록 부상을 당하는 빈도가 증가하는 것이다.

04 | 호르몬 변화와 관절의 과운동성

살다 보면 어느 날 뜬금없이 특정 관절이 평소보다 불안정하다는 느낌을 받을 때가 있다. 이런 관절의 과운동성 증후군은 주로 어깨에 나타난다. 어떤 사람들은 어깨를 다치거나 심지어 어깨가 탈구될 정도가 되었는데도 통증을 느끼지 못하는 경우도 있다. 이는 절대로 지어낸 이야기가 아니다. 인대의 경직도는 운동하는 방식과 상관없이 날마다 다를 수 있다.

NOTE

어깨의 과운동성 때문에 통증이 느껴진다면 어깨가 불안정하다는 뜻이다. 고통스럽고 오랫동안 지속되는 이 문제는 어깨와 관련된 부분(94p)에서 더 깊이 다뤄볼 것이다. 당장 통증이 느껴지지 않는다고 과운동성 증후군을 방치하다가는 관절이 불안정해져서 만성 통증을 달고 살게 될지도 모르니 주의하자.

릴랙신의 기능

릴랙신relaxin은 인슐린유사성장인자(IGF)로 분류되는 펩티드 호르몬이다. 오랫동안 의학자들은 주로 여성을 대상으로 릴랙신을 연구해 왔다. 릴랙신이 출산할 때 회음부 근육의 이완을 돕는 여성 호르몬일 뿐이라고 여겼기 때문이다. 하지만 최신 연구 결과에 따르면 남성 운동선수의 몸에서도 여성 운동선수 못지않은 릴랙신이 생성된다고 한다.[11]

릴랙신 수용체는 남성과 여성의 모든 인대에서 발견된다.[12-13] 릴랙신 수용체의 밀도, 즉 인대가 릴랙신의 영향을 얼마나 받는지를 좌우하는 호르몬은 바로 에스트로겐이다. 어느 날 갑자기 나타나는 관절의 과운동성 증후군은 에스트로겐의 갑작스러운 증가로 설명할 수 있다. 여성 운동선수가 피임약을 복용하면 에스트로겐의 최대치가 감소하고, 릴랙신 생성도 줄어든다.[14]

릴랙신은 인대에 직접 작용하여 인대를 느슨하게 만든다. 그래서 릴랙신이 증가하면 여러 인대의 지탱을 받아 안정감을 유지하는 관절(예를 들어 어깨, 발목, 무릎, 고관절)이 특히 영향을 많이 받는다.[15]

릴랙신이 운동선수에게 나쁘기만 한 호르몬이라고 보기는 힘들다. 이는 근육의 동화 작용을 돕는 호르몬이기 때문이다.[16] 릴랙신은 콜라겐 분해 효소를 활성화시켜 섬유의 반흔 조직을 제거하고, 힘줄의 이완을 증가시킨다.

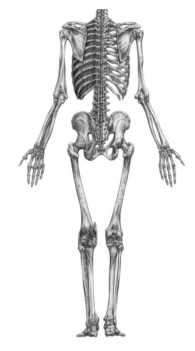

인대는 관절 안정에 매우 중요한 역할을 한다.

릴랙신의 증가는 일주일 이상만 지속되지 않으면 특별한 병이라고 보기는 어렵다. 다만, 릴랙신 증가로 인한 인대와 힘줄의 일시적인 긴장 감소[17]는 관절의 과도한 움직임으로 인한 부상을 유발할 수 있어 주의해야 한다[18-20]. 운동선수의 릴랙신 생성이 증가하면 부상 위험도 함께 증가하는 이유가 바로 이 때문이다[21]. 이러한 부상을 방지하는 방법에 대해서는 48p에서 알아보겠다.

신체 유연성에 따라 부상 부위가 달라진다

근육이 유연한 운동선수는 뻣뻣한 선수보다 근육과 힘줄을 다칠 확률이 낮다. 근육이 유연하면 근육의 미세한 파열을 방지할 수 있기 때문이다.

하지만 근육과 힘줄이 유연하면 무거운 중량으로 근육 운동을 할 때 관절의 안정성이 떨어진다. 어떻게 해서든 관절의 안정성을 보완하지 않으면 관절이 부상에 노출될 수밖에 없다는 뜻이다.

반면, 몸이 좀 뻣뻣한 운동선수는 관절이 안정적이고 잘 보호되지만, 근육과 힘줄이 파열될 위험은 더 크다. 이런 차이를 알고 나면 남성 운동선수가 여성 운동선수보다 근육 파열 부상을 더 많이 당하는 이유를 이해할 수 있다. 여성 선수는 인대와 힘줄 부상의 위험이 더 크다.

따라서 근육 운동이나 스포츠를 할 때 부상을 예방하려면 자신의 유연성에 맞게 근육과 관절 중 한 곳에 더 많은 관심을 기울여야 한다.

일주일이 지났는데도 관절의 과운동성 증상이 계속된다면 스포츠 의학 전문가에게 상담을 받아보는 것이 좋다(물론 증상을 정확히 진단할 수 있는 의사를 찾아가야 한다).

관절 과운동성을 유발하는 또 다른 원인, 피로

어깨 운동을 격렬하게 하면 어깨 안정근에 근육 피로가 누적되어 일시적인 관절 과운동성이 유발될 수 있다.[22] 이럴 때는 운동 프로그램을 좀 더 신중하게 구성해야 한다. 예를 들어 어깨 안정근에 피로가 쌓여 어깨가 불안정한 상태라면 고중량 흉근 운동을 하기 전날에는 어깨 운동을 피하는 식이다.

피곤할 때는 고유수용감각의 저하를 주의해야 한다

몸이 피로할수록 팔다리를 미세하게 움직이는 능력이 떨어진다는 연구 결과가 있다.[23] 그러면 자신도 모르는 사이에 운동 중 위험한 자세를 취하게 될지도 모른다. 그래서 운동 중, 특히 마지막 몇 세트를 실시할 때는 자신의 모습을 영상으로 촬영하는 것이 좋다. 신체 내부의 고유수용감각이 저하됐는지 알아볼 수 있는 유일한 방법이기 때문이다. 아마도 머릿속 생각과는 전혀 다른 자세로 운동하는 자신의 모습을 보고 깜짝 놀라게 될 것이다.

신체에 피로가 쌓이면 균형 감각도 저하된다.[24] 그래서 스쿼트처럼 균형 감각이 필요한 운동은 운동 후반부보다는 최대한 초반에 실시하는 것이 좋다. 그러면 세트 마지막에 균형을 잃어 다칠 위험이 줄어든다.

[결론] 운동 후반부로 갈수록 부상 위험은 증가한다. 스쿼트처럼 균형 감각이 필요한 운동은 되도록 초반에 실시하자.

일기 예보와 관절통

인체의 관절은 대기압에 의해 균형을 이루는 일종의 흡착 효과로 정교하게 맞물려 있다. 관절이 안정 상태를 유지할 수 있는 이유는 관절 내부보다 외부의 압력이 높기 때문이다. 그런데 날씨가 춥고 습하면 기압이 떨어져서 이런 힘의 균형이 깨진다. 관절을 다쳐서 아주 작은 변화에도 민감한 사람들은 이런 날에 관절이 붓기도 하는데, 대부분 관절에 다음과 같은 변화가 생긴다.

- 마찰 증가
- 염증 악화
- 신경 압박

- 가동성 저하
- 관절 결합력 약화

따라서 추위와 습도 때문에 관절이 아프고 쑤시거나 기존의 통증이 악화될 수도 있다. 이런 현상은 사실 그렇게 신기한 현상은 아니며, 관절통이 있는 사람이 날씨를 예측할 수 있는 이유를 설명해 준다. 이들은 기후 변화가 일어나기 전에 기압의 차이를 먼저 알아차리는 것이다. 반면에 따뜻하고 건조한 날씨는 이러한 통증을 줄여준다.

일시적인 관절 과운동성과 날씨에 민감한 관절을 관리하는 법

기후 변화에 따른 관절의 변화는 운동 초보자보다 운동 숙련자가 더 크게 영향을 받는다. 또한 릴랙신 변화는 젊은 사람들이 더 큰 영향을 받는다. 이들은 성호르몬 분비량의 급격한 변화에 더 쉽게 영향을 받기 때문이다.

관절의 안정감이 떨어진 느낌이 들거나 날씨 변화 때문에 관절이 아프다면 헬스클럽에서 무리하게 운동해서는 안 된다. 관절 과운동성이 생긴 남성은 근력이 크게 감소하며, 장·단기적인 부상 위험이 증가한다.[25-26] 반면에 남성보다 과운동성이 발생할 확률이 3배나 높은 여성은 이 현상이 나타나도 근력이 많이 감소하지는 않는다.[27]

관절을 관리하려면 트레이닝에 몇 가지 변화를 줘야 한다.

- 운동 순서를 바꾸자. 온몸의 관절이 다 아픈 경우는 없으므로 어깨가 아프면 가슴과 넓적다리를 중점적으로 운동하고, 넓적다리가 아프면 어깨와 가슴을 중점적으로 운동하는 식으로 하면 된다.
- 웜업 시간을 늘리자.
- 중량을 줄이고, 반복 횟수를 늘리자.
- 증상이 발생한 관절을 사용하는 운동을 할 때는 세트 수를 줄이자.
- 프리웨이트보다 머신을 사용하자.

관절 과운동성이 낫지 않는다면 어떻게 해야 할까?

운동 치료사들은 틈틈이 등척성 수축을 최대한 많이 반복할 것을 권장한다. 이러한 주장은 스트레칭 이론과는 어느 정도 상반되는 부분이 있는 이야기다. 한마디로 근육을 완전히 신전하는 대신 근육이 조금만 늘어나도록 주의하면서 등척성 수축을 하라는 얘기다. 근육이 지나치게 짧아질 정도로 근육의 전체 가동 범위를 사용해서 수축하면 안 된다. 한쪽 근육이 지나치게 짧아지면 반대쪽의 길항근은 그만큼 늘어나기 때문이다.

벽이나 문틀, 스쿼트 랙을 사용해서 근육을 수축하며 정적 스트레칭을 하되 통증이 느껴질 정도로 무리하지는 말자. 이런 등척성 수축을 최대한 많이 반복해서 근육과 힘줄, 인대를 다시 빳빳하게 만드는 것이 목적이다. 이렇게 하면 몸이 알아서 낫기만을 기다리며 휴식했을 때보다 정상 기능이 빠르게 돌아온다.

신체 활동과 통증 감소

근육을 웜업하다 보면 근육통이 점점 사라지는 느낌이 들고, 신체 활동을 하다 보면 작은 통증들은 잘 느껴지지 않는다.[28-29] 스쿼트를 하기 전까지만 하더라도 무릎과 고관절이 아팠던 사람이 웜업 몇 세트만 했을 뿐인데 기적처럼 통증이 사라지는 것을 경험하곤 한다.

하지만 몸에 통증이 느껴진다면 뭔가 잘못됐다는 뜻임을 잊어선 안 된다. 운동을 몇 세트 하고 통증이 사라졌다고 해서 모든 것이 다 괜찮아졌다는 뜻은 아니다. 경미한 통증에 굴복하지 않고 운동을 마쳤다는 사실에 당장은 기쁠지 모르겠지만 겉으로 드러나지 않은 더 근본적인 문제가 있을 수도 있다는 사실을 명심해야 한다.

운동선수들은 며칠 운동을 푹 쉬고 나면 온몸이 쑤시는 것 같은 느낌이 든다. 이는 운동을 쉬는 바람에 몸에 갑자기 이상이 생긴 것이 아니라, 격렬한 운동으로 인해 몸이 긍정적인 자극을 받는 동시에 경미한 통증과 손상에 무감각해졌기 때문이다. 운동을 중단하면 통증에 대한 감각이 다시 살아나기 때문에 몸이 갑자기 아프고 쑤시는 느낌이 들게 된다.

즉, 운동하는 동안은 통증이 사라진 것 같은 착각이 들 수 있지만, 거기에 속지 말고 경미한 통증까지 관리하며 꾸준히 운동할 수 있어야 한다.

05 | 여러 운동을 번갈아 실시해서 과사용 부상을 방지하는 법

운동 초보자는 자신의 잠재적 근력에 훨씬 못 미치는 가벼운 중량을 사용해서 운동한다. 가벼운 중량을 사용하기 때문에 같은 운동을 반복적으로 실시해도 괜찮고, 이는 근력 성장에도 도움이 된다. 하지만 근력이 성장해서 잠재적 근력의 최대치에 가까워지면 운동 각도에 다양한 변화를 주는 것이 좋다. 항상 같은 동작만 반복하면 같은 곳에만 자극이 가해지기 때문에 관절과 힘줄이 더 빠르게 마모되고 손상된다.

다양한 운동을 번갈아 실시해서 운동 각도에 끊임없이 변화를 주면 관절이 회복할 시간이 생긴다. 예를 들어 매번 대흉근 힘줄의 같은 지점(흉근과 팔이 만나는)을 자극하는 플랫 벤치프레스만 하는 것이 아니라 디클라인 벤치와 인클라인 벤치를 번갈아 사용하여 근섬유가 신전하는 지점에 변화를 주는 것이다. 디클라인 벤치에서 운동하면 플랫 벤치프레스나 인클라인 프레스를 할 때 주로 신전하는 근육과 힘줄의 접합부에 있는 섬유를 쉬게 하면서 흉근 운동을 할 수 있다. 그리고 다음에 운동할 때 인클라인 벤치를 사용하면 플랫 벤치프레스나 디클라인 프레스를 할 때 주로 신전하는 근육과 힘줄의 접합부에 있는 섬유가 쉴 수 있다. 이런 식으로 운동하면 극상근과 견봉의 마찰 지점에도 변화를 주기 때문에 어깨도 보호할 수 있다(근육운동가이드 프로페셔널 참고).

다른 예로 풀업과 로우를 번갈아 실시하면 극상근이 쉴 시간이 생긴다. 그러면 팔을 머리 위로 들었을 때 극상근이 견봉에 끼어서 생긴 미세한 손상도 회복된다(94p 참고).

근육 운동을 하면 콜라겐 합성이 활발해져서 근육과 힘줄의 접합부가 튼튼해지긴 하지만 똑같은 운동이 포함된 두 세션 사이에는 충분한 휴식 시간을 둬야 접합부가 손상되는 것을 방지할 수 있다.[30] 근육과 힘줄의 접합부는 우리 몸에서 약한 부위이기 때문에 부상이 자주 발생하는 곳 중 하나라는 것을 명심하자.[30]

한쪽이 약해지면 다른 한쪽도 약해진다

부상을 당하면 몸의 한쪽이 구조적으로 약해지기 때문에 수많은 부상이 연달아 발생할 수 있다. 예를 들면 대흉근 일부분만 파열돼도 풀업 같은 운동을 할 때 이두근 단두의 힘줄이 받는 부담이 증가한다. 즉, 풀업 네거티브 동작에서 포지티브 동작으로 넘어갈 때 흉근과 이두근의 힘줄이 부담을 나누어 갖는 대신 이두근 단두의 힘줄만 과도하게 사용돼서 이두근 단두가 파열될 위험이 증가한다는 것이다.

과사용 손상을 미리 감지할 수 있을까?

이론상으로는 과사용 손상overuse injury을 미리 알아채는 것이 가능하다. 잠깐 느껴졌다가 사라지곤 하던 경미한 통증이 점점 잦아지고, 강해지는 경우가 있다. 그럴 때는 통증을 유발하는 운동을 루틴에서 빼버리면 된다. 하지만 손을 쓰기에는 너무 늦은 상태가 된 후에야 통증을 느끼는 사람도 있다. 통계적으로 분석해 보면 과사용 부상은 점차 모습을 드러내는 것보다 갑자기 나타나는 경우가 더 많다. 그래서 몸으로 느껴지는 경고 신호만 전적으로 믿어선 안 된다. 몸의 감각이나 느낌에만 의존하지 말고, 상식적으로 판단했을 때 위험해 보이는 운동은 중단해야 한다.

06 | 운동선수가 볼프의 법칙을 피해 갈 수 있을까?

19세기에 활동했던 독일의 외과 의사인 율리우스 볼프Julius Wolf는 뼈에 힘을 가해주지 않으면 뼈가 점점 약해진다는 사실을 최초로 알아냈다. 반면에 장기간에 걸쳐 반복적인 자극을 가해주면 골격 전체가 단단하고 튼튼해졌다.[31]

건강한 사람이나 동물의 뼈는 가해지는 부담이나 충격에 따라 변형된다. 즉, 뼈에 지속적으로 충격이나 부담이 가해지면, 뼈는 이에 적응하기 위해 더욱 단단하고 강해진다. 뼈의 내부 구성 조직인 골소주(단단한 기둥들이 모여서 뼈처럼 단단해진 것)는 외부 충격에 의해 두꺼워지며, 뼈의 외부 조직 역시 이에 따라 변형된다. 반면 뼈에 가해지는 부담이 줄어들면 뼈는 다시 약해지는데, 이는 뼈의 경도를 유지하기 위해 유발되는 신진대사의 수고를 덜기 위한 것이다. 이러한 현상은 특히 웨이트 트레이닝처럼 중량을 다루는 운동선수에게서 잘 나타난다.[31]

볼프의 주장은 이후 과학적으로 사실임이 확인됐고, 더 이상 그의 주장에 의문을 제기하는 사람은 없다. 골격이 튼튼해지는 것은 분명 좋은 일이다. 특히 나이가 들수록 뼈의 중요성은 커진다. 그러나 뼈가 튼튼해지면 뼈의 구조에 변화가 생기고 관절의 구조도 그에 맞게 변하지만, 이러한 변화로 인해 연골의 형태가 병적으로 변하기도 했다. 이처럼 연골이 제대로 재형성되지 않는 이유 중 하나는 콜라겐을 구성하는 영양소들이 결핍됐기 때문이다(78p 참고).

그렇게 되면 훗날 관절에 문제가 생길 수도 있다. 특히 운동선수는 운동할 때마다 관절을 사용해 반복적인 동작을 수행하기 때문에 문제가 생길 가능성이 더 크다. 볼프의 법칙을 정리하자면, 어떤 뼈든지 튼튼해지면 관절에도 변화가 생기는데, 이는 훗날 문제를 야기할 수 있다는 것이다.

결론

볼프의 법칙은 운동선수들한테는 족쇄와도 같다. 운동을 할수록 근력이 향상되고 뼈도 튼튼해지지만, 뼈와 관절의 변형으로 인해 훗날 문제가 생길 수 있기 때문이다. 반복적인 동작을 너무 자주 수행하고, 운동 사이에 충분히 휴식하지도 않고, 어설픈 테크닉으로 운동하면 이런 문제가 더 빨리 표면으로 드러난다.

하지만 완벽한 트레이닝 프로그램에 따라 올바른 자세로 운동해도 볼프의 법칙에서 완전히 벗어날 수는 없다. 볼프의 법칙이 미치는 부정적 영향을 최소화할 유일한 방법은 올바른 영양 섭취와 보충제 복용뿐이다(78p 참고).

07 | 부상 없이 성장을 극대화하는 최적의 가동 범위는?

어떤 운동을 하든지 항상 전체 가동 범위를 사용해야 한다고 말하는 사람들이 있다. 그래야 운동 효과를 극대화하고, 부상 위험을 최소화할 수 있다는 것이다. 이들의 말처럼 가동 범위의 일부분만 사용해서 운동하는 것은 정말 나쁜 것일까?

부분 반복인가, 전체 반복인가?

이 질문에 답하려면 각각의 위험 요소와 장점을 엄밀히 따져봐야 한다. 웨이트 트레이닝을 할 때는 어떤 테크닉이나 운동에 득만 있고 실은 없다고 하는 사람들의 말을 쉽게 믿어선 안 된다. 운동을 전체 가동 범위로 해야 하는지, 부분 반복을 해도 되는지에 관한 논쟁도 예외는 아니다.

전체 가동 범위의 장점과 부분 반복의 단점

어떤 운동이든지 효과를 발휘하려면 특정한 가동 범위 안에서 실시해야 한다는 사실에는 의심의 여지가 없다. 한 연구진은 근육 운동 초보자를 두 그룹으로 나눠 10주 동안 컬을 하게 하고 이두근의 성장을 비교했다. 한 그룹은 50도 가동 범위(운동 중간 지점까지)만 사용해 부분 반복을 했고, 다른 그룹은 130도 가동 범위(전체 가동 범위)를 사용해 운동했다. 그 결과, 두 그룹의 근육 매스 성장에는 큰 차이가 없었다. 전체 가동 범위를 사용한 그룹은 매스가 9.65% 증가했고, 부분 반복을 한 그룹은 7.83% 증가했다.[32]

전체 가동 범위가 130도인 운동을 50도만 사용해서 운동했는데도 이런 결과가 나왔으므로, 전체 가동 범위에 미치지 않는 범위 안에서 가동 범위를 50도보다 조금 더 늘려서 운동하면 더 좋은 결과를 볼 수 있을 것이다. 즉, 팔을 동작의 하위 지점까지 다 펴지 않고 100도 정도의 가동 범위로 컬을 하는 식으로 말이다. 하지만 웨이트 트레이닝에서 단점과 위험 요소가 없는 완벽한 가동 범위는 없다.

전체 가동 범위의 단점과 부분 반복의 장점

일반적으로 넓은 가동 범위로 운동할수록 부상당할 위험은 증가한다. 특히 근육을 신전하는 단계에서 다칠 위험이 크다. 반면, 운동의 가동 범위를 좁힐수록 부상 위험은 감소한다(몇몇 예외가 있긴 하지만).

운동의 가동 범위 중에서 가장 위험한 부분은 어디일까?

힘줄이나 근육이 파열될 위험이 가장 높은 동작은 중량을 위로 드는 동작일까, 아래로 내리는 동작일까?

아마 직감적으로 중량을 들다가 다칠 위험이 더 클 거라는 생각이 들었을 것이다. 하지만 근육과 힘줄에 가장 위험한 동작은 이들을 늘여주는 네거티브 동작이라고 과학자들은 입을 모아 말한다.[33]

힘에는 힘으로 맞선다

강도를 세심하게 조정하며 실시하는 네거티브 동작은 가장 효과적인 재활 치료 기술 중 하나다.[34] 이는 근육이 점점 더 강한 저항을 견딜 수 있도록 적응시킬 수 있는 방법이다. 포지티브 동작만 실시하는 재활 치료는 금방 한계를 드러낸다. 근육의 늘어남으로 인한 손상에는 근육을 잘 적응시키지 못하기 때문이다.[35]

근육이나 힘줄보다 부상에 더 취약한 부위는 근육과 힘줄의 접합부(근건 접합부)이며, 이 부위에서 파열이 가장 많이 발생한다. 즉, 여기가 바로 '약한 부위'라는 뜻이다. 이 부위는 수술을 하더라도 치료하기가 힘들다. 이처럼 전체 가동 범위를 사용해서 운동하는 것에는 커다란 위험이 따르며, 이렇게 운동해서 얻을 수 있는 혜택도 아직 확실히 밝혀지지 않았다는 것을 명심하자.

> ⚠️ 중량을 들거나 내릴 때 모두 발생할 수 있는 관절이나 허리의 부상은 일단 논외로 하자. 여기서는 연조직에 발생하는 부상만 다룰 것이다. 하지만 어떤 경우든 관절이 과도하게 늘어나서 좋을 일은 없다.

수축하는 근육이 있으면 신전하는 근육도 있다

어떤 근육을 수축할 때 다른 근육이 과도하게 늘어나 손상되는 경우도 있다. 예를 들어 풀업할 때는 턱을 바 위로 높이 들어야 하는 것이 통념이지만, 이는 어깨와 이두근 장두건에 좋지 않다.

근육을 수축하면 그 근육의 길항근은 늘어난다. 원래 이런 길항근이 과도하게 늘어나는 경우는 드물지만, 풀업을 할 때처럼 턱을 계속 높이 들려고 하다 보면 정상 범위 밖으로 늘어날 수도 있다.

스트레칭과 웨이트 트레이닝을 혼동하지 말자

중량을 사용하지 않는 일반적인 스트레칭을 할 때는 넓은 가동 범위로 몸을 움직여도 다칠 위험이 없다. 근육에 갑자기 무리한 힘을 가하지만 않는다면 파열될 위험이 거의 없다는 뜻이다(물론 세상에 100%는 없지만). 그렇다면 웨이트 트레이닝을 할 때도 스트레칭을 할 때처럼 넓은 가동 범위를 사용하면 안 될까? 사실 웨이트 트레이닝을 할 때는 넓은 범위로 운동하기가 더 쉽다. 무거운 중량을 사용할수록 조직을 더 많이 변형시켜 가동 범위를 넓힐 수 있기 때문이다.

하지만 우리는 다음과 같은 사실을 명심해야 한다. 중량을 사용하지 않고 근섬유에 힘을 가하지 않았을 때는 근섬유의 길이가 50%나 늘어나도 근육이 손상되지 않는다. 반면, 중량을 사용해서 근섬유에 힘을 가했을 때는 근육이 30% 이상만 늘어나도 파열된다.[35] 물론 웨이트 트레이닝은 결국 근육에 '손상'을 주기 위해 하는 것이지만, 몸에 이상이 생길 정도로 강한 자극을 주는 일은 피해야 한다.

> **결론**
>
> 웨이트 트레이닝을 할 때는 무거운 중량으로 근육을 긴장시키기 때문에 스트레칭할 때처럼 넓은 가동 범위를 사용해 운동하면 근육이 파열될 위험이 크다.

근육에서 힘줄로 전달되는 충격

근육이 긴장할수록 근육의 유연성은 떨어진다. 그럼 이때 충격은 누가 흡수할까? 바로 힘줄이다. 즉, 근육을 과도하게 신장했을 때 힘으로 그걸 버텨내면 그 대가는 결국 힘줄이 치른다. 힘줄은 근육보다 유연성이 떨어져서 길이가 5% 이상만 늘어나도 파열되기 시작한다. 처음에는 건염이 발생하고, 그것이 점점 발전하면 부분 파열이나 완전 파열로 이어진다.

마찰에 의한 부상도 있다

근육을 신장하려면 힘줄도 함께 신장해야 한다. 그런데 신장성 수축을 하다 보면 힘줄이 관절에 점점 더 강하게 마찰되는 경우가 있다. 이 마찰 강도가 강해질수록 힘줄의 마모가 심해지고, 결국에는 힘줄이 손상되기도 한다. 벤치프레스나 체스트 프레스가 좋은 예다. 이런 운동들은 바를 아래로 내릴수록 이두근 장두건이 상완골 홈에 더 강하게 마찰된다.

풀업 때문에 발생하는 대표적 문제들

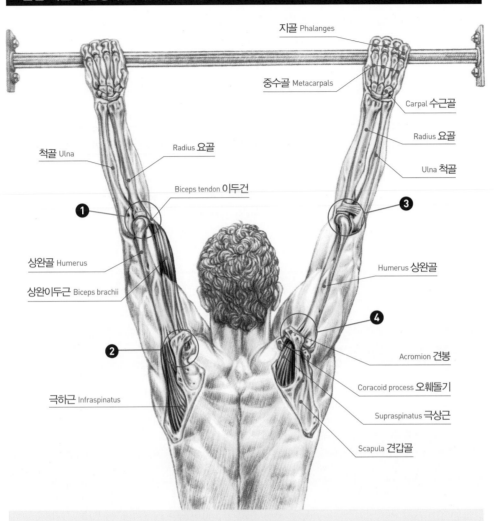

지골 Phalanges

중수골 Metacarpals

Carpal 수근골

Radius 요골

Ulna 척골

척골 Ulna

Radius 요골

Biceps tendon 이두건

❶

❸

상완골 Humerus

Humerus 상완골

상완이두근 Biceps brachii

❷

❹

Acromion 견봉

Coracoid process 오훼돌기

극하근 Infraspinatus

Supraspinatus 극상근

Scapula 견갑골

❶ 풀업할 때 하강 동작을 제대로 통제하지 못하면 이두근 원위부가 손상되거나 파열될 수 있다.

❷ 풀업할 때 힘을 잘 제어하지 못한 채로 빠르게 하강하거나, 머신이나 바에서 중량을 사용해 풀업을 실시하면 어깨 관절낭과 극하근 힘줄이 늘어나 고통스러운 탈구가 발생할 수 있고, 이로 인해 어깨의 불안정성을 유발할 수 있다.

❸ 풀업할 때 힘을 잘 제어하지 못한 채로 빠르게 하강하면서 팔을 지나치게 쭉 뻗으면 요상완 관절이 탈구될 수 있다. 그러면 팔꿈치 인대가 과도하게 늘어나 관절이 손상되고, 불안정해진다.

❹ 오훼견봉궁 밑의 공간이 좁은 사람이 풀업을 반복해서 실시하면 극상근 힘줄에 해로울 정도로 강한 전단력이 가해질 수 있다.

대표적으로 가장 위험한 운동들

유명 보디빌더들의 이두근과 흉근을 자주 찢어 놓거나 파열시키는 대표적인 주범들을 소개한다.

- 로우할 때 근육을 신전하는 동작은 어깨 뒤쪽을 불안정하게 만들고 이두근 원위부를 파열시키며, 전완에 문제를 일으킬 수 있다.

- 풀업할 때 근육을 신전하는 동작은 어깨를 불안정하게 만들고 전완에 문제를 일으키며, 이두근 원위부와 이두근 단두건을 파열시킬 수 있다.

- 프레스, 딥스, 체스트 플라이를 할 때 흉근을 신전하는 동작은 어깨를 불안정하게 만들고, 이두근 장두건과 대흉근 힘줄을 파열시킬 수 있다.

- 모든 이두근 운동의 신전 동작은 이두근 원위부 파열을 유발하거나 전완에 문제를 일으킬 수 있다.

- 삼두근 운동의 신전 동작은 팔꿈치에 문제를 일으킬 수 있다.

- 스쿼트, 핵 스쿼트, 레그 프레스를 할 때 지나치게 밑으로 하강하면 무릎과 허리가 위험에 노출된다.

대표적인 과사용 손상의 사례에서 배울 점

이두근이나 대흉근 힘줄에 발생하는 문제들이 꼭 개인의 운동 테크닉 때문이라고 보기는 어렵다. 사실 이런 문제는 힘줄이 신전되는 범위와 더 관련이 깊다. 운동 자세에도 문제가 있고, 지나치게 넓은 가동 범위를 사용해 힘줄까지 과도하게 신전하면 더욱 심각한 문제가 나타난다.

'운동하는 내내 완벽한 자세만 유지하면 다치지 않는다'는 말은 사실일까? 하지만 이런 '완벽한 자세'에도 나름의 문제가 있다고 본다. 여기서 말하는 '완벽한 자세'는 곧 근육의 신전을 강조한다는 뜻인데, 이는 과사용 부상의 가장 큰 원인이기 때문이다. 심지어 더 '완벽한 자세'로 운동할수록 힘줄과 관절이 더 큰 위험에 노출된다고 말할 수 있을 정도다.

결론: 모든 운동에 전체 가동 범위를 사용해야 하는 건 아니다

모든 운동을 전체 가동 범위로 실시해야 한다는 주장을 조심하자. 무거운 중량을 사용해 운동할수록 중량이 주는 긴장감 때문에 근섬유가 뻣뻣해지고, 근육의 유연성이 떨어진다. 그래서 똑같은 운동을 평소보다 무거운 중량을 사용해 실시하면 운동의 신전 동작이 한층 위험해질 수 있다. 세트를 진행하면서 중량의 무게를 점차 늘려나갈 때는 그에 맞춰 신전 동작의 가동 범위도 살짝 줄이는 신중함을 발휘할 필요가 있다. 몇몇 운동을 할 때는 여기서 그치지 않고 수축 동작의 가동 범위도 함께 줄여주는 것이 좋다.

TRAINING AND
RECOVERY
TECHNIQUES

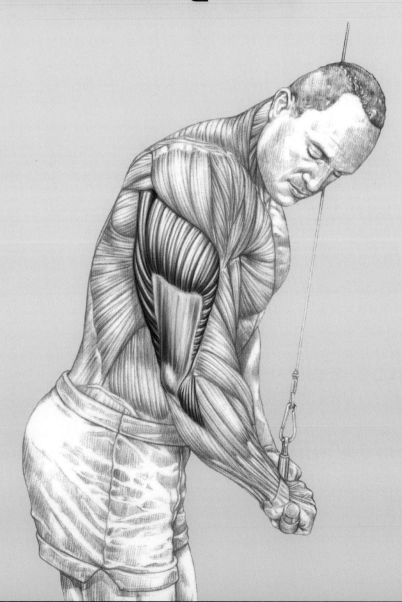

PART 02

트레이닝 및
회복 테크닉

운동 수준이 올라가고 트레이닝의 강도가 높아질수록 수많은 부상 위험으로부터 벗어나기 힘들다. 누구에게나 딱 맞는 기적의 운동법은 없다. 따라서 트레이닝의 정체기를 극복하고, 보다 효율적이고 안전하게 트레이닝하기 위해서는 운동 자체가 아니라 자신의 해부학적 특징에 초점을 맞춰야 한다. 이번 파트에서는 운동 상급자들을 보다 높은 수준에 도달하게 해줄 독창적인 트레이닝 테크닉과 근육, 신경, 관절의 효과적인 회복 방법에 대해 알아보겠다.

01 | 운동 상급자를 위한 트레이닝 테크닉

앞서 운동 상급자가 성장을 지속하기 어려운 이유에 대해 알아보았다. 여기서는 운동 상급자들을 더 높은 수준에 도달하게 해줄 독창적인 트레이닝 테크닉과 가장 효과적인 회복 방법에 대해 알아 보겠다.

정밀한 수술을 하듯이 근육을 자극하자

근육에 과부하를 주는 것이 언제나 정답은 아니다

운동할 때 잘 성장하지 않는 부위가 있으면 그 부위를 키우려고 점점 더 무거운 중량을 사용하려 고 한다. 이런 방법이 통할 때도 있지만 대부분 실패를 맛보게 된다. 왜일까? 스쿼트를 할 때 사용 하는 중량이 최대 근력의 60~70%를 초과하면 대퇴사두근의 동원이 감소하고, 이때부터는 대퇴 사두근 대신 둔근이 자극을 받기 시작한다.[1] 즉, 자신이 사용할 수 있는 최대 중량의 90%로 운동 하면 80%로 운동할 때보다 대퇴사두근이 적게 동원된다는 뜻이다(반면에 둔근의 동원은 그만큼 증 가한다).

벤치프레스를 할 때도 똑같은 일이 일어난다.[2] 최대 중량의 70%로 운동할 때까지만 흉근이 어 깨나 삼두근보다 더 많이 동원된다. 최대 중량의 80%로 운동하면 흉근의 동원은 더 이상 증가하지 않고, 어깨와 삼두근이 더 많은 운동을 하게 된다. 최대 중량의 90%로 운동하면 흉근의 동원은 살 짝만 증가하고, 어깨와 삼두근의 역할은 훨씬 더 중요해진다. 그리고 최대 중량으로 운동하면 흉 근의 동원은 감소하고, 어깨 앞쪽 근육과 삼두근이 흉근 대신 대부분 운동을 하게 된다.

물론 이런 현상에 개인차는 있을 수 있지만, 복합 관절 운동을 할 때 목표 근육을 자극하는 데 애를 먹고 있다면 대부분 여기에 해당된다고 볼 수 있다. 이론상으로는 스쿼트나 벤치프레스에 사 용하는 중량이 늘어날수록 넓적다리나 흉근의 자극이 증가해야 하지만, 특정 무게 이상 넘어가면 가벼운 중량으로 운동할 때보다 목표 근육의 자극이 약해지는 것이다.

이럴 때는 자신이 키우고 싶은 근육을 더 정밀하게 자극할 수 있는 운동 전략을 짜야 한다. 사실 이보다 더 좋은 것은 성장시키고자 하는 근육의 특정 부위만 근비대를 유발하는 것이다. 근육의 형태를 원하는 대로 바꾸는 것이 가능할까? 가능하다면 그 방법은 무엇일까? 이런 일이 실제로 가 능하다는 과학적인 연구 결과가 있으며, 지금부터 여러분에게 그 방법을 알려주고자 한다.

이러한 주장을 완벽히 뒷받침하는 논문 한 편이 있다. 한 무리의 남성이 3달 동안 넓적다리를 주당 2회씩 트레이닝했다.[3] 첫 번째 그룹은 스쿼트만 했고, 두 번째 그룹은 스쿼트뿐만 아니라 레그 프레스와 데드리프트, 런지도 실시했다. 세트당 반복 수는 두 그룹 모두 8회로 설정했고, 두 그룹이 사용한 중량은 최대한 똑같이 유지했다.

실험 결과 모든 참가자의 전반적 대퇴사두근 성장도는 비슷한 것으로 확인됐다. 그런데 자세히 분석해 보았더니 스쿼트를 한 그룹은 대퇴사두근 바깥쪽이 중점적으로 발달했고, 몇 가지 운동을 함께 실시한 두 번째 그룹은 대퇴사두근의 네 부위가 고르게 성장한 것으로 밝혀졌다.

근육이 균등하게 발달하는 경우는 드물다

근육이 전반적으로 균등하게 발달하는 경우는 거의 없다. 이론상으로는 이두근을 트레이닝하면 이두근 전체가 고르게 수축해야 하는 게 맞지만, 과학자들의 연구에 따르면 꼭 그렇지만은 않다고 한다. 이두근을 12주간 트레이닝했을 때 부위별 근비대 증가율은 다음과 같았다.

- 이두근 위쪽의 근섬유는 12%
- 이두근 중앙의 근섬유는 7.5%
- 이두근 아래쪽의 근섬유는 5%[4]

또한 연구진은 실험 참가자들에게 복합 관절 운동 몇 가지를 하도록 지시한 후 삼두근의 부위별 활성도도 측정했다.[5] 그랬더니 삼두근 상단보다 중앙이 훨씬 더 많이 동원되는 것으로 나타났다. 같은 운동을 12주간 실시한 후 피험자들의 삼두근을 다시 검사해보니 역시나 삼두근 상단보다 중앙이 더 발달해 있었다.

수축 방법에 따라 근육의 동원 부위가 달라진다

한 무리의 남성이 8주 동안 스쿼트를 두 가지 방식으로 실시했다. 첫 번째 그룹은 최대한 폭발적인 동작으로 스쿼트를 실시했고, 두 번째 그룹은 무거운 중량을 사용해 근육을 천천히 수축했다.[6] 그 결과, 무거운 중량을 사용한 그룹은 대퇴사두근 위쪽이 더 발달했다.

반면에 폭발적인 동작으로 운동한 그룹은 대퇴사두근 아래쪽이 더 발달했다. 또한 등속성 isokinetic 운동 머신에서 14주 동안 운동한 그룹도 일반적인 트레이닝을 한 그룹보다 대퇴사두근 아래쪽이 더 발달했다.[7]

또 다른 연구진은 피험자들에게 10주 동안 넓적다리 운동 프로그램을 다음과 같이 하도록 지시했다.[8] 첫 번째 그룹은 운동의 포지티브 동작만 실시했고, 두 번째 그룹은 운동의 네거티브 동작만 실시했다. 얼핏 봤을 때는 두 트레이닝 방법이 다음과 같이 비슷한 효과를 낸 것처럼 보인다.

- 포지티브 그룹의 근육량 증가율 8%
- 네거티브 그룹의 근육량 증가율 6%
- 포지티브 그룹의 근력 증가율 9%
- 네거티브 그룹의 근력 증가율 11%

하지만 좀 더 자세히 살펴보면 두 그룹의 수축 방법이 다르다 보니 넓적다리의 서로 다른 부위가 발달했음을 알 수 있다.

- 포지티브 그룹의 넓적다리 아래쪽 발달 2%
- 네거티브 그룹의 넓적다리 아래쪽 발달 8%
- 포지티브 그룹의 넓적다리 중앙 부분 발달 11%
- 네거티브 그룹의 넓적다리 중앙 부분 발달 7%

이 실험 결과를 보면 수축 방식에 따라 근육 내의 서로 다른 부위가 자극을 받는다는 사실을 명확히 알 수 있다. 이러한 연구 결과는 타고난 근육의 형태를 바꾸고 싶은 보디빌더들에게 희망을 주지만, 안타깝게도 눈에 띄는 엄청난 차이를 만들어내기는 힘들다. 근육의 구조를 바꾸려면 많은 시간과 엄청난 노력이 필요하기 때문이다. 하지만 근육 내의 특정 부위를 더 중점적으로 발달시키는 것이 가능하다는 사실만큼은 이로서 확실히 알게 되었다. 더는 보디빌더들의 상상 속에만 존재하는 이야기가 아니라는 뜻이다.

세트 사이의 휴식 시간을 조정하는 기술

휴식 시간 조정 기술을 운동에 필요한 도구라고 생각하자. 어떤 도구든 상황에 맞게 적절히 사용해야 하듯이 휴식 시간에도 시의적절하게 변화를 줘야 한다. 작업을 효과적으로 하려면 일단 모든 도구를 잘 다룰 줄 알아야 한다. 실시할 운동이나 그날의 상황과 상관없이 매번 휴식 시간을 똑같이 유지하는 것은 좋지 않다. 즉, 휴식 시간을 짧게 줄였을 때 얻을 수 있는 효과와 길게 늘였을 때 얻을 수 있는 효과를 모두 알아두어야 한다는 뜻이다.

세트 사이의 휴식이 부족하면 동화 작용이 감소할까?

사람들은 운동 중에 짧게 쉬는 걸 선호한다. 시간이 절약되기 때문이다. 한 세트에서 다음 세트로 빠르게 넘어가면 헬스클럽에서 보내는 시간을 줄일 수 있다. 하지만 이런 운동법은 근육 성장에 이상적이지 않다는 사실이 여러 연구를 통해 밝혀졌다. 최대 중량의 75%를 사용해 넓적 다리운동을 8세트씩 실시한 남성 피험자들의 사례를 예로 들어보자.[9] 이들 중 한 그룹은 세트 사이에 1분을 쉬었고, 두 번째 그룹은 5분을 쉬었다. 그 결과, 짧게 휴식한 그룹은 길게 휴식한 그룹보다 운동량이 13~17% 줄어들었고, 트레이닝이 끝난 후 근육 생검을 실시해 보니 동화 작용 증가율은 다음과 같이 나타났다.

- 1분 쉰 그룹은 76%
- 5분 쉰 그룹은 152%

그런데 역설적이게도 짧게 휴식한 그룹은 운동을 마친 후 40분 동안 테스토스테론 수치가 더 크게 상승했다. 하지만 여기서 우리가 주목해야 할 사실은 세트 사이의 휴식 시간이 길어질수록 근육이 근력을 회복할 시간도 그만큼 늘어난다는 것이다. 세트 사이에 3분을 휴식한 남성은 1분을 휴식한 남성보다 운동 중 반복 횟수가 28%나 더 많았다는 연구 결과도 있다.[10]

짧게 휴식하면 피로가 더 빨리 쌓인다. 예를 들어 1분을 휴식하면 두 번째 세트만 도달해도 운동능력이 저하된 것이 눈에 확 띈다. 반면에 3~5분을 휴식하면 세 번째 세트 정도에 피로가 쌓이기 시작한다.[11] 우리는 여기서 한 가지 딜레마를 마주하게 된다. 사용하는 중량을 줄이는 것이 나을까? 아니면 휴식 시간을 늘리는 것이 나을까? 만약 짧게 휴식하는 것을 선호한다면 중량을 평소보다 10~15% 줄이는 것이 좋다. 그래야 세트당 반복 횟수를 일정하게 유지할 수 있다.[11]

PAP와 관련된 생리학적 지표들

사실 PAPPost-Activation Potentiation(격렬한 운동을 마치고 나면 단기적으로 근력이 향상되는 현상)의 효과를 최대한 보려면 운동 사이에 길게 휴식해야 한다. 예를 들어 프로 운동선수가 세트 사이에 근육의 폭발력을 4% 증가시키려면 8분은 쉬어야 했다.[12] 평균적으로 PAP의 효과를 최대한 끌어내려면 4분은 쉬어야 하며, 개인에 따라 최대 10분을 쉬어야 할 때도 있다.[13] 이러한 사실을 읽고 있자면 세트 사이의 휴식을 돕는 고급스러운 테크닉은 없는지 궁금해지기 마련이다.

고중량 세트를 실시할 때 근력을 최대한 발휘하려면 7분을 휴식하는 것이 가장 좋다는 생리학 연구 결과가 있다.[14] 엘리트 역도 선수들도 5~8분은 쉬어야 근력을 최대한 끌어낼 수 있었다.[15] 하지만 이처럼 휴식 시간을 계속 늘려나가기만 하는 것에는 한계가 있다. 5, 10, 20, 30분 쉬었을 때의 차이를 비교해 보니 휴식 시간이 10분을 넘어가면 운동 수행 능력이 더 이상 향상되지 않는다는 사실이 밝혀졌다.[16]

많은 휴식 시간을 요구하는 운동 테크닉은 몸에 주는 부담도 그만큼 크다. 그래서 자주 사용하면 안 된다. 반면에 평소보다 적게 휴식해도 되는 운동 테크닉은 몸에 주는 부담이 적으므로 더 자주 사용해도 된다. 평소보다 적게 휴식한다는 것은 평소보다 가벼운 중량을 쓴다는 뜻이므로 세트와 반복 횟수도 그만큼 더 늘릴 수 있다. 이런 테크닉은 팔꿈치처럼 부상에 취약한 관절을 사용하는 운동을 할 때 적합하다. 관절은 무거운 중량을 지탱할 수 있게 만들어지지 않았기 때문이다. 우리의 목표는 근육 펌핑의 극대화이므로 어떤 방법을 동원하든지 펌핑만 촉진하면 된다. 중량을 줄이는 것도 그런 방법 중 하나일 뿐이다. 이렇게 여러 세트를 빠르게 이어서 실시하면 더 큰 대사스트레스가 유발되며(젖산이 축적되고 근육에 불타는 느낌이 든다), 몸이 받는 부담을 줄이는 동시에 근육 성장을 매우 효과적으로 촉진할 수 있다.[17]

왜 어떤 운동은 다른 운동보다 더 강한 근육 펌핑을 유발할까?

딥스나 체스트 플라이 같은 운동으로 트레이닝을 마무리하는 것을 좋아하는 사람들이 많다. 근육을 엄청나게 펌핑해 주기 때문이다. 왜 이처럼 어떤 운동은 다른 운동보다 더 강한 근육 펌핑을 유발할까? 더 효과적인 운동이기 때문일까? 답은 간단하다. 근육을 수축하면 그 부위의 혈액 순환이 일시적으로 차단되며, 사용하는 중량이 무거울수록 그런 현상은 배가된다.[18-19] 또한 근육을 스트레칭했을 때도 혈액 순환이 방해를 받는다는 연구 결과가 있다. 세트 사이에 스트레칭을 하면 혈류가 감소하는 것도 이 때문이며, 이런 현상은 특히 몸이 뻣뻣한 사람에게 잘 나타난다. 몸이 유연한 운동선수들은 과도한 스트레칭을 하더라도 근육의 혈액 순환이 영향을 받지 않는다.[20]

딥스처럼 근육을 깊이 늘였다가 수축하는 운동은 혈액 순환을 한층 더 강하게 차단한다. 이런 운동을 한 세트 마치고 나면 혈액 순환이 차단됐을 동안 결핍된 산소를 보충하기 위해 근육이 마치 펌프가 된 것처럼 주변의 혈액을 더 격렬하게 빨아들인다.

근육 수축과 신전의 강도 말고도 근육 펌핑에 영향을 미치는 요인이 하나 더 있다. 바로 시간이다. 최대 중량을 사용해 적은 횟수로 운동했을 때보다 12회 정도 반복할 수 있는 중량으로 운동했을 때의 펌핑이 더 강한 이유가 이 때문이다. 최상의 펌핑을 유발하려면 맞아떨어져야 하는 3가지 요소가 있는데, 첫 번째 요소는 사용하는 중량, 두 번째 요소는 근육의 신전, 세 번째 요소는 시간이다. 세트당 12~25회를 반복하면 3가지 요소를 딱 맞아떨어지게 할 수 있다(모든 운동이 이 조건에 부합하는 것은 아니다). 운동 부위의 혈액 순환을 오래, 강하게 차단해서 혈류의 더 강한 반응을 이끌어 내는 것. 그것이 바로 근육 펌핑이다. 또한 근육에 혈액이 가득 찬 상태에서 세트 사이에 스트레칭을 하면 근육 펌핑을 한층 배가할 수 있다.

⚠ 근육 펌핑을 유발하면 근육 성장이 촉진되는 것처럼 보이지만, 근육 펌핑이 근비대를 유발하는 가장 효과적인 운동 방법은 아니다. 최상의 결과를 보려면 고중량 운동과 근육 펌핑 운동을 조화롭게 실시해야 한다.

젠드라시크 수기를 운동에 접목하는 법

질문 하나

운동 수행 능력을 향상시키려면 해당 운동과 상관없는 근육을 이완하는 게 좋을까, 수축하는 게 좋을까? 달리기 선수를 지도하는 코치들은 몸의 힘을 최대한 빼라고 말하곤 한다. 그렇다면 웨이트 트레이닝을 할 때는 어떨까? 스쿼트를 예로 들자면 팔로 바를 안정시키고, 턱의 힘을 빼서 불필요한 근육의 수축은 최소화하고, 피로를 줄여야 할까? 아니면 더 힘을 줘서 이를 악물어야 할까?

해답

넓적다리 운동을 할 때 상체의 힘을 빼는 대신 하체와 동시에 힘을 주면 하체로 더 많은 힘을 낼 수 있다. 이는 젠드라시크 수기Jendrassik maneuver(건반사 검사를 할 때, 검사자의 긴장을 풀고 반사가 잘 되게 하는 방법 중 하나)를 운동에 접목한 것이다. 마찬가지로 상체 운동을 할 때도 하체에 힘을 주면 더 많은 힘을 낼 수 있다. 하지만 이렇게 큰 근육 무리들을 동시에 사용해서 운동 수행 능력을 향상시키면 세트를 마쳤을 때 몸이 더 피곤해진다.

머리와 턱에 숨겨진 힘에서 얻을 수 있는 것

힘을 쓸 때 본능적으로 이를 악무는 운동선수들이 있다. 과학 연구에 의하면 이를 악물었을 때 근력이 약 5% 증가하는데, 이는 결코 무시할 수 없는 차이다(근육운동가이드 프리웨이트 참고). 하지만 운동 중에 이를 악물면 몇 가지 문제가 생길 수밖에 없다.

1 시간이 흐를수록 치아가 손상된다. 운동선수가 일반인보다 치아 침식이 심한 이유도 이것으로 어느 정도 설명된다.[21]

2 윗니와 아랫니의 접촉은 그다지 안정적이지 않다. 턱이 한쪽으로 쉽게 밀려 불쾌한 느낌이 들 수 있고, 이로 인해 집중력을 잃을 수 있으며, 근력도 향상되지 않을 수 있다.

3 이를 악물면 숨을 쉬기 힘들다. 특히 입으로 숨을 내쉬기가 힘들어서 숨이 더 빨리 찬다.

일반적인 마우스 가드를 쓰면 **1**, **2**의 문제는 해결되지만 호흡은 더 방해를 받아서 숨 쉬기가 힘들어진다. 운동 중에는 비강이 부어서 입으로 숨을 쉬어야 하기 때문이다.[22]

이 모든 문제를 해결하려면 웨이트 트레이닝에 맞게 제작된 마우스 가드를 착용해 보자. 이 마우스 가드는 격투기에 사용하는 일반적인 마우스 가드와는 다르다. 웨이트 트레이닝에 사용하는 마우스 가드는 치아를 충격으로부터 보호해 주지는 않는다. 근육 운동을 하다가 치아에 충격을 받을 일은 많지 않기 때문이다. 이 마우스 가드는 아래턱의 어금니와 앞어금니(소구치)에만 착용하며, 윗니와 아랫니가 직접 닿지 않게 해준다. 그러면 법랑질의 마모가 방지되고 턱이 좌우로 미끄러지지도 않는다. 이런 마우스 가드의 가장 큰 장점은 근력을 높여주고 숨 쉬기도 편하다는 것이다. 입 앞쪽을 막는 플라스틱의 면적을 최소화했기 때문에 이를 악문 상태에서도 입을 살짝 벌려서 숨을 쉴 수 있다. 이런 특수 마우스 가드는 근력과 순발력을 향상시켜 주고, 지구력에도 악영향을 미치지 않는다.[23-24-25]

이것이 아직 입증되지 않은 이야기처럼 들릴 수도 있다. 하지만 운동 중에 이를 악물면 큰 이득을 볼 수 있는 것은 사실이고, 입으로 숨을 쉬기 힘든 것도 분명한 사실이다. 따라서 웨이트 트레이닝용 마우스 가드를 사용하여 앞에서 언급한 3가지 문제를 모두 해결하면 운동 수행 능력이 즉각적으로 눈에 띄게 향상된다. 또한 이 마우스 가드는 윗니에는 아무것도 끼우지 않아도 되므로 입을 여닫을 때 빼지 않아도 된다.

어떤 선수들은 운동할 때 고개를 뒤로 젖히는 동작을 중요하게 여긴다. 고개를 앞으로 숙이면 혀의 위치가 바뀌고, 들숨의 양이 줄어서 입으로 숨 쉬기가 힘들기 때문이다. 이럴 때는 고개를 뒤로 살짝 젖히면 문제가 해결된다. 또한 아랫니 마우스 가드를 착용하면 턱의 각도가 바뀌기 때문에 이 역시 문제를 해결할 수 있다.

고중량 세트를 하는 도중에는 호흡이 어렵고, 침을 삼키기도 힘들다. 하지만 마우스 가드를 끼면 입이 살짝 벌어지기 때문에 숨이 찰 때도 침을 삼킬 수 있다. 이는 특히 세트 후반부로 갈수록 도움이 된다. 또한 턱에 힘을 주면 치아 손상 없이 숨을 쉽게 참을 수 있어 잠재된 힘을 최대한으로 끌어낼 수 있다.

흔히 생각하는 것과는 달리 최대 근력을 요하는 운동을 할 때 숨을 참으면 잃는 것보다 얻는 것이 더 많다(근육운동가이드 프로페셔널 참고). 특히 운동 상급자일수록 더 많은 것을 얻을 수 있다. 디커먼Dickerman 교수의 연구 결과에 따르면 운동을 거듭할수록 뇌와 심혈관은 숨을 참는 상태에 더 익숙해진다고 한다.[26] 즉, 아직 무거운 중량을 다룰 준비가 안 된 초보자보다는 높은 수준에 도달한 선수일수록 숨 참기로 더 많은 효과를 볼 수 있고, 위험 부담도 적다는 것이다.[27-28]

어떤 마우스 가드가 좋을까?

마우스 가드는 종류도 다양하고 가격도 제각각이다. 일단 내구성이 약해 보이는 마우스 가드는 쉽게 망가질 수 있으므로 선택하지 말자. 마우스 가드는 인터넷에 검색하면 쉽게 구할 수 있다. 오른쪽 상단의 그림과 같이 입 앞쪽을 막는 면적이 적은 마우스 가드를 선택하자.

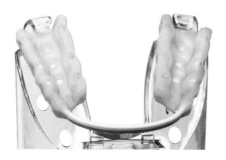

웨이트 트레이닝에 사용하는
아랫니 마우스 가드

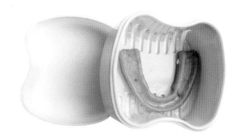

특수 제작된 상자를 사용하면 운동 중 더러운 손으로
마우스 가드를 만지지 않아도 된다.

마우스 가드는 운동 내내 끼고 있어도 되고, 세트 사이에 뺐다가 다시 끼워도 된다. 보관을 위한 작은 상자를 하나 사면 운동 중에 마우스 가드를 빼기도 편하고, 더러운 손으로 마우스 가드를 만지지 않아도 된다. 운동을 마치고 나면 마우스 가드를 꼼꼼하게 세척하고, 사용하기 전에는 세정액에 5분 정도 담가서 소독하자.

중량에 따라 변하는 무게 중심

사용하는 중량을 늘리면 몸의 무게 중심이 함께 변하는 운동이 많은데, 그러면 운동의 느낌이 달라지고 동원되는 근육에도 변화가 생긴다. 스쿼트를 예로 들면 중량이 무거울수록 균형을 잡기 위해 몸을 앞으로 숙여야 한다. 이는 늘어난 중량으로 인해 바뀐 무게 중심에 따른 반응이다.

물론 무게 중심 변화에 둔감한 운동도 있다. 벤치프레스가 바로 그런 운동이다. 벤치프레스를 할 때는 중량을 늘려도 운동 궤도가 바뀌지 않는다. 하지만 스쿼트를 할 때는 등 위쪽에 짊어진 바의 무게가 늘어날수록 몸을 곧게 세우기가 힘들어진다(특히 키가 큰 사람은 더 그렇다). 즉, 중량이 조금만 달라져도 운동 궤도가 바뀐다는 뜻이다.

벤치프레스를 할 때는 더 무거운 중량을 들려고 테크닉에 변화를 주는 경우는 있지만, 적당량의 중량을 더하거나 뺐을 때는 운동 궤도에 변화를 줄 필요가 없다. 반면, 무게 중심 변화의 영향을 많이 받는 운동을 할 때는 운동 궤도에 따라 자극되는 근육이 달라질 수 있으므로, 목적에 맞게 조정해야 한다.

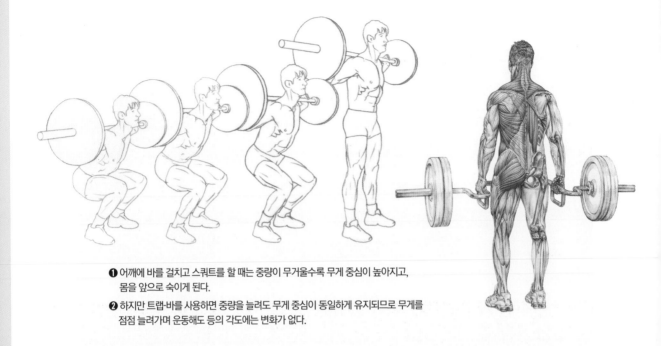

❶ 어깨에 바를 걸치고 스쿼트를 할 때는 중량이 무거울수록 무게 중심이 높아지고, 몸을 앞으로 숙이게 된다.

❷ 하지만 트랩-바를 사용하면 중량을 늘려도 무게 중심이 동일하게 유지되므로 무게를 점점 늘려가며 운동해도 등의 각도에는 변화가 없다.

운동 궤도가 긍정적인 영향을 받는 경우

중량을 늘렸을 때 운동 궤도가 긍정적인 영향을 받는 운동은 많지 않다. 하지만 몇몇 긍정적인 영향을 받는 운동을 할 때는 중량을 드는 위치에 변화를 줘서 동원되는 근육을 바꿀 수 있다. 이를 어떻게 활용할지는 당신의 역량이다. 딥스를 예로 들면 흉근 운동을 하는 날에는 목에 쇠사슬을 걸치는 것이 좋고, 삼두근 운동을 하는 날에는 다리 사이에 중량을 걸고 하는 것이 좋다.

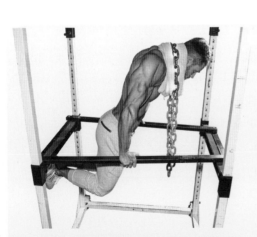

딥스를 할 때 목에 무거운 사슬을 걸치면 상체가 앞으로 숙여져서 흉근의 자극이 증가하고, 삼두근의 자극은 감소한다.

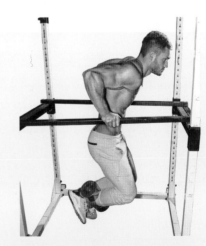

종아리 사이에 중량을 걸고 운동하면 상체가 곧게 세워진다. 그러면 삼두근의 운동량이 증가하고, 흉근의 운동량은 감소한다.

운동 궤도가 부정적인 영향을 받는 경우

대부분의 운동은 중량을 특정 무게 이상으로 늘리면 자극이 더는 느껴지지 않거나, 목표 근육의 자극이 감소한다(중량이 엄청나게 무겁지 않더라도 그렇다). 복근이나 허리를 단련하는 고립 운동이 그중 가장 대표적인 예다.

　중량 없이 바닥에서 크런치를 할 때는 무게 중심이 대략 배꼽 높이나 복근 중앙에 위치한다. 즉, 복근이 대부분 운동을 도맡아 한다는 뜻이다. 중량을 뒤로 들고 크런치를 하면 무게 중심이 가슴을 향해 위로 올라가고, 하체를 향해 상체를 당기기가 힘들어져 운동 강도가 높아진다. 하지만 너무 무거운 중량을 사용하면 복근보다 고관절 굴곡근을 더 많이 쓰게 된다.

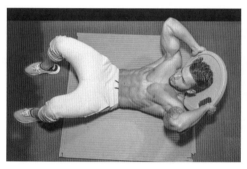 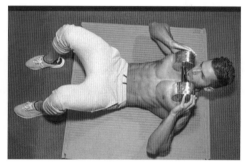

어느 정도 무게가 있는 원판을 머리 뒤에 들고 복근 운동을 하면 운동에 도움이 된다. 하지만 일정 무게 이상을 넘어가면 운동의 자극이 점점 감소한다. 왜일까? 무게 중심에 큰 변화가 생겼기 때문이다.

반면 중량을 가슴 위쪽, 목 앞에 들고 운동하면 무게 중심에 별다른 변화가 생기지 않으며 복근도 제대로 동원된다. 이 경우에는 무거운 무게를 사용해도 좋다.

　백 익스텐션을 할 때도 마찬가지다. 머리 뒤에 중량을 들고 운동하는 대신에 바나 중량을 손에 들거나 밴드를 팔에 감고 운동해 보자.

　이처럼 중량을 허리 근처에 위치시키면 무게 중심이 크게 바뀌지 않으며, 허리 근육도 방해를 받지 않고 제대로 동원된다. 아주 무거운 중량을 사용해도 이러한 사실에는 변함이 없다.

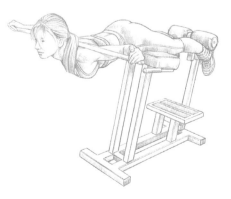

백 익스텐션을 할 때 머리 뒤로 중량을 드는 대신에 손에 들거나 밴드를 팔에 감고 운동해 보자.

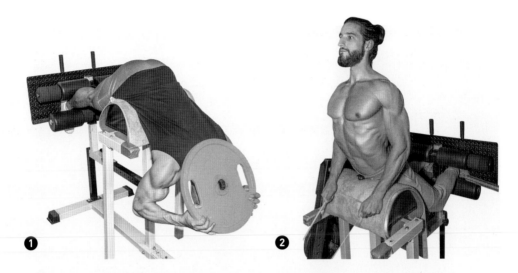

❶ 백 익스텐션을 할 때 중량을 머리 뒤에 들고 실시하면 무게 중심이 바뀌고, 동원되는 근육도 달라진다.

❷ 반면에 중량을 허리 근처에 위치시키면 무게 중심도 크게 바뀌지 않기 때문에 마인드-머슬 커넥션이 방해를 덜 받는다.

근육 성장을 돕는 근육 재분배 이론

몸에 근육이 많을수록 새 근육을 만들기는 더 힘들어진다. 새 근육에 적절한 영양분을 공급하려면 매우 복잡한 체내 인프라와 영양소 운반 시스템을 새로 만들어야 하고, 심장과 심혈관계도 증가하는 체중에 적응해야 하기 때문이다. 또한 몸에 근육이 많다고 해서 테스토스테론 같은 동화 작용 호르몬이 더 많이 생성되는 것도 아니다. 일반인과 똑같은 양의 호르몬으로 점점 더 커지는 몸을 보살펴야 하기 때문에 각각의 근육 세포가 받는 테스토스테론은 줄어들 수밖에 없다. 이런 딜레마를 극복하기 위해서는 다음과 같은 생리학적 요소 두 가지를 고려해야 한다.

❶ 성장이 더딘 부위보다 빠른 부위의 근육을 만드는 것이 훨씬 쉽다.

❷ 100% 새로운 근육을 만드는 것보다 기존의 근육 매스를 다른 부위로 재분배하는 것이 훨씬 쉽다. 사실 새로운 근육을 돌볼 체내 인프라나 영양소 운반 시스템은 이미 우리 몸에 어느 정도 갖춰져 있다. 예를 들어 우리 몸이 근육 매스 36kg을 돌보는 방법을 터득했다면 그 근육이 넓적다리에 붙어 있는지, 팔에 붙어 있는지는 크게 중요하지 않다는 뜻이다.

이 두 가지 사실을 종합해 보면 몸을 키우는 가장 쉬운 방법은 잘 크는 근육을 더 크게 키우는 것이라고 결론 내릴 수 있다. 물론 성장이 더딘 부위를 포기하라는 말은 절대 아니다. 성장이 더딘 근육에 한동안 더 많은 시간을 투자했다면 이제 그 부위의 운동량을 줄여서 근육이 재생할 시간을 주라는 뜻이다. 대신에 성장 잠재력이 더 큰 근육에 시간을 투자하면 새로운 근육을 쉽게 만들 수 있어 근육 매스를 늘릴 수 있다(예를 들어 근육 매스가 36kg이었다면 37kg으로). 이 목표를 달성하고 나면 성장이 빠른 부위의 운동을 중단하거나, 운동량을 줄이고 다시 성장이 더딘 부위에 집중하면 된다. 이를 통해 새롭게 얻은 1kg의 근육 매스를 재분배하는 것이다.

만약 넓적다리의 성장은 빠른데, 팔의 성장이 더디다면 하체로 얻은 근육 일부를 팔로 재분배하는 식이다. 물론 근육 세포가 한 부위에서 다른 부위로 직접 이동하거나 하지는 않는다. 실제 과정은 그것보다 훨씬 복잡하다. 여기서 주목할 점은 팔 근육 1kg을 새로 키우는 것보다 이렇게 하체 근육을 재분배하는 것이 더 쉽다는 것이다.

> **결론**
>
> 근육 재분배 이론을 머릿속에 새겨두면 몸의 약점을 더 간단하게 개선할 수 있다.

02 | 최첨단 근육 운동법

요즘에는 첨단 기술을 활용한 다양한 보조 기구들이 많다. 이런 보조 기구는 목표를 보다 정확하게 달성하기 위해 사용하는 도구일 뿐임을 잊지 말자. 이런 기구로 웨이트 트레이닝을 대체할 수는 없다.

하지만 이런 보조 기구를 너무 멀리해서도 안 된다. 운동 정체기를 벗어나는 데 도움을 주고, 부상 같은 문제로 씨름할 때도 도움을 받을 수 있기 때문이다. 이런 도구의 장점과 한계를 보다 깊이 연구해서 잘 숙지하고 이해해야 한다.

전기 근육 자극 요법

여기서 말하는 전기 근육 자극 요법, 즉 EMS^{Electrical Muscle Stimulation}는 TV 홈쇼핑에서 판매하는 마법의 운동 기구 같은 것이 아니다. 그런 광고를 본 사람이라면 EMS 역시 쓸모없는 보조 기구일 뿐이라고 생각할 수도 있다. 하지만 EMS는 운동선수에게 다양한 혜택을 제공한다. 즉, 효과 자체는 의심의 여지가 없다는 뜻이다. 예를 들어 혼수상태에 빠진 사람은 몸을 전혀 움직일 수 없기 때문에 근육이 빠르게 위축되는데, 이런 사람에게 EMS를 사용하면 근위축을 멈출 수 있다.

EMS의 가장 큰 장점은 신경계를 거치지 않고 근육을 직접 자극해 근력 성장을 유발할 수 있다는 점이다. 근육 내의 특정한 부위를 집중 자극하는 EMS의 능력은 그 어떤 운동 기구보다 월등하다. EMS를 활용하는 몇 가지 방법에 대해 알아보겠다. 이런 요법은 주로 성장이 더딘 부위에 사용하는 것이 좋다.

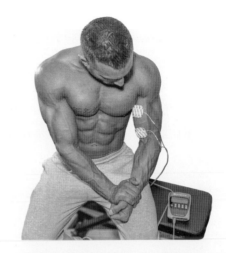

어떤 EMS 프로그램을 사용하든지, 자극을 주는 근육은 최대한 신장해야 한다. 근육이 짧아지게 놔두면 영문도 모른 채 다칠 수 있다. 특히 팔다리에 자극을 줄 때는 쭉 뻗은 상태로 유지해야 한다.

약한 부위를 발달시키자

트레이닝할 때 느낌이 잘 느껴지지 않는 근육이 있다면 전극 2개를 근육에 붙이고 코드를 꽂아 보자. 근육의 수축을 즉각 느낄 수 있을 것이다. 자극 강도를 약하게 해도 근육이 기분 좋게 수축하는 것을 느낄 수 있다.

또 다른 예로 전극 하나는 삼두근 외측두 아래쪽(힘줄은 피해서)에 붙이고, 다른 하나는 위쪽에 붙인 다음 기계를 작동하면 두 머리가 완벽히 고립된 채로 수축하는 걸 느낄 수 있다. 어깨 뒤쪽, 광배근 아래쪽, 종아리, 이두근에 해도 같은 효과를 볼 수 있다.

근육의 크기가 작은 사람은 상부 흉근에 EMS를 사용할 때 조심해야 한다. 전류가 흉근을 지나 폐까지 도달해 매우 불쾌한 느낌이 들 수도 있기 때문이다. 복부에 EMS를 사용할 때도 비슷한 현상이 발생할 수 있다. 이 두 경우에는 낮은 강도로 시작해 점진적으로 강도를 높여 나가야 한다.

근육을 자극에 민감하게 만들자

특정 근육의 자극을 느끼는 데 애를 먹고 있다면 중간 강도로 전기 자극을 주는 것만으로도 근육이 수축하는 느낌을 한층 강하게 느낄 수 있다. 그래서 트레이닝 직전에 EMS를 하면 도움이 된다. 근비대용 전기 자극 프로그램을 중간 강도로 몇 번만 실시하면 충분하다.

세트 사이의 회복을 가속하자

세트 사이에 혈액 순환용 전기 자극 프로그램을 낮은 강도로 몇 차례 실시하면 회복 속도가 크게 증가한다. 그러면 운동 사이의 휴식 시간을 줄이고, 여러 운동을 이어서 실시할 수 있다.

후피로(Post-fatigue)

어떤 근육 무리를 완전히 녹초로 만들고 싶으면 우선 중량을 사용한 수의적 수축으로 근육을 지치게 만들자. 그리고 운동이 끝나면 근비대용 전기 자극 프로그램을 조금 강하게 사용해서 불수의적 수축까지 하게 만들자.

PAP (활성화 후 강화)

이는 가장 극단적인 테크닉이다. EMS를 처음 사용하는 사람이나 심장에 조금이라도 문제가 있는 사람은 사용해선 안 된다. 우선 목표 근육에 전극을 붙이고 가장 강력한 프로그램으로 자극을 주자(이런 프로그램에는 대부분 '플라이오메트릭스'라는 이름이 붙여져 있다). 점차적으로 강도를 높여서 몇 초 동안 전기 자극을 준 다음 중량을 사용한 운동을 실시하자.

처음에는 그리 강하지 않은 자극만으로도 성장을 크게 촉진할 수 있다. 하지만 근육에 피로가 누적되면 자극의 강도를 높이더라도 얻는 것이 점점 줄어든다. 더 이상 얻을 게 없다는 판단이 들면 PAP를 중단하고 근육에 회복을 부여하는 것이 좋다.

운동 세션 사이의 회복을 가속하자

성장이 더딘 근육을 운동했는데 도무지 회복할 기미가 보이지 않는다거나 빨리 다음 운동 세션을 시작하고 싶을 때는, 혈액 순환용 EMS 프로그램을 약한 강도로 사용하자. 그러면 근육에 혈액을 유입시켜 회복을 촉진할 수 있다.

EMS를 처음 사용하는 사람은 새로운 유형의 수축에 익숙하지 않다 보니 근육에 손상을 입을 수도 있다. 즉, 근육의 회복을 촉진하는 것이 아니라 역효과만 낼 수도 있다는 것이다. 하지만 이런 초심자 단계를 지나고 나면 EMS 회복 요법으로 더 많은 혜택을 볼 수 있다.

부상 회복 속도를 높이자

여기서 말하는 부상은 근육 부상, 좀 더 자세히 말하자면 근건 접합부의 부상이다. 이런 부상을 당했을 때는 혈액 순환용 EMS 프로그램을 낮은 강도로 사용하면 도움이 되며, 최장 몇 시간 동안 사용해도 된다.

하지만 관절 부상에는 EMS가 도움이 안 된다. 요통이 있을 때는 경피적 신경 자극(TENS) 프로그램을 사용해서 통증을 완화할 수는 있지만, 관절 부상 치료에는 큰 도움이 안 된다. 또한 EMS 전극은 절대 관절에 직접 부착하면 안 된다.

혈류 제한 트레이닝은 효과가 있을까?

혈류 제한 트레이닝이란

혈류 제한 트레이닝(BFRT^{Blood Flow Restricted Training})은 일명 '가압 트레이닝(KAATSU)'으로도 불리며, 일본의 노인들 사이에서 인기 있는 트레이닝 방법이다.[1] 이 트레이닝의 포인트는 관절을 손상시킬 수 있는 무거운 중량을 사용하지 않고도 혈류의 흐름을 제한하여 운동 난이도를 높이는 것이다. 실제로 과학자들의 연구 결과에 따르면 가벼운 중량으로 운동하더라도 근육에 산소가 부족해지면 지근 섬유(제1형 근섬유, 주로 가벼운 중량으로 운동할 때 천천히 수축하는) 대신 속근 섬유(제2형 근섬유, 주로 무거운 중량으로 운동할 때 순간적으로 빠르게 수축하는)가 즉각 동원된다고 한다.

즉, 혈류 제한 트레이닝을 하면 가벼운 중량을 사용하더라도 무거운 중량을 사용할 때 동원되는 근섬유를 동원할 수 있다. 이런 식으로 트레이닝하면 강한 대사 반응(산이 생성되어 해당 부위의 pH가 낮아진다)이 일어나지만 트레이닝을 마치고 며칠 동안 근육의 손상은 거의 관찰되지 않는다.[2-3] 다시 말해 근육과 신경계, 관절이 큰 충격을 받지 않았기 때문에 회복 시간도 많이 필요하지 않다는 뜻이다.

혈류 제한 트레이닝 활용하기

'혈류 제한'이란 의사가 혈압을 측정할 때처럼 혈류를 차단하는 것이다. 혈류를 제한하는 전용 도구가 없더라도 스쿼트할 때 무릎 보호를 위해 착용하는 파워리프팅 밴드를 사용하면 혈류를 쉽게 제한할 수 있다. 팔에 착용할 때는 보통 크기의 밴드면 충분하지만, 넓적다리에 착용하려면 더 큰 밴드가 필요하다. 평소 무릎에 밴드를 두를 때처럼 상완과 넓적다리 상단에 밴드를 두르자.

스쿼트를 할 때는 무릎 전체를 덮으려고 밴드를 넓게 펼쳐서 감지만 혈류 제한 트레이닝을 할 때는 최대한 제자리에서 여러 번 감아야 한다. 밴드의 폭이 넓으면 운동에 방해가 되기 때문이다.

밴드를 혼자 감기란 쉽지 않다. 넓적다리에 감기는 쉽지만 팔에 감기는 어렵다. 가장 좋은 방법은 다른 사람에게 감아 달라고 부탁하는 것이다. 그래야 압력을 균일하게 유지할 수 있다. 이처럼 밴드를 감는 건 쉽지 않고, 시간도 걸리기 때문에 세트 사이에 쉬는 중에도 밴드를 풀지 않고, 감고 있는 것이 편하다.

넓적다리는 팔보다 혈류를 제한하기가 어렵다. 넓적다리의 혈류를 강하게 제한하려면 밴드를 아주 꽉 묶어야 하기 때문이다. 넓적다리가 굵은 사람이라면 더 그렇다.[4]

운동 5분 전에 혈류를 제한해 두면 운동 중에 혈류 제한 효과가 더 두드러지게 나타난다.[5] 또한 세트 사이의 쉬는 시간에도 밴드를 풀지 않고 있으면 원하는 대사 반응을 더 강하게 이끌어낼 수 있다.

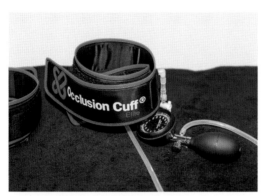

압력을 측정하는 압력계가 달린 혈류 제한 기구

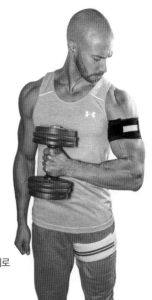

파워리프팅 밴드를 사용하면 팔과 넓적다리로
가는 혈류를 쉽게 제한할 수 있다.

혈류 제한 트레이닝을 할 때는 혈류 제한의 강도를 가볍게 하고, 휴식 시간은 짧게 유지할 것을 권장한다. 대부분 관련 연구에서 세트 사이의 휴식 시간은 30초에서 1분이었다. 이처럼 휴식 시간을 줄이면 혈류가 감소한 채로 운동을 지속할 수 있다. 학자들의 연구에 따르면 혈류를 극단적으로 제한한다고 해서 운동 효과가 더 좋아지는 것은 아니라고 한다.[6]

운동량이 많지 않은 노인들의 경우에는 혈류 제한 트레이닝을 할 때 최대 중량의 20~30%를 사용할 것을 권장하지만, 이 정도 중량은 보디빌더에게는 너무 가볍다. 휴식 시간을 어떻게 정하느냐에 따라 차이는 있을 수 있겠지만, 아직 젊은 보디빌더라면 최대 중량의 40~50%를 사용해도 된다. 운동을 하다가 더는 혈류를 제한하기 힘들 것 같으면 밴드를 풀고 한두 세트를 더해 보자. 그러면 중량을 줄이지 않고 운동을 좀 더 이어나갈 수 있다.

> ⚠️ 혈류 제한 트레이닝은 건강이 양호한, 특히 심혈관계가 건강한 사람만 할 수 있는 트레이닝이라는 점에 유의해야 한다.[7] 심장에 무리를 줄 수 있는 운동법이기 때문이다. 새로운 테크닉을 익힐 때는 항상 그렇듯이 처음에는 혈류를 가볍게만 제한하고, 몸에 이상이 없는지 살펴보며 점차 강도를 높여 나가자.

보디빌더들은 자신도 모르게 이미 이 테크닉을 사용하고 있다

혈류 제한 트레이닝은 사실 그다지 새로운 운동 테크닉은 아니다. 보디빌더가 무거운 중량으로 운동할 때는 운동 중인 근육으로 가는 혈류가 일시적으로 제한된다. 또한 자신이 들 수 있는 최대 중량의 40%만 사용해서 운동할 때도 운동 중인 근육의 혈액 순환이 크게 감소한다는 연구 결과가 있다.[8] 여기에 밴드를 같이 활용하면 이 중량의 절반만 사용하고도 동일한 효과를 볼 수 있다.

학자들의 연구에 따르면 최대 중량의 54%만 사용해서 근육의 긴장을 지속적으로 유지하는 방식으로 운동하면 74% 중량을 사용했을 때보다 더 큰 대사 효과(젖산 같은 대사산물이 더 많이 만들어진다는 뜻)를 이끌어낼 수 있다고 한다. 또한 동화 작용에 미친 영향에도 차이가 있었다. 고중량 운동은 근육성장인자(MGF)나 인슐린유사성장인자-1(IGF-1) 같은 동화 작용 호르몬이 세포와 근육 내에서 더 많이 생성되도록 함으로써 근육 성장을 직접적으로 촉진했다. 반면, 근육의 지속적 긴장에 초점을 맞춘 운동은 세포 내의 마이오스타틴myostatin(성장을 방해하는 반-동화작용 호르몬) 생성을 줄여서 근육 성장을 간접적으로 촉진했다. 또한 혈류 제한 트레이닝은 일반 트레이닝보다 성장 호르몬 분비를 더 크게 증가시킨다는 연구 결과도 있다.[15-16]

이를 종합하면 인체 성장 메커니즘은 크게 두 가지로 나뉘는데, 둘 중 하나에만 의존하는 것(항상 근육 펌핑에만 집착한다든지)보다는 둘 다 활용하는 것이 좋다고 할 수 있다. 예를 들어 하루를 고중량으로 운동했으면, 다른 날은 가벼운 중량으로 근육의 펌핑을 유발하는 것이다.

혈류 제한 트레이닝의 한계

예전에 이 트레이닝을 많이 해봤던 어떤 운동 코치와 대화를 나눈 적이 있다. 그의 말에 따르면 이 테크닉을 사용해서 근력을 키운 사람은 봤어도 몸의 겉모습이 바뀐 사람은 보지 못했다고 한다. 즉, 과학자들이 현미경으로 근섬유의 근비대를 확인했다고 해서 그걸 곧바로 몸에서 확인할 수 있는 건 아니라는 것이다.

사실 그 이유는 단순하다. 혈류 제한 트레이닝은 강한 근육 펌핑을 유발할 수는 있지만, 고중량으로 운동했을 때처럼 근섬유에 구조적 변화를 일으키긴 힘들기 때문이다.[9] 혈류 제한 트레이닝으로 기존의 웨이트 트레이닝을 대체할 수는 없다는 뜻이다. 혈류 제한 트레이닝은 운동을 위해 주어진 수많은 무기 중 하나일 뿐이다.[10-12] 하지만 그렇다고 이걸 가볍게 여겨선 안 된다. 가벼운 중량을 사용하는 혈류 제한 트레이닝이 일반 웨이트 트레이닝보다 쉬워 보이겠지만, 사실 제대로만 하면 정말 고통스러운 테크닉이다.[10]

한 연구진은 혈류 제한 트레이닝과 고중량 트레이닝의 효과를 비교하기 위해 운동량이 적은 남성들에게 6주 동안 벤치프레스 트레이닝을 하게 했다.[13] 그랬더니 피험자들의 삼두근 근비대율은 다음과 같았다.

- 최대 중량의 75%로 운동한 그룹은 9%
- 최대 중량의 30%를 사용해 혈류 제한 트레이닝을 한 그룹은 5%

두 그룹의 흉근 성장도에는 더 큰 차이가 있었다.

- 고중량 그룹은 16%
- 혈류 제한 그룹은 8%

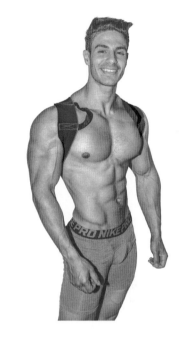

국부 혈류 제한 트레이닝은 팔과 넓적다리에만 적용할 수 있다. 보타이 밴드(138p 참고)를 사용하면 흉근에도 활용할 수 있기는 하다. 하지만 등, 어깨, 복근에는 혈류 제한 트레이닝을 제대로 적용하기가 힘들다.

이런 한계를 극복하기 위해 요즘에는 호흡 마스크를 착용해 산소 섭취를 제한하는 운동법이 인기를 얻고 있다. 이런 운동법은 주로 지구력을 요하는 종목의 선수들이 많이 사용하지만, 근육 운동에서도 근육으로 가는 산소를 간접적으로 제한할 때 사용할 수 있다.[14]

보타이 밴드는 흉근으로 가는 혈류를 제한한다.

혈류 제한 트레이닝에도 위험 요소는 있다

혈류 제한 트레이닝을 할 때 사람들이 간과하는 중요한 포인트가 하나 있다. 우리 몸은 체내 순환이 제한된 상태를 오래 견딜 수 있게 만들어지지 않았다. 그래서 체내 순환을 지나치게 제한하면 혈관계에 악영향을 미칠 수 있다. 또한 체내 순환을 제한하면 혈압이 높아진다는 연구 결과도 있다.[17] 실제로 역도 벨트를 허리에 꽉 조여 매고, 숨을 참은 채로 고강도 근육 수축을 하면 혈압이 급상승한다.

혈류 제한 트레이닝은 몸이 적응할 시간을 주고 점진적으로 강도를 높여 나가야 하는 상급자용 운동 테크닉이다. 초보자가 처음부터 고강도로 실시해선 안 된다.

결론

보디빌더들은 트레이닝하면서 이미 체내 혈액 순환을 제한하고, 저산소 상태를 유발하고 있기 때문에 혈류 제한 트레이닝 효과를 볼 수 있지만, 운동량이 적은 일반인은 눈에 띄는 효과를 보기는 힘들다. 하지만 이 테크닉을 다른 테크닉과 함께 활용하면 강력한 무기가 될 수 있다. 예를 들어 고중량 트레이닝 세션을 마치고 다음 고중량 세션을 하기 전 회복 운동을 하는 날에 혈류 제한 트레이닝을 실시하면 근육 깊숙한 곳의 통증을 완화할 수 있다. 또한 부상(관절, 근육, 힘줄)을 당한 상태에서도 트레이닝을 계속하고 싶을 때 유용하게 쓸 수 있다. 팔다리 중 어느 한 곳을 제대로 움직이기 힘들다면 EMS와 혈류 제한 트레이닝을 함께 실시해도 된다.

떨림 및 진동 운동 테크닉

몇 년 전부터 몸의 떨림을 활용한 운동 도구들이 헬스클럽에 모습을 드러내기 시작했다. 그리고 최근에는 그보다 한 단계 더 발전한 진동 운동 기구들이 등장했는데, 이런 기구는 뇌에 적은 충격을 주면서도 똑같은 운동 효과를 보장한다. 즉, 불수의적 반사 수축을 유발한다는 뜻이다. 이는 최대 강도로 하더라도 생각보다 몸이 심하게 떨리지는 않는다.

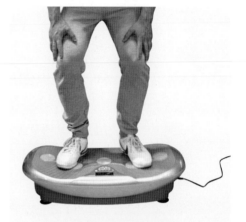

물론 이런 운동 기구가 프리웨이트보다 낫다거나, 프리웨이트를 대체할 수 있다는 말은 절대 아니다. 하지만 근육 운동에 잘만 활용하면 수의적 근육 수축으로 얻는 성장에서 그치지 않고 더 다양한 혜택을 볼 수 있다. 그 예를 몇 가지 소개한다.

진동 운동 플랫폼의 예

지방 감량

이런 운동 기구는 몇 초만 사용해도 체온이 빠르게 상승하는 것을 느낄 수 있다. 이런 칼로리 연소가 몇 분 동안 지속되면 같은 시간 동안 유산소 운동을 한 것 못지않게 지방을 감량할 수 있다.

웜업

진동 플랫폼에 10~20초간 서 있으면 머리부터 발끝까지 온몸이 따뜻해진다. 특히 몸을 풀어서 따뜻하게 만들기 힘든 겨울에는 이런 운동 기구가 도움이 된다.

PAP (활성화 후 강화)

고중량 스쿼트나 데드리프트를 하기 전에 짧은 시간 동안 몸에 충분히 강한 진동을 주면 근육에 PAP 효과를 일으킬 수 있다.[18] 하지만 이런 진동 기구의 문제는 근육의 PAP와 피로 사이의 임계값을 구분하기가 힘들다는 것이다. 즉, 이 기술은 운동 효과를 엄청나게 배가시키든지, 몸을 완전히 녹초로 만들어서 운동을 망치든지 둘 중 하나가 될 수 있다.[19] 그러므로 원리를 완벽히 이해한 사람만 사용할 수 있는 상급자용 테크닉이라고 할 수 있다.

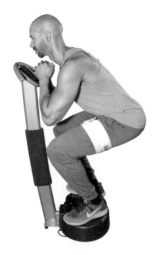

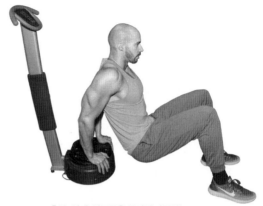

혈류 제한 테크닉과 진동 테크닉을 결합한
넓적다리 운동

흉근, 어깨, 삼두근을 동시에 자극하는
진동 운동의 예

후피로(Post-fatigue)

근육 운동 직후에 진동 기구로 근육을 피로하게 만들어도 운동에 도움이 된다. 예를 들어 넓적다리 운동을 마친 후에 진동 기구를 사용해서 불수의적 수축을 유발하는 식이다. 단, 이런 식으로 근육을 피로하게 만들면 피로가 강하고, 오래가므로 운동 세션 사이에 더 오래 쉬어야 한다. 반면, 진동의 강도를 낮추면 근육을 피로하게 만들지 않고 회복을 촉진할 수 있다.[20]

세트 사이의 회복 촉진

일반적인 웨이트 트레이닝을 하면서 세트 사이에 몇 초씩 진동 플랫폼에 올라가 있으면 회복 속도가 빨라진다.[21] 하지만 PAP와 마찬가지로 플랫폼에 어느 정도 올라가 있어야 운동 능력이 향상되고, 어느 정도 올라가 있어야 운동에 해가 되는지는 정확히 구분하기가 힘들다.

부상 중에 운동하기

진동이 부상 부위에 불쾌한 느낌을 유발하지만 않는다면 진동 테크닉의 불수의적 수축 및 등척성 수축 효과를 활용해서 부상을 악화시키지 않고 트레이닝을 지속할 수 있다. 진동 운동 테크닉이 힘줄에 좋다는 사실은 이미 증명된 바 있으며,[22] EMS와 진동 테크닉을 함께 활용하면 부상 회복 속도를 높일 수도 있다.

03 | 회복의 비밀

오버트레이닝의 보다 정확한 정의

오버트레이닝overtraining은 매우 포괄적인 용어이기 때문에 회복 속도를 저하시키는 문제들을 제대로 해결하려면 일단 오버트레이닝이란 용어부터 명확히 정의해야 한다. 일반적으로 오버트레이닝은 트레이닝 세션 사이의 휴식이 부족할 때 발생한다. 하지만 단순히 '휴식이 부족하다'라는 표현은 너무 두루뭉술하다.

엄밀히 말하자면 오버트레이닝의 종류는 하나가 아니다. 근력을 사용하는 스포츠를 했을 때 발생하는 오버트레이닝의 유형은 크게 3가지다.

1 근육의 불충분한 회복

2 신경계의 불충분한 회복

3 관절의 불충분한 회복(힘줄과 인대도 포함)

예를 들어 어깨 관절에 통증이 느껴진다면 어깨의 힘줄과 관절이 완전히 회복되기도 전에 너무 빨리 운동을 재개했다는 뜻이다.

저마다 다른 회복 속도

근육은 회복 속도가 비교적 빠른 편이지만 신경계의 회복은 좀 더 시간이 필요하다. 또한 관절의 회복은 그보다 한참 더 더뎌서 관절에 경미한 통증이 느껴져도 그냥 무시하고 다시 운동하는 경우가 많다. 즉, 근육의 컨디션은 최상이더라도 힘줄은 아직 오버트레이닝 상태일 수도 있다는 뜻이다. 또한 근육은 완전히 회복됐는데 신경계의 회복이 더뎌서 근력을 제대로 발휘하지 못하는 경우도 있다.

오버트레이닝의 유형은 이외에도 많다. 예를 들면 면역계가 약해져서 몸이 아픈 경우도 있다. 이런 문제는 주로 지구력을 요하는 종목의 운동선수에게서 많이 나타난다.

근육이 덜 회복됐는지, 신경계가 덜 회복됐는지는 어떻게 구별할까?

신경계가 덜 회복됐으면 복합 관절 운동을 할 때 힘의 차이가 두드러지게 나타난다. 이전에 벤치프레스를 했을 때보다 반복 횟수가 1~2회 정도 줄었다면 신경계가 아직 다 회복되지 않았다는 뜻이다.

그런데 이상하게도 똑같은 상황에서 고립 운동을 할 때는 최상의 컨디션이 발휘된다. 이런 차이가 모순된 것처럼 보인다면 아직 신경계의 회복과 근육의 회복을 구별하지 못해서 그런 것이다. 최근 발표된 연구 논문에서도 이러한 사실이 입증되었다.[1]

연구진은 방금 트레이닝을 마친 남성을 세 그룹으로 나누어서 24, 48, 72시간 후에 다시 운동하게 하고 근력을 측정했다. 그 결과, 고립 운동에 필요한 근력을 회복하려면 평균 48시간이 필요하지만, 복합 관절 운동에 필요한 근력을 회복하려면 그보다 최소 하루가 더 필요하다는 사실이 밝혀졌다. 즉, 관절을 많이 사용하는 운동일수록 회복 시간이 더 필요하다. 그래서 관절을 2개만 사용하는 벤치프레스는 관절을 적어도 3개 이상 사용하는 데드리프트보다 회복 속도가 빠른 것이다.

따라서 고립 운동을 할 때는 근육이 제 힘을 내지만, 복합 관절 운동을 할 때는 제 힘을 내지 못한다면, 근육은 다 회복됐지만, 신경계가 아직 다 회복되지 않았기 때문이다. 여러 근육 무리의 움직임을 조화시키려면 신경계의 역할이 중요하므로, 특정 근육을 더 자주 운동하고 싶다면 운동 스케줄에 간간이 고립 운동 세션을 끼워 넣어 보자. 그러면 신경계가 복합 관절 운동 세션 사이에 더 오래 쉴 수 있고, 해당 근육도 더 자주 운동할 수 있을 것이다.

2중 충격

트레이닝 경험이 많은 운동선수들이 고중량 운동을 마치고 나면 근력이 두 단계에 걸쳐 회복된다는 사실이 여러 연구를 통해 입증되었다.[2] 운동을 마치면 우선 24시간 동안 몸이 빠르게 회복된 후에 며칠 동안 운동 능력이 급감하는 시기가 이어진다. 하지만 이 시기를 기회로 활용할 수도 있다. 트레이닝 세션을 마친 다음 날에 원기 회복을 돕는 트레이닝을 하는 것이다. 어제 운동한 근육이 유독 성장이 더딘 부위라면 세트당 반복 횟수를 높게(혹은 아주 높게) 설정하고, 고립 운동만 실시해서 같은 근육을 다시 자극해도 좋다.

그렇지만 모든 사람의 몸이 이처럼 두 단계에 걸쳐 회복되는 것은 아니다. 만약 운동한 다음 날에 근육이 완전히 녹초가 된 느낌이라면 이런 테크닉을 사용해선 안 된다. 또한 이 테크닉은 이두근 운동에는 어울리지만 넓적다리 운동에는 맞지 않는다. 자신의 관절이 이런 2중 충격을 견딜 수 있을지도 따져봐야 한다. 앞에서도 설명했듯이 관절은 근육이나 신경계와 별개로 회복되기 때문에 넓적다리 트레이닝을 마치고 24시간이 지났는데도 무릎이 아프다면, 가벼운 중량이라 하더라도 대퇴사두근 운동을 다시 해서는 안 된다.

또한 이 상급자용 테크닉을 모든 근육에 사용해서는 안 된다. 성장이 더딘 한두 부위만 골라서 짧은 기간(예를 들어 1개월) 동안만 실시해야 한다. 그 기간이 지나면 운동 부위를 바꾸거나, 테크닉 사용을 완전히 중단하자. 이미 잘 발달해 있는 부위에도 이 테크닉을 사용해선 안 된다.

운동 후의 신경계 손상

신경계도 관절과 힘줄 못지않게 회복 시간이 많이 필요하다. 왜 신경계의 회복에 시간이 많이 필요한지, 특히 고중량 운동을 마친 후에는 왜 신경계의 회복이 근육보다 더딘지 궁금할 것이다.

격렬한 트레이닝을 하면 근육 세포만 손상을 입는 것이 아니다. 트레이닝할 때 신경계도 동원되기 때문에 신경계 역시 근육처럼 손상을 입고, 두 단계에 걸쳐 회복된다.[3-5] 신경계는 자동차 브레이크에 비유할 수 있다. 트레이닝을 하면 세트가 진행될수록 신경전달물질neurotransmitter(자동차로 치면 브레이크 오일)이 점점 파괴된다. 그래서 브레이크를 밟을 때마다 브레이크 오일이 점점 줄어서 브레이크의 힘이 약해지듯이, 운동이 진행될수록 신경계에는 피로가 누적된다.

브레이크 오일만 갈아주면 브레이크가 제 성능을 회복하는 것처럼 운동 직후에 휴식을 취하면 파괴됐던 신경전달물질들이 우리 몸에 다시 채워진다.

두 단계에 걸친 신경계의 회복

하지만 고중량으로 트레이닝을 하면 신경계가 완전히 회복되기까지 많은 시간이 필요하다. 이론상으로 신경계는 24시간 안에 회복되어야 하지만, 실제로는 부분적으로만 회복된 후에 회복 속도가 느려진다.

이런 신경계 회복의 역설은 여러 편의 과학 논문을 통해 사실로 입증되었다. 격렬한 운동을 하고 나면 수의적 근력이 38% 정도 감소했다. 또한 연구진이 같은 근육 부위에 전기 자극을 주자 근력이 19% 정도 감소했다.[3-4] 전기 자극을 준 근력은 2~3일 뒤에 완전히 회복되었고, 피험자가 격렬한 운동으로 움직인 근육의 근력은 일주일 넘게 평소보다 감소된 채로 유지됐다.

신경계의 손상

이처럼 신경계가 얼마나 손상을 입었는지에 따라 회복 속도에 차이가 생긴다. 트레이닝을 하면 미엘린초가 손상되고, 신경근 접합부를 보호하던 물질이 일부분 사라진다.[6-8] 또한 격렬한 운동을 마치고 나면 근섬유가 손상되듯이 신경 섬유도 손상되는데, 신경 섬유는 이후 몇 시간 동안 스스로 회복하지 않기 때문에 손상이 점점 악화된다.

미엘린의 역할은 무엇일까?

미엘린초myelin sheath는 신경 섬유를 감싸서 고립하고 신경 신호가 최적의 속도로 전도될 수 있게 한다. 근육 운동을 하면 미엘린초가 손상을 입어서 신경 신호의 강도가 일시적으로 약해지고, 신경계도 전반적으로 약해진다. 그래서 같은 운동을 이틀 연속으로 하면 둘째 날에는 최대 중량을 들기 힘들다. 파워리프팅 챔피언들도 대회 2~3주 전부터는 최대 중량 리프팅을 하지 않는다. 대회 당일에 절정의 근력을 발휘하기 위해서다.

신경계 재생에 관여하는 분자가 몇 가지 있는데, 아그린agrin도 그중 하나다. 아그린은 신경근 접합부(신경 말단과 근육 세포의 연결 고리)에서 세포막을 조절하는 역할을 하는 프로테오글리칸 proteoglycan이다. 또한 아그린은 시냅스 재생에도 중요한 역할을 한다. 근육 운동은 아그린의 분해를 촉진하므로 근육 운동을 마친 후에는 근력이 감소한다. 신경근 접합부의 회복 속도가 더딘 이유도 이것으로 설명된다.[8] 의사들은 이런 신경계의 손상을 신경 차단neuropraxia과 동일시하기도 하지만, 우리는 이런 병적인 신경 손상을 말하는 것이 아니므로 그냥 며칠 휴식하기만 하면 모든 것이 다시 정상으로 돌아간다.

근육 운동은 미엘린을 어떻게 손상시킬까?

격렬한 트레이닝은 미엘린초를 2가지 방식으로 손상시킨다.

1 역학적 손상: 근육을 수축하면 신경이 짓눌리고, 네거티브 동작을 하면 신경이 다시 늘어나길 반복한다. 이처럼 미엘린을 거칠게 다루다 보면 손상이 생길 수밖에 없다.

2 화학적 손상: 격렬한 근육 운동을 하면 염증이 발생하는데, 그러면 분자가 산화되고 대사 노폐물이 만들어져 미엘린초가 손상을 입는다.

근육이 손상된 것을 운동 중에 바로 알아챌 수 없듯이 신경 손상도 운동을 마치고 며칠에 걸쳐 서서히 모습을 드러낸다. 이 때문에 회복도 느려진다.

신경의 느린 회복

다행히도 근육 운동을 하면 '신경성장인자(NGF)'처럼 손상된 신경을 수리해주는 인자의 생성이 증가한다. 하지만 이런 인자의 수리 속도는 느리기 때문에, 프로 선수라면 같은 근육을 다시 격렬하게 운동하기 전에 충분한 시간을 두고 쉬는 것이 좋다. 초보자라면 더 적게 쉬어도 된다.

실시하는 운동에 자주 변화를 줘야 하는 이유

특정 근육 운동을 반복하면 점점 근육에 느낌이 오지 않는 이유도 신경의 손상으로 설명된다. 예를 들어 등을 자극하는 로우 운동을 한다고 해보자. 이 운동을 반복하면 몇 주 동안은 근육의 자극이 잘 느껴지다가 결국에는 운동 효과가 더는 느껴지지 않는 시점이 찾아온다. 이처럼 항상 똑같은 신경근계만 사용하다 보면 결국 피로가 누적되어 완전히 회복하기 힘들어지며, 운동 중에 느껴지는 근육의 자극도 감소한다.

신경의 회복을 촉진하려면 어떻게 해야 할까?

육체 활동의 반대말은 수면이다. 근육 운동은 신경계를 지치게 만들고, 수면은 신경계의 회복을 촉진한다. 하지만 안타깝게도 이 간단한 논리만으로 모든 게 해결되진 않는다.

스포츠는 수면의 질에 어떤 영향을 미칠까?

사람들은 흔히 트레이닝을 많이 하면 몸이 피곤해져서 잠이 더 잘 올 거라고 생각한다. 하지만 이건 사실이 아니다. 오히려 운동선수들은 수면의 질이 가장 낮은 직업군이다.[9-10] 운동선수는 일반인보다 수면 장애를 앓는 경우가 많고, 수면의 양과 질이 모두 감소해서 고생하기도 한다.[11] 물론 이런 일반론적인 이야기로 모든 운동선수의 수면 습관을 설명할 수는 없겠지만, 실제로 일반인보다 잠을 잘 자는 운동선수는 소수에 불과하며, 대부분 수면의 질이 떨어진다. 특히 근력을 요하는 스포츠 선수는 체중이 증가할수록 수면 무호흡증이 발생할 위험이 커지기 때문에 이러한 영향을 더 많이 받는다.[12-13] 또한 목이나 등, 어깨에 문제가 있어도 수면 장애가 생길 수 있다.

즉, 육체 활동과 스포츠가 몸을 피로하게 하는 것은 맞지만 수면에는 오히려 악영향을 끼친다고 볼 수 있다. 하지만 운동선수, 특히 근육을 많이 사용하는 선수일수록 신경의 회복을 촉진하기 위해 잠을 잘 자야 한다. 수면 장애는 회복을 느리게 하고, 건강도 악화시키기 때문에 성장의 걸림돌이다. 또한 수면 장애를 앓고 있다면 몸이 전반적으로 오버트레이닝 상태일 수 있다.[14] 잠을 잘 잘수록 운동 능력이 향상된다는 것을 기억하자.[15]

멜라토닌의 중요한 역할

멜라토닌은 우리를 잠들게 하는 핵심 호르몬이다. 하지만 멜라토닌의 역할은 여기서 끝나지 않는다. 멜라토닌은 신경계를 온전하게 보호하고(반이화 작용), 신경망 재생을 돕는 특수한 줄기세포도 증가(동화 작용)시키므로 신경 회복에도 중요한 역할을 한다고 볼 수 있다.[16-18] 어떤 실험에서는 연구진이 동물의 신경망을 일부러 손상시키자 멜라토닌이 미엘린을 보호하고 신경 전도가 방해받지 않도록 돕는 것이 관찰되기도 했다.

멜라토닌은 소염 작용을 일으켜 체내에 이미 존재하는 미엘린을 보호할 뿐만 아니라 미엘린의 합성을 가속해서 재생을 돕는 핵심 호르몬이다.[19-22] 물론 멜라토닌 같은 호르몬 외에 비타민 C 같은 영양소나 콜레스테롤도 미엘린 합성에 중요한 역할을 한다.[23-25]

미엘린막에는 포화 지방이 매우 많다. 또한 미엘린막은 25% 이상이 콜레스테롤로 이루어져 있는데, 콜레스테롤은 미엘린 재생뿐만 아니라 근육 회복에도 중요한 역할을 한다.[26] 그래서 다이어트를 하느라 지방 섭취를 너무 심하게 제한하면 신경의 회복이 한층 느려진다.

육체 활동은 멜라토닌에 어떤 영향을 미칠까?

사람들은 멜라토닌이 이처럼 중요한 역할을 수행하기 때문에 근육 운동을 하면 멜라토닌 분비도 증가할 것이라고 생각한다. 하지만 안타깝게도 꼭 그렇지만은 않다. 육체 활동을 하고 나면 멜라토닌 분비가 잠깐 급증할 수는 있다. 그래서 낮잠을 자고 싶은 생각이 들 수는 있지만, 이 정도 멜라토닌으로 밤새 숙면하기는 힘들다.

이렇게 멜라토닌이 급증했을 때 낮잠을 자는 것이 좋을까? 시간적 여유가 있다면 밤의 숙면에 방해가 되지 않는 선에서 당연히 낮잠을 자는 것이 좋다. 하지만 운동을 오후 늦게 하면 멜라토닌이 평소보다 늦게 분비되어서 잠이 늦게 올 위험이 있다.

스포츠가 멜라토닌 수치에 미치는 영향에 대해서는 상반되는 연구 결과가 많다. 어떤 논문에서는 육체 활동을 하고 나면 멜라토닌 평균치가 더 증가한다고 하고, 어떤 논문에서는 차이가 없다고도 하며, 또 어떤 논문에서는 감소한다고 한다.

이처럼 연구 결과가 제각각인 이유는 연구진들이 적은 수의 피험자를 무작위로 뽑아서 연구를 실시했기 때문이다. 앞에서도 설명했지만 운동선수 중에는 일반인보다 잠을 잘 자는 사람도 있고, 못 자는 사람도 있다. 이렇게 다양한 사람들의 평균치를 내서 모두에게 적용할 원칙을 세우는 것은 옳지 않다. 차라리 좀 더 비슷한 사람끼리 따로 모아서 연구하고, 잠을 잘 못 자는 운동선수들의 멜라토닌 분비량을 연구하는 것이 더 나을 것이다. 이들은 근육 운동 때문에 멜라토닌이 부정적 영향을 받았을 가능성이 높기 때문이다.

만약 잠이 잘 안 오고, 그로 인해 신경 회복 속도도 비정상적으로 느리다면 다음과 같은 보충제 2가지를 복용하면 도움이 될 것이다. 첫째는 멜라토닌 합성의 전구물질인 트립토판ryptophan이며, 둘째는 몽모랑시Monmorency 체리 추출물이다. 몽모랑시 체리 추출물은 멜라토닌 보충제보다 더 자연스러운 방식으로 멜라토닌 결핍을 해결해 준다.

신경 회복과 근육 성장을 혼동하지 말자

잠을 자면 몸이 회복된다. 특히 신경계가 재생되어 근력이 회복된다. 그렇다고 밤에 근육이 더 성장할 거라고 오해해서는 안 된다. 오히려 밤에는 단백질 같은 영양소가 몸에 부족하기 때문에 근육 내 아미노산이 감소한다. 이게 바로 수면 중에 나타나는 이화 작용이다. 하지만 다행히도 이런 이화 작용은 그렇게 심하진 않다.

2가지 수면 조절 인자

수면 조절 인자는 크게 2가지가 있는데, 둘은 비교적 독자적으로 활동한다. 몸이 건강할 때는 체내 시계가 수면을 조절한다. 그런데 몸이 병에 감염되면 면역 조절 물질의 생성이 증가하고, 이 물질이 체내 시계를 거치지 않고 수면을 직접 조절한다.[27] 다시 말해 몸이 아프면 면역 조절 물질이 신경계에 직접 영향을 미쳐서 피곤한 느낌이 들게 한다는 뜻이다. 하지만 몸만 피곤할 뿐 실제로는 잠을 잘 못자거나 지나치게 많이 자게 되기도 한다. 즉, 면역계에 문제가 생겨서 느끼는 피로와 정상적으로 느끼는 피로에는 차이가 있다.

격렬한 트레이닝을 하면 면역계에 혼란이 생겨 몸이 병에 감염되었을 때와 같은 면역 장애를 일으킬 수 있다. 이로 인해 상피세포성장인자(EGF)와 같은 특정 인자가 많이 생성되어[28] 나른한 느낌이 들 수는 있지만, 잠이 들 정도로 충분히 생성되지는 않는다. 즉, 멜라토닌 같은 수면 호르몬과 함께 건강한 수면을 유발하는 것이 아니라 수면 장애를 일으키는 것이다. 이런 일이 발생했다면 운동 빈도와 운동에 사용하는 중량을 줄여야 한다.

아픔과 통증을 더 잘 이해하자

몸에 느껴지는 통증과 아픔을 어떻게 해석해야 할지 몰라 애를 먹을 때가 많다. 그러다 보면 엉뚱한 가설을 세워 잘못된 결론에 도달할 위험이 있다.

시시각각 달라지는 통증

근육이 긴장 상태가 아닐 때는 근육통이 있는지도 모르고 넘어갈 수도 있다. 하지만 근육을 수축하거나 누르면 통증이 느껴지며, 수축 강도가 셀수록 통증이 더 세게 느껴진다.

통증의 강도는 시간에 따라 달라지기도 한다. 일반적으로 밤에는 통증이 더 심해진다. 이런 현상은 특히 병이 걸렸을 때 확연히 나타나는데, 밤에 자려고 누우면 몸이 유독 더 아프고 쑤시기 마련이다. 밤이 되면 면역 세포들의 소염 작용이 가장 약해지기 때문이다.[29]

반대로 아침이 되면 관절과 허리의 통증이 심해지고, 근육통은 잠잠해진다. 관절에서는 크립토크롬cryptochrome이란 단백질이 주변 염증을 가라앉히는 역할을 한다. 그런데 이 단백질의 소염 작용은 밤에 가장 활발하고 아침이 되면 약해지기 때문에 아침이 되면 관절통과 함께 눈을 뜨게 되는 것이다.[30]

논리적으로 따져보면 조직의 손상 정도에는 변함이 없기 때문에 통증의 강도도 하루 내내 일정하게 유지돼야 하는 것이 맞지만, 현실은 그렇지 않다. 이처럼 끊임없이 변화하는 통증의 강도를 보고 있자면 통증, 특히 근육통에 영향을 미치는 요인이 크게 2가지가 있다는 걸 알 수 있다. 우리가 근육통을 느끼는 요인은 다음과 같다.

1 운동을 마친 근육에 직접 영향을 미치는 말초적 요인

2 근육에서 오는 통증의 인지에 관여하는 뇌의 중추적 요인. 연구 결과에 따르면 뇌는 신경의 도움을 받아 근육과 통증 신호를 주고받는다.[31] 근육의 통증 역치는 근육이 이완하고 있을 때는 낮아지지 않으며 근육이 긴장 상태일 때만 낮아진다. 또한 뇌는 오직 손상된 근육의 통증 역치에만 영향을 미친다. 중추 신경은 이런 식으로 통증을 조절한다.

통증의 인지에 관여하는 이러한 두 번째 요소를 활용해 통증을 감소시키는 아주 간단한 방법이 있다. 바로 아픈 근육을 수축하는 것이다. 이렇게 하면 처음에는 아플 수 있지만 근육이 따뜻해지면 통증이 감소하며, 완전히 사라지기도 한다. 하지만 안타깝게도 이렇게 근육이 따뜻해졌다고 해서 통증이 실제로 사라지는 것은 아니다. 통증이 일시적으로 사라진 것처럼 보이는 것일 뿐이며, 근육이 차가워지면 통증은 다시 나타난다.

오랫동안 풀리지 않았던 과학적 수수께끼

의사들은 운동을 마친 피험자의 특정 혈중 지표를 확인해 근육의 손상 정도를 알아보곤 한다. 크레아틴키나아제(CK)라는 근육 효소도 그런 지표 중 하나인데, CK는 주로 핏속에서 발견된다. 우리 몸의 CK 수치는 평상시에는 매우 낮지만 근육이 손상을 입으면 CK가 근육에서 핏속으로 이동한다. 그래서 혈청 CK 수치가 높을수록 근섬유가 많이 손상됐을 거라고 추론할 수 있다.

만약 몸에 통증이 느껴지는 이유가 근육의 손상 때문이라고 가정한다면 체내 CK 수치가 가장 높을 때 통증의 강도도 가장 높아야 한다. 하지만 둘의 상관관계는 지금까지 거의 입증되지 않았다. 대부분 CK 수치는 통증이 가장 심하기 전이나 후에 정점을 찍으며, 통증이 극심할 때 CK 수치가 정상인 경우도 있다. 또한 CK 수치는 높아졌는데, 통증이 하나도 느껴지지 않은 경우도 있다.

이론상으로는 밀접한 관련이 있어야 할 이 두 가지 요소가 사실상 특별한 상관관계가 없다는 사실을 뒷받침하는 최근 연구 결과가 있다. 한 무리의 파워리프터가 순수하게 네거티브 동작만 하는 매우 격렬한 벤치프레스 트레이닝을 했다. 흉근을 최대한 손상시켜서 최고 강도의 근육통을 유발하기 위해서다. 그 결과, 피험자들은 운동 48시간 후에 가장 심한 통증을 느꼈다. 반면에 근육의 손상도(CK 수치)는 운동 3일 후에 가장 높았는데, 이 시점에는 통증의 강도가 이미 반으로 줄어든 상태였다.[32]

피험자들은 2주 후에 비슷한 트레이닝을 반복했다. 그 결과, 가장 극심한 통증은 운동 24시간 후에 느껴졌지만, 같은 시점에 CK 수치는 높아지지 않았다. 이처럼 근육의 손상도와 통증의 강도에는 별다른 연관성이 없다. 논리적으로 따져보면 말이 안 되는 일이다. 혹시 우리가 뭔가 착각하고 있는 건 아닐까? 근육통은 근육 자체에서 느껴지는 것이라는 우리의 가정이 잘못된 것은 아닐까?

누구도 예상하지 못한 근육통의 근원지

일반적인 생각과는 달리 근육의 수축 섬유 자체에서 느껴지는 근육통은 극히 일부분에 불과하다. 대부분의 통증은 근육을 감싸고 있는 근막에서 발생한다.[33-34] 통증에 가장 민감한 수용기들은 근육보다 근막에 더 많이 분포되어 있다.[35] 일반적으로 근막의 신경이 근육 수축 섬유의 신경보다 6배는 더 발달해 있다(즉, 6배는 더 민감하다는 뜻이다).

연구진은 이를 확인하기 위해 통증을 유발하는 물질을 아주 정밀하게 피험자의 몸에 주입했다. 격렬한 웨이트 트레이닝을 마친 피험자의 근막에 며칠 동안 해당 물질을 주사하자 통증이 10배로 심해졌지만, 근육 자체에 주사했을 때는 통증의 강도가 정상적으로 유지되었다. 일반적으로 근막에 통증이 느껴진다는 건 트레이닝으로 인해 근막이 손상됐다는 뜻이며, 이런 통증은 근막이 회복돼야 사라진다. 근막 통증은 근육 자체의 회복이나 성장과는 아무런 관련이 없다.

물론 트레이닝을 하면 근섬유가 손상을 입으며, 손상된 섬유가 재생 과정을 거쳐 한층 더 강해지는 것은 맞다.[36] 하지만 우리가 근육통이라고 생각하는 대부분의 통증을 유발하는 건 사실 근육의 수축 섬유가 아니다.

이러한 사실을 어떻게 받아들여야 할까?

이런 의학적 발견이 우리에게 미칠 몇 가지 영향이 있다.

1 앞으로는 근육 자체에서 느껴지는 통증보다 근육과 힘줄의 접합부에서 느껴지는 통증에 더 많은 관심을 기울여야 한다. 운동할 때 이러한 부위에 통증이 느껴진다면 네거티브 동작의 가동 범위를 너무 넓게 가져갔을 가능성이 높다는 뜻이기 때문이다. 이런 식으로 트레이닝을 계속하면 건염이 생기거나, 심지어 해당 부위가 파열될지도 모른다.

2 근육에 통증이 느껴지더라도 근육이 이미 회복됐을 가능성이 있다. 근막 통증은 근육 자체의 통증보다 늦게 사라지는 경향이 있기 때문에, 그 영향을 받은 것일 수도 있다.

3 가장 심한 통증만 지나갔다면 해당 근육을 다시 운동해도 괜찮다. 가동 범위가 넓은 운동(그러면 근막이 과도하게 늘어난다)을 실시하거나, 과도하게 무거운 중량을 사용해서 근막에 무리한 자극을 주지만 않으면 된다. 이 경우에는 세트당 반복 횟수를 늘려서 근육에 긴장이 풀리지 않도록 주의하며(즉 가동 범위, 특히 네거티브 동작의 가동 범위를 좁혀서) 운동하는 것이 좋다. 이때 신경성장인자(NGF)나 시클로옥시게나아제-2(COX-2) 같은 근육성장인자가 근육의 통증을 더 악화시킨다는 사실에 주목해야 한다.[37-38]

신경아교세포주 유래 신경영양인자(GDNF)도 마찬가지다. GDNF는 국부 통증을 악화시키는 동시에 신경을 재생해서 근력을 성장시키는 역할을 한다.[37] 통증이 느껴지는 근육을 다시 트레이닝하는 것은 고통스러운 일이지만, 이렇게 하면 근력과 근육 성장에 도움을 주는 성장 인자의 생성을 증가시키는데 매우 효과적이다. 하지만 이때는 지나치게 무거운 중량을 사용하고 싶은 유혹에 넘어가선 안 된다. 몸이 재생 과정을 거치고 있을 때는 힘줄과 근육을 감싸고 있는 콜라겐이 부상에 취약해지기 때문이다.[39]

4 폼롤러나 테니스공으로 마사지하면 근막의 회복을 촉진할 수 있다.

통증에 면역이 생기기도 할까?

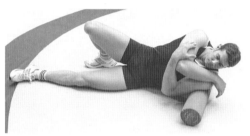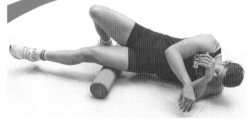

어깨 뒤쪽과 삼두근을 풀어주는 폼롤러 마사지   슬굴곡근과 둔근을 풀어주는 폼롤러 마사지

통증을 즐기는 운동선수들은 온몸에 근육통을 유발시킨다고 장담하는 격렬한 운동법을 그대로 따라 했는데도 근육에 아무런 통증이 느껴지지 않으면 실망한다. 하지만 앞에서 설명했듯이 뇌와 중추 신경이 근육통을 잘못 인지하게 만든 것일지도 모른다. 통증이 느껴지지 않는다는 것 하나만 보고 잘못된 결론을 이끌어내지 않으려면 일단 상황을 정확히 파악해야 해야 한다. 물론 살다 보면 아무리 운동해도 근육통을 느끼지 못하는 사람을 만나기도 한다. 이런 일은 왜 생기는 것일까?

이러한 현상의 원인을 더 정확히 파악하게 도와줄 4가지 실험 방법이 있다.

1 테니스공이나 폼롤러로 해당 부위를 마사지하면서 최대한 압박해 보기

2 간단한 마사지하기

3 전기 자극을 줘서 신경의 통증 신호를 증폭해 보기

4 해당 근육을 다시 운동해 보기

트레이닝을 한 날 밤에 이 4가지 테스트를 실시해 보고, 트레이닝을 하고 30, 40, 60시간 후에도 테스트를 반복해 보자. 물론 4가지 테스트를 모두 실시하기는 힘들지도 모른다. 그렇다면 저녁보다는 근육이 차가운 아침에 테스트를 실시해보자. 그러면 자신에게 있는지도 몰랐던 근육통이 느껴질 수도 있다. 또한 다음과 같은 사항들을 알게 된다.

1 몸에 느껴진 느낌의 진위

2 스스로 판단했던 것들의 정확도

3 운동을 마친 후 회복 속도

힘줄과 관절을 회복시키자

웨이트 트레이닝이나 스포츠 훈련을 마치고 나면 힘줄을 구성하는 콜라겐 섬유가 깊숙한 곳에서부터 재편된다.[40] 이는 매우 힘든 과정이다. 힘줄은 본질적으로 혈관이 아닌 세포와 기질(90%가 콜라겐으로 구성)로 구성되어 있기 때문이다. 따라서 이러한 신체 조직은 다른 어떤 신체 조직보다 재생하는데 오랜 시간이 걸린다.

근육과 힘줄의 동화 작용에는 차이가 있다

넓적다리 트레이닝을 하면 근육의 동화 작용이 24시간 동안 거의 3배로 증가한다. 또한 근육 콜라겐의 동화 작용은 3.5배 증가한다. 반면에 힘줄의 동화 작용은 1.7배 증가하는 것에서 그친다.[41] 근육의 재생은 3일이면 거의 끝나지만 힘줄의 재생은 3일이 지나도 끝나지 않는다. 이처럼 회복 속도에 차이가 나는 이유는 근육보다 힘줄의 동화 작용이 더 낮기 때문이다. 즉, 힘줄의 재생은 근육보다 늦고, 오래 걸린다.

연골을 강화하는 데에는 한계가 있다

마찬가지로 연골을 강화하는 덴 분명한 한계가 존재한다는 연구 결과가 있다. 운동을 오래 한 역도 선수들의 무릎 연골은 운동량이 부족한 일반인보다 겨우 14% 더 두껍다. 즉, 중량을 사용해 꾸준히 압박을 줘도 관절의 적응 능력에는 한계가 있다는 것이다.[42] 이보다 더 나쁜 소식은 관절의 회복 속도는 힘줄보다도 더 느리다는 것이다. 그래서 관절은 과사용으로 인한 부상이 잘 발생한다.

이들의 공통점은 무엇일까?

근막, 힘줄, 인대, 관절의 회복 속도가 이처럼 느린 이유는 무엇일까? 일단 구조적인 문제가 한몫한다. 이런 조직에는 혈관이 많이 분포되어 있지 않기 때문이다. 또한 운동선수들의 탓도 있다. 이

들 조직이 이처럼 중요한데도 불구하고 선수들은 깊은 관심을 갖지 않는다.

보디빌더들은 근육 회복을 가속하는 단백질은 잔뜩 섭취한다. 하지만 관절과 힘줄의 회복에 좋은 필수 영양소도 그처럼 잘 챙겨 먹고 있을까? 보디빌더가 주로 섭취하는 단백질(유청, 카제인, 달걀 등)은 아미노산으로 이루어졌으며, 이는 근육의 수축 섬유에 영향을 미친다. 즉 근막과 힘줄, 관절에 있는 손상된 콜라겐의 재생에는 별 영향을 미치지 못한다.[43.]

우리가 느끼는 근육통은 근막의 콜라겐 손상과 밀접한 관련이 있다. 그래서 근육통이 있을 때는 콜라겐 섭취를 늘리는 것이 현명한 선택이다. 또한 근막뿐만 아니라 힘줄, 인대, 관절도 콜라겐이 풍부한 결합 조직으로 구성되어 있다.

콜라겐 결핍증도 존재할까?

우리 몸속에 있는 단백질의 약 30%는 콜라겐 단백질이다. 이 단백질은 힘줄과 근막, 인대, 피부를 구성한다. 하지만 콜라겐 단백질을 무시하는 운동선수가 많다. 사실 이론상으로 우리 몸은 단백질에서 자체적으로 몸에 필요한 콜라겐을 모두 합성할 수 있어야 한다. 따라서 우리가 섭취하는 콜라겐은 몸에 별로 영향을 미치지 못해야 하는 것이 맞다.

하지만 실제로는 그렇지 않다. 여러 연구 결과에 따르면 콜라겐을 섭취했을 때 피부와 손톱의 성장과 재생이 촉진됐다고 한다. 이를 보면 우리가 외부에서 추가적으로 콜라겐을 섭취해주지 않으면 인체는 부족한 체내 콜라겐을 아껴 쓰게 될 것이라고 추측할 수 있다. 이러한 가설을 뒷받침해주는 연구 결과도 있다. 키와 체중이 같다고 가정했을 때, 우리 조상들은 오늘날의 인류보다 더 격렬한 육체 활동을 했음에도 불구하고 관절에는 문제가 적었다고 한다.[44] 콜라겐이 풍부한 동물의 껍질, 뼈 육수로 만든 국물, 내장을 먹었기 때문이다. 하지만 요즘 사람들은 이런 부위를 잘 먹지 않는다.

그렇다면 콜라겐 결핍 현상이 전 세계적으로 만연해 있을까? 아마 그렇지는 않을 것이다. 하지만 몇몇 사람들, 특히 운동선수 중에는 몸에 필요한 콜라겐이 부족한 경우가 많다. 이처럼 콜라겐이 결핍되면 회복이 느려지고, 건염 같은 질환이 발생한다.

운동선수는 일반인보다 콜라겐이 더 필요할까?

근육 운동을 하면 몸에 필요한 콜라겐의 양이 증가한다. 콜라겐은 회복에 중요한 역할을 하기 때문이다. 사실 근육은 격렬한 육체 활동으로 인한 손상으로부터 자신을 보호하기 위해 콜라겐을 축적한다.[45] 예를 들어 똑같은 방식으로 이틀을 운동하면 첫째 날보다 둘째 날에 근육이 입는 손상도 줄어들고, 근육에 느껴지는 근육통도 약해진다. 이는 근육이 웨이트 트레이닝으로 인한 미세 손상에 저항력을 키우기 위해 콜라겐막을 강화했기 때문이다.

힘줄의 재생에 관한 이야기도 해보자. 힘줄은 끊임없이 재생되며, 특히 근육 운동을 마친 후에 더 활발하게 재생된다.[46-47] 사실 우리가 '건염'이라고 부르는 증상은 너무 무리한 운동으로 인해 체내 콜라겐이 부족하여 힘줄이 덜 회복된 상태라고 보면 된다. 더는 끌어다 쓸 콜라겐이 없으면 힘줄은 자체적으로 콜라겐을 재활용하기도 한다.[48] 그러면 경제적이긴 하지만 힘줄 재생 속도는 느려질 수밖에 없다. 이처럼 콜라겐 아미노산 전구물질이 부족하여 체내 조직의 재생 속도가 전체적으로 느려짐에도 불구하고 운동선수들은 오히려 트레이닝 빈도를 늘려서 운동 사이의 회복 시간을 줄인다. 이럴 때 콜라겐 단백질을 추가적으로 섭취해주지 않으면 체내 조직 재생 작업이 느려지거나 불완전해져서 부상으로 이어질 수도 있다. 잠깐 스쳐 지나가는 거라고 생각했던 통증이 평생 달고 다닐 건염으로 발전할 수도 있다는 것이다.

꾸준히, 정기적으로 보충제를 복용하면 이러한 통증의 발생률을 크게 낮출 수 있다. 물론 다른 단백질은 섭취하지 말고 오직 콜라겐 하이드롤리세이트collagen hydrolysate만 섭취하라는 말은 아니다. 콜라겐에 함유된 아미노산은 근육 수축 섬유에는 직접 영향을 미치지 못하기 때문이다. 그래서 두 가지 단백질(일반 단백질과 콜라겐 단백질)을 모두 보충해야 한다.

결론

트레이닝을 하기 시작했다면 일반적인 단백질과 함께 콜라겐 단백질을 섭취하는 것이 좋다. 콜라겐의 필요량은 우리가 생각했던 것보다 훨씬 높기 때문이다. 통증이 발생할 때까지 콜라겐 섭취를 미루지는 말자. 늦게라도 복용하기 시작하면 다양한 효과를 볼 수 있을 것이다.[49-52]

아주 긴 세트를 실시하면 힘줄 회복을 가속할 수 있을까?

근육 운동을 하는 운동선수들은 힘줄을 많이 쓰기 때문에 힘줄 회복을 중요시한다. 일반적인 운동선수들은 건염이 생겨서 운동하기 힘들면 통증이 느껴지지 않는 다른 운동을 골라서 계속 트레이닝할 수 있다. 하지만 보디빌더나 파워리프터, 역도 선수는 그런 사치를 부리기가 어렵다. 자신의 종목에서 요구하는 운동의 범위를 크게 벗어나기 힘들기 때문이다.

그래서 이들은 근육과 힘줄을 고립하는 고립 운동을 아주 가벼운 중량으로 수백 회씩 반복하곤 한다. 이런 운동법이 힘줄 회복에 좋다는 연구 결과도 있다. 또한 힘줄의 혈액 순환과 회복 속도 사이에는 직접적인 상관관계가 있다.[53]

이런 회복 운동은 세트당 100회 또는 200회를 반복해야 하며, 주로 집에서 탄력밴드나 가벼운 중량을 사용해 실시한다. 운동 방법은 이 책 마지막 장에서 소개할 윔업 프로그램(238p)과 크게 다르지 않다. 힘줄을 자극해 회복에 도움이 되는 운동을 매일 한두 가지 골라서 실시해보자. 만약 건

염을 앓고 있다면 해당 힘줄을 자극하되 매회 통증이 느껴지지는 않는 운동을 골라서 하는 것이 좋다. 그렇게 하는 것이 힘들더라도 운동 중에 느껴지는 불편함을 최소화하려고 노력해야 한다. 그렇지 않으면 역효과가 나서 얻는 것보다 잃는 것이 더 많아질 수 있다.

이전에 성장이 더딘 부위를 발달시키기 위해 세트당 100회를 반복하는 운동법을 소개했다(근육 운동가이드 프로페셔널 참고). 그런데 그 운동법과 이 운동법은 목적이 살짝 다르다. 이 운동법은 회복이 목적이기 때문에 근육에 무리를 주지 않으면서 근육 펌핑에 집중하여 운동해야 한다.

목표에 맞는 보충제를 복용해서 완벽하게 회복하자

회복 관리는 크게 두 단계로 나뉜다.

1 운동할 때는 그날 컨디션에 맞게 강도를 조절하자. 몸이 피곤한 것 같으면 운동량을 줄여서 몸이 혹사되지 않게 하자.

2 운동을 마친 후에는 영양분을 섭취하고, 휴식하고, 가벼운 회복 운동과 마사지를 해서 몸이 최대한 빨리 회복하게 하자.

사람들이 중요성을 잘 모르는 회복 방법 중 하나가 바로 보충제 복용이다. 사람들은 보충제가 근육 성장과 회복에만 좋다고 알고 있지만, 사실 신경과 관절의 회복에도 중요한 역할을 한다. 신경과 관절은 근육보다 회복이 더디고, 오래 걸린다는 사실을 기억하자. 회복에 좋은 보충제 몇 가지를 소개한다.

근육 회복

1 크레아틴
2 단백질 보충제
3 분지 사슬 아미노산(BCAA)

관절 회복

1 콜라겐 하이드롤리세이트
2 N-아세틸 글루코사민(NAG)
3 콘드로이틴

신경계 회복

1 미네랄과 관련된 피돌레이트(예: 마그네슘 피돌레이트)
2 예르바 마테
3 글리신
4 몽모랑시 체리 추출물
5 세린

ADVANCED
STRENGTH TRAINING

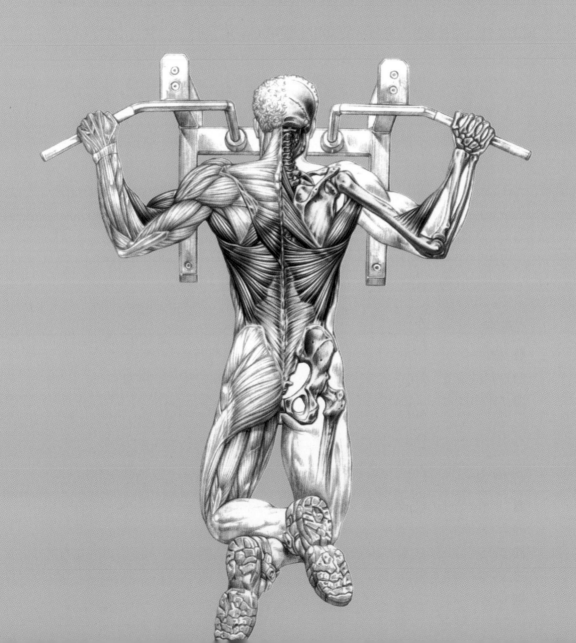

PART 03

상급자를 위한
근육 운동법

어깨는 허리 못지않게 근육 운동 중 병적 이상이 가장 많이 발생하는 부위다. 삼각근보다 특히 어깨의 힘줄과 인대, 연골, 작은 안정근들이 충격의 희생양이 되곤 한다.

일단 어깨에 문제가 발생하는 데에는 그럴 만한 이유가 있다는 사실부터 이해해야 한다. 어깨 질환은 우연히, 그저 운이 안 좋아서 생기는 게 아니라, 어깨로 취할 수 없는 자세들을 억지로 해서 발생하는 경우가 많다. 이러한 인체 역학적 실수들을 이해하는 것이야말로 어깨 질환을 예방하고 해결하는 최고의 방법이다. 여기서는 바로 이런 내용을 설명하는 데 많은 부분을 할애할 것이다.

어깨에 발생하는 병리학적 문제들

근육 운동에 걸림돌이 되는 어깨 질환의 대표적인 발병 원인 두 가지는 다음과 같다.

1 어깨 충돌 증후군
2 어깨 앞쪽의 불안정성

어깨 충돌 증후군

극상건과 극상근은 어깨 충돌 증후군의 가장 큰 희생양이다. 특히 보디빌더 중에는 어깨 충돌 증후군을 앓는 사람이 많으며, 이것 때문에 트레이닝 방법에까지 변화를 주는 사람도 있다. 극상근은 크게 두 가지 역할을 수행한다.

1 어깨를 움직일 때 다른 회전근개 근육과 함께 관절와에서 상완골을 안정시킨다.
2 팔을 옆으로 드는 동작을 돕는다.

극상근이 동원되는 방식은 개인차가 크다. 그래서 사람마다 어깨 부상 발생률이나 어깨 질환으로 인해 느끼는 통증의 강도에도 차이가 생긴다.[1-2] 만약 자신의 극상근이 팔을 드는 동작에만 관여하고 어깨 안정에는 크게 기여하지 않는다면, 부상이 있어도 모르고 지나칠 수 있다. 팔을 위로 드는 동작은 삼각근도 도움을 주기 때문이다. 반면에 자신의 극상근이 어깨 안정에 중요한 역할을 하고 있다면 조금만 손상되어도 심한 통증을 느낄 수 있다.

극상근은 연약한 근육이다

운동을 많이 하지 않는 사람도 극상근에 과사용 손상을 입는 경우가 꽤 많다. 40세 이상의 운동 부족 인구 중에서도 최소 40%는 극상근이 파열되어 있다. 그중에는 통증 때문에 일상생활이 불가능한 사람도 있고, 별 지장 없이 일상을 이어 나가는 사람도 있다.

이처럼 극상근이 뚜렷한 이유 없이도 세월이 흐르면서 손상될 수 있다면 무거운 중량으로 어깨를 혹사하는 운동선수는 한층 더 빨리 손상될 것이라는 점을 짐작해 볼 수 있다. 그래서 이 책에서는 이처럼 다양한 근육 운동을 할 때 부상에 쉽게 노출되는 극상근을 보호하는 방법을 자세히 다루고자 한다.

극상근 부상에는 크게 두 가지 유형이 있다

스포츠 의학 전문가들은 극상건 부상을 크게 두 가지로 분류한다.[3-4] 극상건을 다친 사람 중 70%는 극상건과 상완골 관절이 만나는 지점을 다친 사람이고, 나머지 30%는 점액낭에 병적 이상이 발생한 사람이다. 그런데 근육 운동을 하다가 어깨에 문제가 발생한 사람의 75%가 후자에 속한다. 이를 보면 근육 운동으로 인해 발생하는 극상근 통증은 팔을 머리 위로 들고 하는 운동으로 인해 견봉 밑에서 발생하는 충돌 때문이라는 것을 알 수 있다.

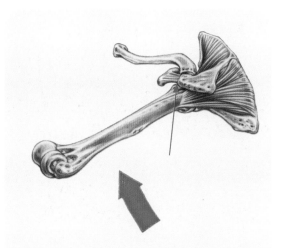

위에서 내려다보면, 팔을 위로 들었을 때(큰 화살표) 극상근과 견봉이 부딪칠 수 있다는 것(작은 화살표)을 알 수 있다.

진화가 퇴보를 부를 때

현대 인류의 어깨 관절을 우리의 먼 조상인 유인원의 어깨 관절과 비교해 보면 큰 차이가 있다는 사실을 알 수 있는데, 오늘날의 운동선수들은 이러한 차이 때문에 수많은 괴로움을 감내해야 한다. 둘의 차이를 명확히 이해하는 것은 무엇보다 중요하다. 그래야 근육 운동 습관에도 그에 맞게 변화를 줄 수 있기 때문이다.

여기서 딱 하나만 기억해야 한다면 이걸 기억하면 된다. 원숭이와 고릴라는 견봉이 어깨 관절을 덮고 있지 않으며, 관절와도 위쪽을 향하고 있다. 이런 골격 구조 덕분에 관절의 가동성이 뛰어나서 팔을 위로 들고도 나뭇가지 사이를 자유롭게 오갈 수 있는 것이다. 이처럼 이족 보행을 하기 전 나무에서 살던 우리의 조상들은 네발로 돌아다니거나 나뭇가지 사이를 오가기 위해 삼각근(특히 전면 삼각근)을 많이 사용했다.

하지만 인간은 진화를 거듭해 두 발로 걷게 되면서 예전처럼 어깨의 가동성이 크게 필요하지 않게 되었다. 즉, 팔 대신 다리를 써서 돌아다니게 되니 예전처럼 팔을 항상 위로 들고 있을 필요도 없게 되었고, 견봉은 어깨를 더 잘 보호할 수 있는 형태(어깨 관절을 덮는 형태)로 진화했다. 이로 인해 어깨 관절의 안정감은 더 높아졌지만 가동 범위는 예전보다 좁아진 것이다.

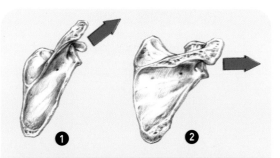

❶ 원숭이는 견갑골이 비스듬히 기울어져 있어서 공간이 넓기 때문에 극상근의 충돌을 피할 수 있다.

❷ 인간은 견갑골이 기울어져 있지 않기 때문에 공간이 좁고, 극상근이 더 잘 충돌한다.

어깨 충돌이 발생하는 이유

이처럼 견봉이 어깨를 보호하기 위해 어깨 관절을 덮는 형태로 바뀌자 팔을 머리 위로 들었을 때 극상건이 견봉궁에 부딪히게 되었다. 중량을 사용하지 않고 그냥 팔을 머리 위로 수십 회 드는 것에서 그친다면 별다른 문제가 발생하진 않는다. 하지만 역도 선수들은 어깨나 등 트레이닝을 할 때마다 무거운 중량을 사용해서 극상건을 적어도 100회 이상 충돌시킨다. 이처럼 해당 부위에 미세 손상이 반복적으로 발생해 누적되면 염증이 생겨 통증이 느껴질 수 있다.

견봉이 새의 부리처럼 생긴 사람도 있는데, 이런 사람은 견봉 밑의 공간이 좁아서 충돌이 더 심하게 발생한다. 또한 극상건이 다른 사람

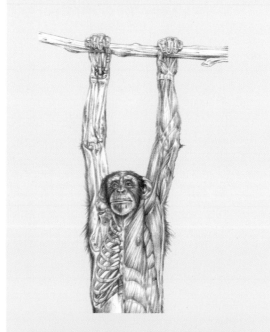

우리 조상의 어깨는 팔을 머리 위로 들기 쉽도록 만들어졌다.

보다 더 두꺼운 사람도 마찰 때문에 손상을 입을 수 있다.[5] 그래서 평생 동안 견봉에 문제 한 번 안 생기는 운동선수도 있고, 조금만 스쳐도 통증을 호소하는 운동선수도 있는 것이다.[6-7] 후자에 해당하는 사람은 어깨를 못 쓸 정도로 심한 통증이 느껴지는데도 통증의 위치나 원인을 정확히 몰라 애를 먹는다.

이를 불운이라며 그냥 넘기는 경우도 있는데, 이는 불운이라기보다 기초 해부학을 잘못 이해하고 있기 때문이다. 그래서 자신의 체형에 맞는 운동을 골라서 실시하는 것이 무엇보다 중요하다.

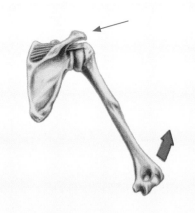 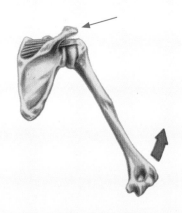

이러한 견봉 형태는 극상근이 움직일 공간을 좁혀버린다. 부리 모양의 견봉은 나이가 들수록 점점 커져서 상황을 악화시킨다.

이와 같은 견봉 형태는 극상근이 움직일 공간을 충분히 제공하지만, 시간이 흐를수록 점점 닫힐 수 있다.

화가가 좋은 예다

천장에 그림을 그리기 위해 머리 위로 붓을 계속 들고 있는 화가들도 어깨에 이런 병적 이상이 잘 발생한다.[8-9] 하지만 붓이나 롤러는 그다지 무거운 물건은 아니기 때문에 손에 든 물건의 무게보다는 머리 위로 팔을 든 자세 때문에 부상이 발생한다고 봐야 한다. 그러므로 손에 무거운 중량을 쥐고, 머리 위로 팔을 든 채로 다양한 운동을 실시하면 이 두 가지 요인이 합쳐지기 때문에 어깨 충돌 증후군이 더 빨리 발생하는 것은 불 보듯 뻔한 일이다. 또한 어깨에 통증이 느껴지는 것도 시간문제다. 실제로 머리 위로 팔을 드는 동작을 반복적으로 수행해야 하는 스포츠 종목의 선수들(예를 들면 투수)은 어깨에 가장 극심한 통증을 호소한다. 이들은 선수 생활을 마친 후에도 통증에 시달리곤 한다.[10]

반면에 팔을 몸 앞으로만 드는 화가(천장 말고 벽을 칠하는)는 이런 이상이 자주 발생하지는 않는다. 그저 팔을 머리 위로 완전히 들지 않았을 뿐인데도 큰 차이가 발생하는 것이다. 따라서 근육 운동, 특히 어깨나 등 운동을 할 때는 인체의 이러한 해부학적 특징을 잘 고려해야 한다.

후천적 원인으로 인한 어깨 충돌 증후군

이처럼 어깨 충돌 증후군은 선천적 원인 때문에 발생하기도 하지만 상완골두가 위쪽이나 앞쪽으로 이동해버리는 등 후천적인 원인으로 발생하기도 한다. 이처럼 상완골두의 위치에 변화가 생기는 이유는 근육의 불균형 때문이다. 어깨를 앞으로 당기는 근육(흉근, 전면 삼각근)을 뒤로 당기는 근육(후면 삼각근, 중앙 승모근, 극하근, 능형근)보다 더 많이 운동하면 이런 불균형이 발생한다. 이처럼 상완골두의 위치가 바뀌면 견봉 밑의 공간이 좁아져서 극상건의 마찰이 증가한다. 이외에도 후천적 어깨 충돌 증후군을 유발하는 원인은 다음과 같다.

- 회전근개 부상으로 인한 어깨의 불안정성
- 삼각근 주변 인대의 과신장
- 관절순 손상
- 상부 승모근과 하부 승모근의 불균형(상부가 너무 강하고 하부가 약할 때)[11]

이 모든 요인들은 견갑골이 회전하는 궤적에 변화를 주고, 어깨의 중심을 흐트러뜨려서 어깨 충돌 증후군의 발병률을 높인다. 어깨 충돌 증후군이 발생할 위험이 거의 없는 사람도 이런 손상이 누적되면 후천적으로 어깨 충돌 증후군이 발생할 확률이 기하급수적으로 증가한다.[12]

운동선수라면 더 복합적인 문제로 신음하게 될 수도 있다. 각자 증상이 심각한 정도에는 차이가 있을 수 있지만, 이들은 선천적 원인으로 인한 어깨 충돌 증후군이 후천적 원인으로 인해 악화되는 경험을 하기도 한다. 이 경우에는 어깨를 뒤로 당겨주는 근육을 더 많이 운동해서 어깨의 중심을 다시 잡아주면 어깨 통증을 크게 완화할 수 있다. 즉, 어깨의 안정감에 큰 영향을 미치는 극하근을 강화하면 어깨 충돌 증후군의 발병 위험이나 통증의 정도를 낮출 수 있다는 뜻이다.

어깨 충돌 증후군을 유발할 가능성이 가장 높은 운동은?

당연히 최악의 운동은 숄더 프레스다. 특히 팔을 머리 뒤로 더 멀리 보낼수록 어깨의 손상 정도가 커진다. 다시 말해 머리 뒤로 하는 프레스가 머리 앞으로 하는 프레스보다 위험하다는 것이다. 물론 후자도 전자 못지않게 위험하지만, 팔을 높이 들어서 몸 뒤로 보내는 숄더 프레스가 더 최악이다. 사실 이런 운동을 가끔 몇 번씩 한다고 해서 문제가 발생하진 않는다. 팔을 머리 위로 들고 하는 운동을 별 생각 없이 계속 반복하면 손상이 누적

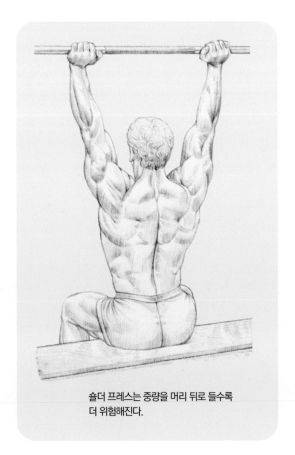

숄더 프레스는 중량을 머리 뒤로 들수록 더 위험해진다.

되어 문제가 발생하는 것이다.

중요한 건 휴식이다

머리 앞으로 하는 숄더 프레스는 운동 세션 사이에
충분히 휴식해서 관절을 완전히 회복시키기만 하
면 이론상으로는 별 문제가 없다. 하지만 화가가
천장을 끊임없이 덧칠하듯이, 충분히 쉬지 않고 운
동하면 어깨가 완전히 회복되기 힘들다.

어깨 운동이 아니더라도 어깨에 부담을 주는 운
동이 많다. 등 운동을 하는 날에 팔을 위로 들고 풀
업이나 하이 케이블 풀을 하면 어깨가 충격을 받는
다. 팔 운동을 하는 날에 팔을 머리 위로 들고 삼두
근 운동을 해도 어깨의 압박이 증가한다. 게다가
상완근 운동 중에도 팔을 위로 들고 하는 운동이
있다.

흉근 운동 중에는 풀오버가 그런 경우다. 물론
풀오버는 벤치에 누워서 하는 운동이지만 그렇더
라도 팔을 머리 위로 들어야 한다. 즉, 특히 더 조
심해야 할 운동이라는 뜻이다. 풀오버 머신이나 하

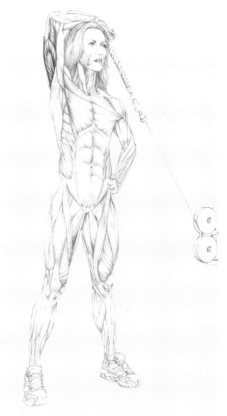

효과가 좋기로 유명한 삼두근 운동 중에는
팔을 위로 들고 하는 동작이 많다.

이 풀리를 사용하는 스탠딩 풀오버도 마찬가지다. 복근 운동 중 팔을 위로 들고 바에 매달려 행잉
레그 레이즈를 할 때도 어깨에 부담을 준다.

이 운동들을 따로 떼어놓고 보면 사실 크게 위험한 운동은 아니다. 하지만 이를 매일 번갈아
반복하다 보면 어깨 관절이 계속 미세한 손상을 입어서, 운동 세션 사이에 완전히 회복되기가 힘
들다.

헬스클럽에 처음 발을 들여놓는 날부터 부상 예방을 최우선 순위로 삼자

몸에 이런 병적 이상이 생기면 시간이 지날수록 근육 성장에 걸림돌이 된다. 근육 운동 초보자나
중급자는 이런 사실을 크게 걱정하지 않다가 통증이 너무 심해져서 원하는 대로 트레이닝을 하기
힘들어진 후에야 자신이 부주의했다는 걸 깨닫는다. 근육 운동을 하다가 입는 부상의 약 36%가
어깨 부상이라는 사실을 명심하자.[13] 근육 운동을 평균 9년 정도 실시한 피험자들을 대상으로 조
사해 보니 최근 3일 사이에 어깨에 통증을 느낀 사람이 26%나 됐고, 작년에 어깨에 통증이 있었다

고 답한 사람은 74%나 됐다.[14]

인간의 몸은 팔을 위로 드는 동작을 자주 반복하면 병적인 이상이 생길 수밖에 없도록 만들어졌다. 이건 전문가들만 알고 있는 심오한 해부학적 지식이 아니라 매우 기초적인 인체 역학적 상식이다. 하지만 안타깝게도 운동선수나 지도자들조차 이러한 사실을 간과하고 있는 경우가 많다.

운동에 좀 더 진지하게 임하자

우선 어떤 운동들이 문제를 일으키는지부터 확실히 살펴봐야 한다. 앞으로는 그런 운동을 아무 생각 없이 매일 반복하지 않도록 주의하자. 팔을 머리 위로 자주 들도록 강요하는 운동을 피하면 부상의 위험 없이 어깨를 발달시킬 수 있다. 기존 운동과 비슷한 효과를 내지만 어깨 관절을 손상시킬 위험이 없는 대체 운동을 실시해보자. 그러면 운동 세션 사이에 극상근을 제대로 회복시킬 수 있고, 다른 근육을 운동하다가 극상근을 더 손상시킬 위험도 줄어든다.

대체 운동

어깨 발달에 좋은 대체 운동

기존 운동에 조금만 변화를 줘서 팔을 드는 높이를 살짝만 낮춰도 어깨 관절의 부담을 크게 덜 수 있다. 숄더 프레스를 예로 들자면 90도로 세운 스트레이트 벤치보다 인클라인 벤치를 사용하는 것이 낫다. 벤치를 더 낮출수록 팔을 위로 뻗을 때 팔이 부상에 취약해지는 축선을 지나갈 위험이 줄어든다.

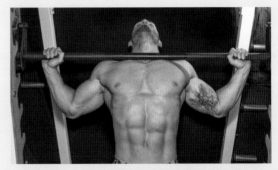

상체를 곧게 세우는 대신에 살짝 뒤로 기대고 운동하면
어깨 관절의 부담을 덜 수 있다.

물론 이렇게 운동하면 상부 흉근이 좀 더 운동되고, 삼각근은 덜 운동된다. 하지만 이게 결코 나쁜 것이 아니다. 상부 흉근의 발달 속도가 전면 삼각근에 못 미치는 경우가 많기 때문이다. 상부 흉근이 지나치게 발달해 있고, 전면 삼각근의 발달이 거기에 못 미치는 경우는 거의 찾아보기 힘들다. 사실 전면 삼각근은 인클라인 벤치에서 체스트 프레스를 하는 것만으로도 충분히 운동할 수 있다. 뒤(109~111p)에서 소개할 재머 프레스를 사용해 운동하는 것도 좋다.

업라이트 로우를 하다 보면 극상건이 견봉에 부딪친다. 이미 어깨 충돌 증후군을 앓고 있다면 이 운동을 아예 피하는 것이 좋고, 아직 어깨 질환이 없다면 손을 가슴 중앙까지만 드는 식으로 운

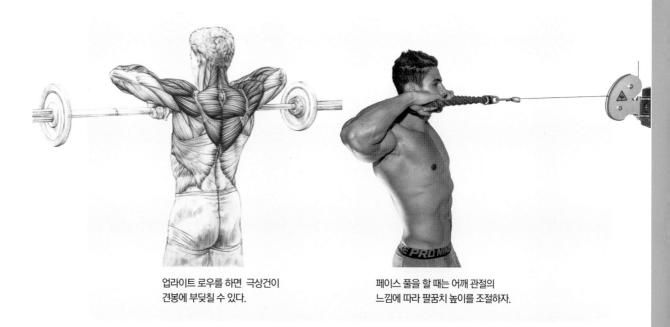

업라이트 로우를 하면 극상건이
견봉에 부딪칠 수 있다.

페이스 풀을 할 때는 어깨 관절의
느낌에 따라 팔꿈치 높이를 조절하자.

동해 보자. 마찬가지로 프런트 레이즈를 할 때
도 손을 머리 위로 들지 말고, 바닥과 평행이
되는 지점을 지나자마자 팔을 멈추자.

등 발달에 좋은 대체 운동

등 트레이닝을 할 때마다 풀업처럼 중량을 머
리 위에서 당기는 운동을 하는 것은 좋지 않다.
아직 몸에 통증이 없더라도 풀업이 포함된 트
레이닝을 한 번 했다면 다음 한두 번은 풀업 대
신 로우(혹은 데드리프트)를 포함시켜서 트레
이닝하는 것이 부상 예방에 좋다. 로우나 데드
리프트를 할 때는 팔을 높이 들 필요가 없기 때
문에 극상근의 손상을 피할 수 있다. 어깨 통증
이 심한 사람일수록 풀업을 적게 해야 한다. 단
순히 세트 수를 줄이는 것만으로는 부족하고,
운동 빈도 자체를 줄여야 한다. 등 트레이닝을
할 때마다 매번 풀업을 몇 세트씩 하면 아픈 어

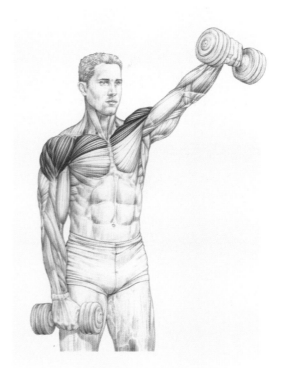

프런트 레이즈를 할 때 극상건이 견봉에 마찰되지 않게
하려면 손을 머리 위로 들지 말자.

깨의 회복이 더 더뎌진다는 뜻이다. 풀업을 한 번
했다면, 다음 한두 번의 세션에서는 몇 세트 더해
서 로우를 대신 실시하는 것이 더 낫다. 이런 등
운동 전략은 뒤쪽에서 좀 더 자세히 다룰 것이다
(116p 참고).

팔 발달에 좋은 대체 운동

팔을 머리 위로 들지 않고도 할 수 있는 이두근
및 삼두근 운동은 정말 많다. 그런 운동들을 실시
하자.

흉근 발달에 좋은 대체 운동

덤벨이나 머신을 사용해서 풀오버를 하는 대신 하
이 풀리의 높이를 평소보다 3분의 2 정도 낮게 세
팅하고 운동해 보자. 그러면 팔을 위로 들더라도
팔이 항상 몸 앞에 머무르기 때문에 어깨 손상이
크게 줄어든다. 긴 바를 와이드 그립(최소 어깨너
비나 그 이상)으로 잡고 실시하면 동작의 하위 지
점에서 근육을 더 수축할 수 있고, 정점에서는 근
육의 신전을 잘 제한할 수 있다.

복근 발달에 좋은 대체 운동

일반적인 딥 스테이션에서 복근 운동을 해보자.
머리 위로 바를 잡고 매달리지 않고도 복근을 똑
같은 방식으로 운동할 수 있다.

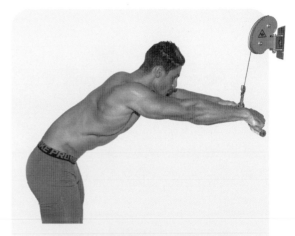

하이 풀리의 높이를 조정하고 풀오버를 실시하면
극상건이 견봉에 마찰되는 것을 최소화할 수 있다.

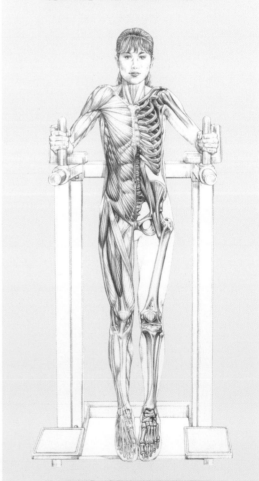

딥 스테이션을 사용하면 바에 매달리지 않고도
복근을 효과적으로 운동할 수 있다.

어깨 앞쪽의 불안정성

근육 운동을 하는 사람들의 어깨를 괴롭히는 두 번째 문제는 바로 어깨 앞쪽의 불안정성이다. 운동선수 중에 이 문제로 고생하는 사람이 71%나 되지만, 운동 부족인 일반인은 단 19%만 이 문제로 고생한다.[15] 이 문제를 일으키는 대표적인 운동 두 가지는 바를 목 뒤로 당기는 랫 풀 다운과 비하인드 넥 숄더 프레스다.

이 두 운동이 좋아서 앞으로도 계속하고 싶다면 바를 목까지 당기지 않도록 주의하자. 최대 가동 범위로 운동하면 인대와 관절에 과운동성 증후군이 발생할지도 모른다. 바를 아래로 당길수록 인대는 더 강하게 늘어나는데, 이렇게 인대를 무리하게 늘이다가는 어깨가 불안정해져서 병적 이상이 발생할 수 있다. 이두건과 삼두건 일부도 어깨를 안정시킬 때 사용되므로, 어깨가 불안정한 느낌이 든다면 어깨나 팔을 무리하게 신장하지 않도록 주의하자.

불필요한 회전은 자제하자

이 세상에 불사신은 없다. 어깨 운동을 자주 하다 보면 어깨가 손상을 입는 건 시간문제라는 사실을 명심하자. 어깨의 내구성 정도에 개인차는 있을 수 있겠지만, 결국 누구나 언젠가는 어깨가 손상되기 시작한다.

어깨가 이런 위험에 빠지는 걸 막으려면 어깨의 안정감을 떨어뜨리는 운동을 트레이닝 프로그램에서 최대한 배제해야 한다. 또한 근육 운동을 하다 보면 자주 하게 되는 어깨의 불필요한 회전도 최소화해야 한다.

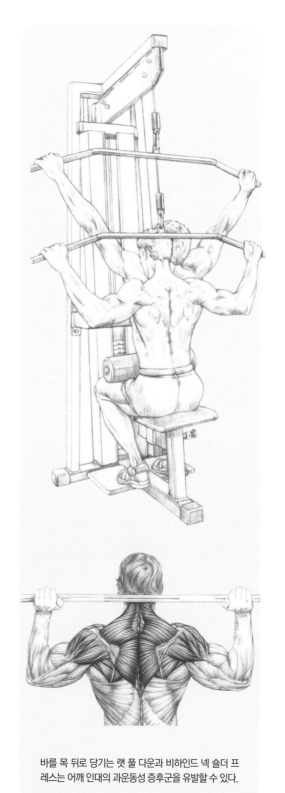

바를 목 뒤로 당기는 랫 풀 다운과 비하인드 넥 숄더 프레스는 어깨 인대의 과운동성 증후군을 유발할 수 있다.

불필요한 어깨 회전의 대표적인 예가 바로 측면 삼각근 운동인 덤벨 래터럴 레이즈다. 덤벨 래터럴 레이즈를 하는 사람들 중에는 양손을 마주보게 덤벨을 잡고, 팔을 옆으로 들면서 엄지손가락을 점점 바닥을 향해 기울이는 경우가 있다. 마치 물병에 담긴 물을 붓듯이 말이다. 그리고 팔을 다시 바닥으로 내릴 때는 손을 반대쪽으로 회전하여 원위치로 돌아온다. 이런 동작으로 운동하면 삼각근이 무려 세 가지 동작을 수행해야 한다.

1. 관절을 잘 안정시켜야 한다. 이로 인해 팔이 관절와를 강하게 압박하게 된다.
2. 긴장이 증가하고 관절의 마찰이 심해진 상태에서 팔을 위로 들어야 한다.
3. 팔을 회전할 때 상완골까지 동시에 회전해야 한다.

사실 단순히 이 세 가지 동작만 수행했다고 해서 어깨에 병적 이상이 발생할 가능성은 없다. 하지만 우리는 이것 말고도 어깨를 사용해 수천 가지 동작을 수행한다는 사실을 잊어선 안 된다. 즉, 이 운동만 놓고 보면 겨우 우유 몇 방울 흘린 것처럼 보이겠지만, 어쨌든 우유를 흘렸다는 사실 자체에는 변함이 없다는 것이다. 반면, 처음부터 엄지손가락을 바닥을 향해 돌려 놓고 운동을 시작하면 팔 회전으로 인한 어깨의 미세 손상을 최소화할 수 있다. 또한 이처럼 처음부터 팔과 손의 위치를 잡아 놓고 운동하면 측면 삼각근과 후면 삼각근이 만나는 지점을 더 효과적으로 운동할 수 있다.

어깨를 키울 때 겪는 문제

Q 래터럴 레이즈를 할 때 어깨의 자극이 느껴지지 않습니다. 케이블, 덤벨, 머신을 사용해도 마찬가지고, 양쪽 어깨를 따로 운동해 봐도 마찬가지입니다. 어떻게 해야 할까요?

A 래터럴 레이즈 동작을 개시할 때는 극상근과 측면 삼각근이 함께 사용된다. 이때 마취제를 투약해 극상근 수축에 관여하는 신경을 차단하면 삼각근이 무려 50%나 더 동원된다.[1] 즉, 래터럴 레이즈를 할 때 삼각근의 운동량 일부를 극상근이 훔쳐 가고 있다는 뜻이다. 극상근과 삼각근이 시너지 효과를 내는 것이 아니라 운동 효과를 놓고 경쟁하고 있는 셈이다. 최근 발표된 연구 결과에 따르면 극상근이 동원되는 정도에는 사람마다 차이가 있다고 한다.[2] 또한 극상근 대신 상부 승모근이 삼각근과 경쟁하는 경우도 있다.

몇몇 리프터가 래터럴 레이즈를 할 때 어깨의 자극을 못 느끼거나, 래터럴 레이즈로 측면 삼각근을 발달하는 데 애를 먹는 이유가 바로 이 때문이다. 극상근과 상부 승모근이 지나치게 많이 동원돼서 운동을 주도하고, 어깨의 발달을 방해하고 있는 것이다.

래터럴 레이즈에 사용하는 중량은 점점 늘고 있지만 실제 어깨 근육량에는 별 차이가 느껴지지 않는다면, 어깨 근육이 잘 동원되지 않는 사람 중 하나라는 뜻이다. 측면 삼각근을 더 잘 자극하고 싶다면 아래의 방법으로 측면 삼각근을 고립해서 동원량을 늘려보자.

- 무릎 높이로 세팅한 풀리를 사용해 운동하자.
- 상체의 개입을 차단하기 위해 약 70도로 기울인 벤치에 앉아서 덤벨이나 풀리를 사용해 운동하자.
- 운동할 때 특수 제작된 밴드를 사용하여 손과 전완의 개입을 차단하자.

뒤에 나올 팔 운동법(156p 참고)에서 이두근을 더 잘 고립하는 방법을 설명할 때도 이러한 도구들을 사용할 것이다.

양쪽 어깨를 따로 운동할 때는 아래와 같은 방식으로 운동하면 근육을 더 잘 느낄 수 있다.

1 **운동 초반부의 저항을 늘리기**: 운동할 때 사용할 팔의 반대쪽으로 몸을 기대서 운동 초반부부터 저항을 극대화하자.

2 **운동 초반부의 저항을 줄이기**: 운동할 때 사용할 팔 쪽으로 몸을 기울여서 운동 초반부의 저항을 줄이자.

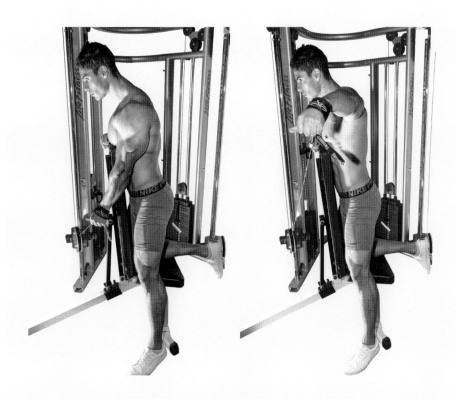

풀리를 무릎 높이로 세팅하고 운동하면 측면 삼각근을 더 잘 느낄 수 있다.

1 밴드를 사용한 숄더 로테이션 SHOULDER ROTATION WITH A BAND

회전근개를 자극하는 고립 운동이다. 회전근개를 강화하는 데에도 효과적이지만 특히 운동 전에 회전근개를 웜업하기에 좋다.

운동법

▶ 내회전

양팔을 몸 옆에 두고 선다. 언더 그립으로 긴 저항 밴드(저항이 약한)를 잡고 팔을 양옆으로 당겨서 밴드를 늘이자. 그다음 밴드를 잡은 손의 힘이 풀리지 않도록 주의하면서 손목과 어깨를 회전해 다리를 향해 양손 엄지손가락을 돌린다. 양손 엄지손가락이 마주보면 출발점으로 돌아가자.

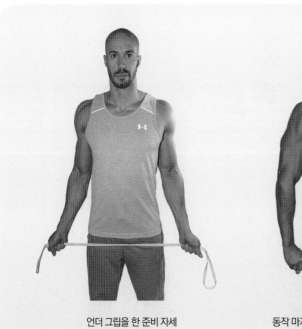 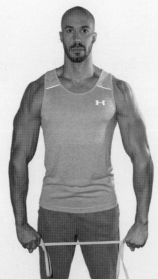

언더 그립을 한 준비 자세   동작 마지막에는 양손이 내전하게 된다.

▶ 외회전

양팔을 몸 옆에 두고 서자. 오버 그립으로 긴 저항 밴드를 잡고, 팔을 양옆으로 당겨서 밴드를 늘이자. 그다음 밴드를 쥔 손의 힘이 풀리지 않도록 주의하면서 팔을 회전해 엄지손가락을 다리 반대쪽으로 돌린다. 양손 엄지가 서로 반대 방향을 향하게 되면 출발점으로 돌아오자.

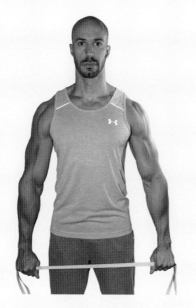

오버 그립을 한 준비 자세

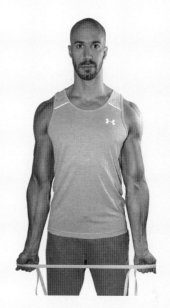

동작 마지막에는 양손이 외전하게 된다.

NOTE

● 내회전이나 외회전 운동을 할 때 모두 밴드를 몸 앞으로 들어도 되고, 몸 뒤로 들어도 된다. 자신에게 편한 자세로 실시하자.

어드바이스

● 밴드를 당기는 힘을 조절하면 저항을 높이거나 줄일 수 있다.
● 어깨에 무리를 주지 않을 정도의 최대 가동 범위로 동작하고, 세트당 20~50회 정도 많은 횟수를 반복하자.

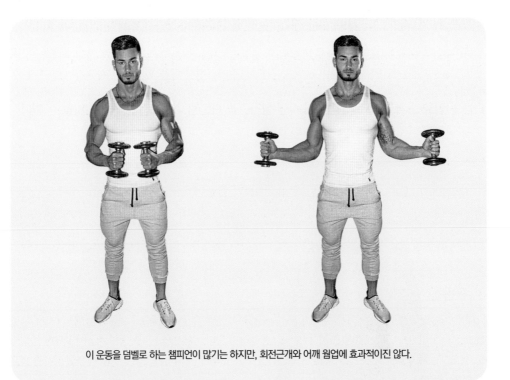

이 운동을 덤벨로 하는 챔피언이 많기는 하지만, 회전근개와 어깨 웜업에 효과적이진 않다.

> ⚠ 덤벨로 하는 어깨 회전 운동은 대부분 효과가 떨어지며, 심한 경우에는 부상을 유발하기도 한다.
> 반면에 저항 밴드를 사용하면 회전근개를 손상하지 않으면서도 완벽하게 자극할 수 있다.

운동의 장점

▶ 저항 밴드는 가방에 넣고 다니다가 언제든 꺼내서 사용할 수 있고, 머신이나 프리웨이트로 할 수 없는 운동을 간단하게 할 수 있다.

운동의 제한점

▶ 밴드는 제품마다 저항이 다르기 때문에 저항을 정확히 측정하거나 매번 똑같은 저항으로 운동하기 어려울 수 있다.

위험성

▶ 이 운동 자체는 위험하진 않다. 운동 전에 회전근개를 제대로 풀어주지 않으면 결국 언젠가는 대가를 치르게 될 수 있으니 꼭 해주도록 하자.

2 | 재머 프레스 JAMMER PRESS

잘만 활용하면 전신의 모든 관절을 동원할 수 있는 복합 관절 운동이다. 전신의 모든 근육, 특히 어깨 앞쪽 근육과 흉근, 삼두근을 잘 자극한다. 여기서는 주로 숄더 프레스를 대신해 활용하는 방법을 소개할 것이다. 이렇게 하면 삼각근과 관련된 대표적인 문제들을 피할 수 있다.

운동법

머신에 들어가 한쪽 다리는 앞으로, 반대쪽 다리는 뒤로 뻗어서 몸을 안정시키고 머신 손잡이를 잡는다. 발로 몸을 잘 지탱하고, 등을 곧게 편 상태에서 손잡이를 밀어 팔을 뻗자. 동작 시 근육의 긴장이 풀리지 않도록 팔을 끝까지 다 뻗지 말자. 동작을 마쳤으면 출발점으로 돌아가자.

변형 운동

요즘에는 재머 프레스를 함께 실시할 수 있는 스쿼트 랙이 많이 출시된다. 이런 스쿼트 랙은 재머 프레스 전용 머신과 달리 손잡이의 높이를 조정할 수 있다는 장점이 있다. 즉, 어깨와 가슴 동원 비율에 수많은 변화를 줄 수 있다는 뜻이다. 머신 손잡이를 높게 조정하면 어깨 앞쪽이 더 자극되고, 손잡이를 낮게 조정하면 흉근이 더 자극된다.

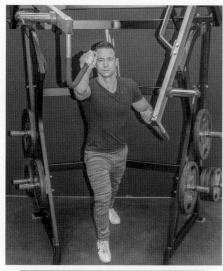

전용 머신을 사용한 유니래터럴 재머 프레스

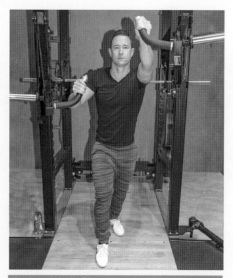

높이 조절이 가능한 스쿼트 랙을 사용한 재머 프레스

재머 프레스 전용 머신을 사용할 때도 상체 각도를 달리하면 어깨와 가슴 동원 비율에 어느 정도 변화를 줄 수 있다. 상체를 앞으로 숙일수록 어깨 앞쪽이 강하게 자극되고, 상체를 곧게 세울수록 흉근이 더 자극된다. 재머 프레스 전용 머신을 구하기 힘들면 아래와 같이 운동해 보자.

1 크로스오버 풀리에서 손잡이를 가슴 높이로 설정하고 운동하기

2 T-바 로우 머신에서 양팔을 따로 혹은 동시에 운동하기

3 올림픽 바의 한쪽 끝을 바닥 모서리나 스쿼트 랙에 고정하고 운동하기

어떤 변형 운동이든 양팔을 따로 운동해도 되고, 동시에 운동해도 된다. 또한 서서 해도 되고, 벤치에 앉아서 해도 된다.

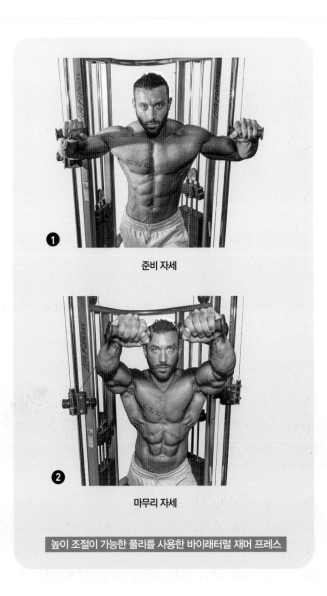

❶ 준비 자세

❷ 마무리 자세

높이 조절이 가능한 풀리를 사용한 바이래터럴 재머 프레스

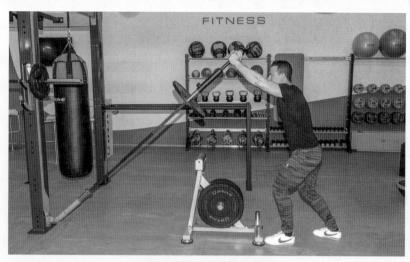

올림픽 바를 사용한 재머 프레스

운동의 장점

▶ 어깨를 자극하는 여타 복합 관절 운동과 달리 팔을 머리 위로 완전히 들 필요가 없기 때문에 어깨 충돌 증후군의 발생 위험을 최소화하면서 삼각근을 단련할 수 있다.

▶ 바나 덤벨, 머신을 사용한 숄더 프레스는 운동 궤도가 직선에 가깝지만, 재머 프레스는 간단하게 바 하나만 갖고 실시하더라도 운동 궤도가 원형에 가깝기 때문에 동작이 더 자연스럽고 근육의 손상도 적다.

▶ 대부분 앉아서 하는 숄더 프레스와 달리 서서 하는 재머 프레스는 온몸의 힘을 최대한 동원할 수 있다.

운동의 제한점

▶ 숄더 프레스보다 어깨 고립 효과는 떨어진다.

▶ 수축 동작 시 팔을 너무 밑으로 내리면 이두근 장두건을 다칠 수 있다.

위험성

▶ 숄더 프레스를 할 때와 마찬가지로 허리에 아치를 만들면 더 많은 힘을 낼 수 있지만, 이렇게 하면 삼각근의 자극이 감소하고 허리도 손상될 수 있으니 주의하자.

3 | 덤벨을 사용한 치팅 원-암 래터럴 레이즈
ONE-ARM LATERAL RAISE, CHEATING, WITH A DUMBBELL BAND

측면 삼각근을 자극하는 고립 운동이지만 후면 삼각근도 함께 동원된다. 일반적인 래터럴 레이즈와 달리 어깨 충돌 증후군이 발생할 위험이 적으며, 평소보다 더 무거운 중량을 사용해 근력도 키울 수 있다.

운동법

경사를 75~90도로 맞춘 벤치 앞에 서자. 벤치 뒤쪽을 한 손으로 잡아 안정감을 높이고, 반대쪽 손에는 덤벨을 쥔다. 그립은 뉴트럴 그립에 가깝게 쥐고(엄지손가락이 몸 안쪽으로 20도 정도 돌아가게), 상체를 앞으로 살짝 숙인다. 그 상태에서 덤벨을 최대한 높이 들자. 등에 살짝 아치를 만들고 흉곽을 최대한 확장하면서 후면 삼각근으로 덤벨을 당겨 동작을 마무리한다. 덤벨을 아래쪽으로 내렸다가 다시 동작을 반복한다.

동작 포인트

어깨가 좁을수록 동작의 하위 지점에서 가동 범위가 좁아진다. 하지만 상체를 앞으로 숙이고, 덤벨을 몸 앞까지 내리면 이런 문제를 어느 정도 상쇄할 수 있다.

변형 운동

1 어깨에 아무런 문제가 없다면 평소보다 무거운 중량을 들고, 약간의 상체 반동을 사용해 폭발적으로 운동해도 된다(그래서 운동 이름에 '치팅'이 들어가 있다). 팔은 최대한 높이 들어서 뒤로 당기자.

2 하지만 어깨에 조금이라도 문제가 있다면 반동을 사용하지 말고, 폭발적으로 운동하는 대신 동작을 통제하며 운동하자. 즉, 이 경우에는 팔이 바닥과 평행이 될 때 상체를 앞뒤로 흔들면 안 된다.

3 새끼손가락을 엄지손가락보다 높이 들며 동작해도 되고, 엄지손가락을 새끼손가락보다 높이 들며 동작해도 된다. 어떤 경우든 중간에 손이 회전해서는 안 된다.

4 덤벨 대신 로우 풀리를 중간 높이로 설정하고 운동해도 된다. 일반 손잡이를 사용해도 되고, 밴드를 연결해서 손목에 걸고 운동해도 된다(157p 참고).

5 어떤 변형 운동을 하든지 상체를 앞으로 20~30도 숙이고, 엄지손가락을 바닥이나 천장으로 돌린 채로 운동하면 어깨 뒤쪽을 더 자극할 수 있다. 벤치로 몸을 항상 지탱하는 것도 잊지 말자.

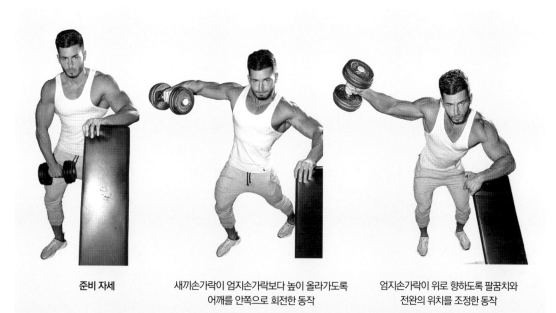

준비 자세 | 새끼손가락이 엄지손가락보다 높이 올라가도록 어깨를 안쪽으로 회전한 동작 | 엄지손가락이 위로 향하도록 팔꿈치와 전완의 위치를 조정한 동작

어드바이스

● 벤치가 없으면 빈손으로 넓적다리를 짚어도 된다. 다만 벤치보다 안정감이 떨어지므로 치팅 강도를 조절해 가며 조심스럽게 운동해야 한다. 무거운 중량을 사용할 때는 고정된 물체로 몸을 꼭 지탱하자. 그래야 허리의 부담도 덜고, 균형 감각을 유지하면서 치팅할 수 있다.

NOTE

● 일반적인 방식으로 래터럴 레이즈를 하는 대신 몸 앞에 손을 놓고 동작을 시작해 큰 원을 그리면서 몸의 살짝 뒤쪽에서 동작을 마치도록 해보자. 손과 몸을 최대한 동일 선상에 놓으려고 애쓰는 일반적인 래터럴 레이즈와는 자극이 분명 다를 것이다.

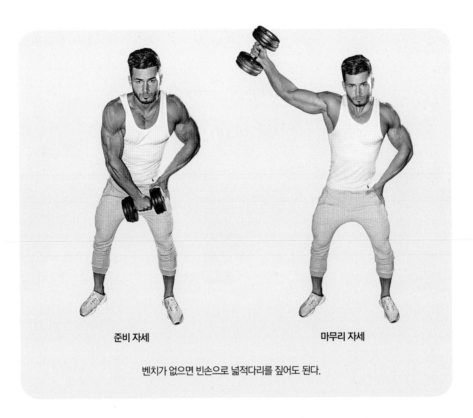

준비 자세   마무리 자세

벤치가 없으면 빈손으로 넓적다리를 짚어도 된다.

운동의 장점

▶ 벤치로 몸을 지탱하면 허리의 부담이 줄어든다. 특히 어깨 측면과 후면이 만나는 지점을 더 잘 자극하기 위해 상체를 앞으로 숙이고 동작할 때 부담을 덜어준다.

운동의 제한점

▶ 이 운동도 양팔로 할 수 있기는 하지만 사실 그다지 실용성은 없다. 운동 궤도가 바뀌어서 어깨 충돌 증후 군이 유발될 수 있기 때문이다. 또한 몸을 기댈 곳이 없는 상태에서 양팔에 무거운 중량을 들고 운동하면 균형을 잃기 쉽다. 따라서 이 운동을 할 때는 양쪽을 따로 운동하는 것이 좋다.

위험성

▶ 팔을 너무 높이 들면 극상근이 견봉에 충돌할 수 있으므로, 상체의 반동에 이끌려 팔을 지나치게 높이 들 지 않도록 주의하자.

어깨 충돌 증후군 방지하기

래터럴 레이즈를 할 때 바닥과 평행이 되는 지점보다 팔을 높이 들거나, 엄지손가락이 바닥을 향하도록 손을 비틀면 어깨 충돌 증후군이 발생할 위험이 커진다.

래터럴 레이즈를 할 때 엄지손가락을 아래로 돌리면 상완골 대결절이 견봉을 향해 극상건을 당긴다. 대결절이라는 이름이 말해 주듯이 대결절은 크다. 그래서 극상건이 위로 더 많이 당겨져 견봉에 더 빨리, 강하게 충돌한다. 하지만 래터럴 레이즈를 할 때 엄지손가락을 아래로 돌리지 않고, 천장을 향해 돌리면 얘기가 달라진다. 이때는 소결절이 견봉을 향해 극상건을 당긴다. 소결절이라는 이름이 말해 주듯이 소결절은 작다. 그래서 극상건이 견봉에 천천히, 약하게 충돌한다.

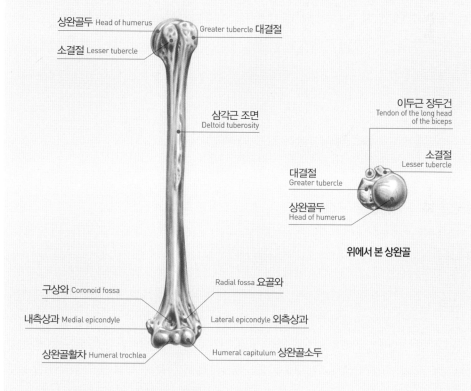

상완골두 Head of humerus
Greater tubercle 대결절
소결절 Lesser tubercle

삼각근 조면
Deltoid tuberosity

이두근 장두건
Tendon of the long head
of the biceps

소결절
Lesser tubercle

대결절
Greater tubercle

상완골두
Head of humerus

위에서 본 상완골

구상와 Coronoid fossa
Radial fossa 요골와

내측상과 Medial epicondyle
Lateral epicondyle 외측상과

상완골활차 Humeral trochlea
Humeral capitulum 상완골소두

앞에서 본 상완골

등 근육은 우리 몸에서 가장 복잡한 근육이라고
해도 과언이 아니다. 등 근육의 형태는 근육의 외
형뿐만 아니라 기능까지 좌우할 정도로 근육에
큰 영향을 미친다. 이처럼 근육의 형태에 큰 영향
을 받는 근육은 아마도 종아리 근육과 등 근육뿐
일 것이다.

　등 근육은 미적으로 봤을 때는 어깨 주변에서
최대한 넓어야 하며, 엉덩이 아래쪽까지 최대한
밑으로 내려와야 한다. 긴 광배근은 모두의 선망
의 대상이지만 해부학적으로 이런 몸을 타고나
는 사람은 역시나 그리 많지 않다.

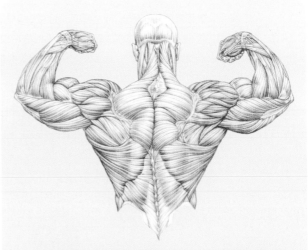

등 근육은 신체 부위 중에서도 발달시키기 가장 까다로운 근육이다.

등의 해부·형태학적 특징

넓은 광배근 VS. 좁은 광배근

상체를 전체적으로 놓고 봤을 때 광배근은 상완골 최대한 아래쪽에 붙어 있을수록 더 커 보인다.
반면, 상완골 위쪽에 붙어 있을수록 광배근은 작아 보인다. 눈으로 봤을 때는 이런 몇 밀리미터 차
이가 크게 느껴지지 않을 수도 있지만, 그 몇 밀리미터의 차이가 등 근육의 힘뿐만 아니라 동원 능
력까지 좌우한다. 광배근 힘줄이 상완골 위쪽에 붙어 있을수록 등 운동 시 광배근을 동원하기가
힘들다. 그래서 풀업이나 로우를 할 때 광배근 대신 팔 근육이 동원되어 부족한 힘을 보충하게 된
다. 반면, 광배근 힘줄이 상완골 아래쪽에 붙어 있을수록 등 운동 시 광배근을 동원하기가 쉽다.
이 경우에는 풀업이나 로우를 할 때 팔이 적게 개입되고, 지렛대 원리의 도움을 받아 더 많은 힘을
낼 수 있다.

　데드리프트를 할 때도 동원되는 근육에 차이가 생긴다. 광배근 힘줄이 상완골 아래쪽에 붙어 있
으면 데드리프트를 할 때 등 근육의 자극을 더 선명히 느낄 수 있다. 반면, 광배근이 상완골 위쪽
에 붙어 있으면 등 상부 근육이 해야 할 운동 일부분을 승모근이 대신 해 버리고, 광배근도 잘 동
원되지 않는다. 126p에서는 이런 불균형한 근육 동원을 해결할 운동법에 대해 알아볼 것이다.

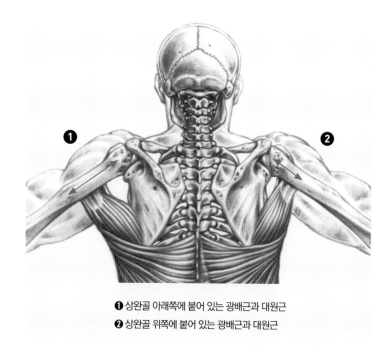

❶ 상완골 아래쪽에 붙어 있는 광배근과 대원근
❷ 상완골 위쪽에 붙어 있는 광배근과 대원근

등 운동을 할 때 정확히 등 근육의 어떤 부위가 동원될지 알 수 있을까?

광배근이나 하부 승모근, 대원근 발달에 애를 먹는 사람들은 이런 개별 부위를 발달시키기에 가장 좋은 운동이 무엇인지 궁금해하곤 한다. 사실 등 운동이 등 근육 여러 부위에 미치는 영향을 분석한 논문은 이미 많이 발표되었다. 하지만 안타깝게도 이런 논문들은 다음과 같은 변수들을 고려하지 않았다.

- 팔뚝의 길이
- 내전이나 외전 능력
- 광배근이 상완골에 부착되는 지점
- 견갑골의 가동성
- 광배근으로 해야 할 운동을 어깨나 팔로 대신하는 성향이 있는지 여부

이처럼 다양한 변수가 존재하기 때문에 사람마다 등 근육이 동원되는 방식에는 큰 차이가 있을 수밖에 없다. 그래서 논문을 읽으면 읽을수록 서로 모순되는 점만 보이고, 논문에서 얻은 결론을 헬스클럽에서 그대로 접목하는 데 애를 먹곤 한다. 따라서 논문에 의존하는 것보다 자기 몸의 느낌에 따라 운동하는 것이 낫다.

팔 길이가 미치는 영향

팔이 짧으면 팔과 상체 사이의 빈 공간을 빼곡히 채운 거대한 광배근을 갖고 있는 것처럼 보인다. 이는 특히 백 포즈를 취할 때 두드러진다. 반면에 팔이 길면 팔과 상체 사이의 빈 공간이 드러나서 등 근육이 빈약한 것처럼 보인다.

어깨 너비의 모순적 역할

어깨가 좁으면 등 근육이 엄청 발달한 것처럼 보인다. 몸에 힘을 풀고 있을 때도 등 근육이 삼각근 못지않게 넓어 보인다. 또한 근육을 채워 넣어야 할 공간이 많지 않으므로 등 근육이 빠르게 성장하는 것처럼 보인다.

　반면에 어깨가 넓으면 등 근육이 삼각근처럼 넓어 보이기 쉽지 않으며, 등 근육이 주는 위압감도 약하다. 하지만 이러한 단점은 혼자서 거울을 볼 때는 잘 보이지만, 이상하게도 대회에서 어깨가 좁은 사람과 넓은 사람이 나란히 서면 차이가 크게 두드러지지는 않는다.

대회에서는 왜 등 근육을 중요하게 여길까?

복근이 길고 등 근육이 상체 높은 곳에 붙어 있으면 허리의 V 라인이 두드러진다. 그러면 옷을 입었을 때는 정말 멋있어 보이지만, 보디빌딩 대회에서는 크게 인정받기 힘들다. 대회에서 선수들의 등 근육에 높은 점수를 부여하는 이유는 매우 단순하다. 등 근육이 근육 발달의 최종 미션 같은 존재이기 때문이다. 심지어 최고의 프로 보디빌더 중에도 아마추어 같은 등 근육을 가진 보디빌더가 많다.

　이처럼 등 근육의 완성도는 선수마다 차이가 크기 때문에 심사위원 입장에서는 점수를 매기기가 수월하다. 사실 팔 근육 같은 부위는 이두근과 삼두근의 형태가 사람마다 제각각이기 때문에 누가 최고의 팔을 가졌는지 가리기가 정말 힘들다. 특히 엘리트 선수들일수록 우열을 가리기가 어렵다. 잘 발달된 수많은 팔 중에서 최고의 팔을 가리는 게 과연 쉬운 일일까? 반면, 등 근육은 우열을 가리기가 쉽다. 데피니션이 부족한 선수도 있고 근육량이 부족한 선수도 있으며, 둘 다 부족한 선수도 있기 때문이다. 심사위원 입장에서는 이런 선수들을 하위권으로 보내고 나머지 선수들의 심사에 집중할 수 있으니 한결 수월할 수밖에 없다.

일상적으로 자주 사용하지 않는 근육은 자극하기 힘들다

굳이 대회에 나갈 생각이 없더라도 수많은 보디빌딩 챔피언들이 등 근육 발달에 애를 먹는다는 사실에는 분명히 상징적인 의미가 있다. 광배근, 대원근, 하부 승모근은 전신 근육 중에서 가장 발달시키기 어려운 근육일 것이다. 근육을 잘 느끼기가 힘들고, 이로인해 근비대를 이루기가 어려울 수밖에 없기 때문이다.

풀업이나 로우를 할 때 등 근육이 잘 느껴지지 않는다면 등 근육 트레이닝에 혁명을 불러일으킨 컨버징 머신을 사용해 보자. 컨버징 머신을 사용하면 원형에 가까운 궤도로 수축하면서 운동할 수 있다(풀업을 예로 들자면 손잡이를 아래로 당기는 동시에 안쪽으로 당길 수 있다). 초보자가 컨버징 머신으로 운동하고 나면 운동 궤도가 직선에 가까운 프리웨이트 복합 관절 운동을 할 때도 등 근육의 자극을 잘 느낄 수 있다. 반면에 운동 궤도가 직선인 운동만 하면 몇 달, 몇 년이 지나도 등 근육을 제대로 느끼는 방법을 터득하지 못할 수도 있다.

컨버징 머신의 위력은 유니래터럴 운동을 할 때 특히 두드러진다. 문제는 이런 머신을 다 갖추고 있지는 않다는 것이다. 하지만 다행히도 하이 풀리와 로우 풀리를 활용하면 이와 비슷한 원형 궤도로 운동할 수 있다. 풀리를 사용한 방법의 유일한 문제라면 적은 힘으로도 중량을 들 수 있어서 중량이 너무 가볍게 느껴진다는 것이다. 따라서 이 경우에는 중량을 더 많이 끼우고 운동하도록 하자.

등 근육과 관련된 병리학적 문제

등을 단련할 때 고중량을 사용해 광배근을 과도하게, 반복적으로 늘이면 광배근 위쪽이나 아래쪽 힘줄이 파열되는 경우가 있다. 하지만 이러한 광배근 파열은 흔치 않다. 등 운동 시 가장 걱정해야 할 부상은 풀업 중에 발생하는 어깨의 간접적인 부상이다.

풀업과 극상근 부상

풀업은 팔을 머리 위로 들고 하는 운동이기 때문에 흔히 극상근에 부담이 가는 운동으로 간주된다(54p 참고). 이런 자세는 견봉 밑의 공간을 좁게 만들어서 극상근의 과사용 손상을 유발한다. 이와 같은 극상근의 과사용 손상은 특히 풀업과 비슷한 동작을 자주 하는 체조 선수나 등반가에게도 많이 발생한다.[1-2]

하지만 모든 풀업 운동이 똑같이 위험한 것은 아니다. 풀업은 종류와 상관없이 극상근 부상의 위험을 높이긴 하지만 특히 와이드 그립, 언더 그립(새끼손가락이 마주보는) 풀업이 가장 위험하다.[3] 즉, 중간 너비의 오버 그립(엄지손가락이 마주보는)은 그보다 덜 위험하다는 뜻이다(위험이 아예 없다는 뜻은 아니다).

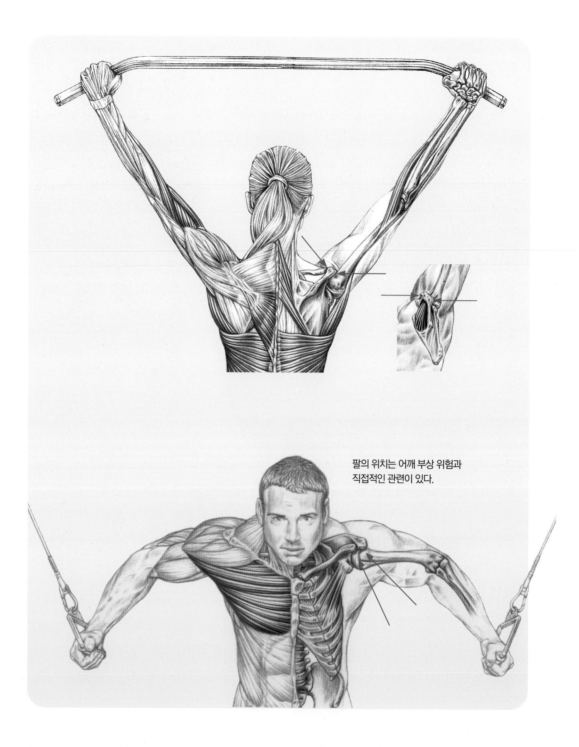

팔의 위치는 어깨 부상 위험과
직접적인 관련이 있다.

부상 예방 차원에서 로우가 풀업보다 나은 이유

부상 예방 차원에서는 로우가 풀업보다 훨씬 낫다. 앞에서도 설명했지만 팔을 머리 위로 들고 운동하면 어깨가 많이 사용된다. 반대로 팔을 머리 위로 들지 않으면 어깨의 공간이 넓어진다. 로우는 풀업과 달리 팔을 머리 위로 높이 들지 않아도 된다. 그래서 어깨의 부담이 적다. 어깨에 통증이 없더라도 풀업을 하는 날 사이에는 로우만 하는 날을 하루 끼워 넣어서 어깨가 회복할 시간을 주는 것이 좋다.

　로우가 어깨에 부담을 덜 주는 것은 맞지만, 팔을 뻗을 때(신장할 때) 이두근을 다칠 위험이 있다. 특히 언더 그립을 사용할 때 더 그렇다. 또한 허리 부상 위험도 풀업보다 로우가 더 크다. 로우는 요추를 압박하고 짓누르지만 풀업은 척추가 받는 압력을 줄여주기 때문이다.

하이브리드 운동의 장점

풀리나 머신을 활용하여 풀업과 로우를 결합한 하이브리드 운동을 실시하면, 어깨의 부담을 덜어줄 수 있다. 또한 몸 앞쪽으로 풀업을 하더라도 상체를 뒤로 기대고, 흉곽을 완전히 팽창하면 극상근의 마모를 줄일 수 있다.

　하지만 이 자세는 어깨 보호 효과는 뛰어나지만 광배근, 대원근 대신 중앙 승모근과 능형근을 동원한다.

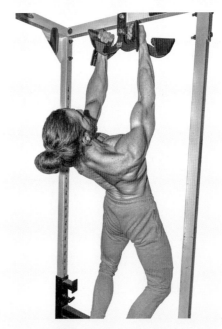

프런트 풀업을 할 때 상체를 뒤로 기대면 극상근의 마모를 줄일 수 있다.

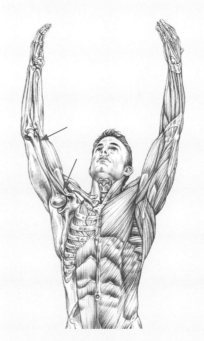

등을 자극하는 복합 관절 운동을 할 때는 절대로 팔을 완전히 뻗으면 안 된다. 그림과 같은 자세가 부상을 입지 않고 팔을 뻗을 수 있는 최대 범위다. 이 범위를 넘어가면 화살표 표시한 이두근의 두 부위가 파열될 수 있으니 주의하자.

바이래터럴 VS. 유니래터럴 트레이닝의 효과를 비교해보자

풀업

머신이나 하이 풀리를 사용해 팔을 머리 위로 들고 풀업 운동을 할 때는 한 팔만 사용하느냐, 양팔을 동시에 사용하느냐에 따라 근육을 늘여줄 때의 위험 부담이 달라진다. 양팔을 동시에 사용할 때는 그립의 너비와 상관없이 어깨에 부담을 주지 않고는 광배근을 완전히 늘이기 힘들다. 특히 광배근이 상완골 위쪽에 붙어 있는 사람이라면 더 그렇다. 하지만 한쪽 팔만 사용해 유니래터럴 트레이닝을 하면 바이래터럴 트레이닝을 할 때보다 안전하게 근육을 늘여줄 수 있다.

다시 한 번 강조하지만 이두근이 파열되고 싶지 않다면 등 운동을 할 때 팔을 완전히 뻗지 말아야 한다. 또한 네거티브 동작에서 포지티브 동작으로 넘어갈 때 신체 반동을 쓰지 않도록 주의하자. 신체 반동을 쓰면 어깨 인대가 강한 충격을 흡수해야 하기 때문에 결과적으로 인대가 과도하게 늘어나 어깨가 불안정해질 수 있다.

유니래터럴 트레이닝을 하면 팔을 완전히 뻗지 않고도 광배근을 잘 늘여줄 수 있다. 근육을 늘여주는 단계에서는 어깨를 움직이지 말고, 운동 중인 팔쪽으로 몸을 살짝 기울여서 동작하자. 그 다음 근육의 수축 단계에서는 그대로 운동 중인 쪽으로 몸을 비틀어 광배근을 강하게 수축한다.

유니래터럴 트레이닝을 하면 가동 범위가 넓어져서 부상 위험이 줄어들고, 운동 생산성은 높아

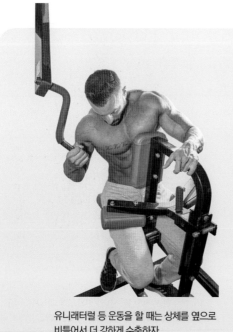

유니래터럴 등 운동을 할 때는 상체를 옆으로 비틀어서 더 강하게 수축하자.

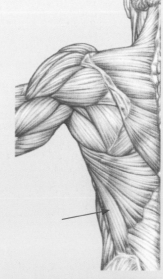

수축 단계에서 상체를 옆으로 비틀면 특히 이 부위가 강하게 자극된다. 이 부위는 오직 유니래터럴 운동만으로 자극할 수 있다.

진다. 골반만 좀 틀어주면 팔을 다 뻗지 않고도 광배근을 쭉 늘여줄 수 있기 때문이다. 광배근이 상완골 위쪽에 붙어 있어서 광배근을 동원하기 어려운 사람도 유니래터럴 트레이닝을 하면 근육이 더 잘 동원된다.

또한 유니래터럴 트레이닝은 수축 단계에서 상체를 옆으로 비틀수록 평소에는 자극하기 어려운 광배근 아래쪽이 강하게 자극된다. 양팔을 모두 사용하는 바이래터럴 트레이닝만 하면 광배근 아래쪽을 발달시키기가 어렵다. 양팔을 동시에 사용하면 상체를 좌우로 움직이는 것이 불가능하기 때문이다. 그러면 광배근도 잘 늘여주기 힘들고, 이두근과 어깨도 부상 위험에 더 노출된다.

로잉 운동

로잉 운동도 양팔을 모두 사용하느냐, 한쪽 팔만 사용하느냐에 따라 등의 자극 부위가 다르지만, 차이가 크진 않다. 양팔로 바이래터럴 로우를 할 때는 네거티브 단계에서 승모근과 능형근 중앙이 더 잘 늘어나지만, 광배근은 그보다 덜 늘어난다. 반면, 유니래터럴 로우를 할 때는 등 중앙이 덜 자극된다.

어깨가 좁다면 유니래터럴 방식으로 로우를 할 것을 추천한다. 그래야 양쪽 견갑골이 너무 빨리 부딪치는 것을 방지할 수 있다. 이는 견갑골의 가동성이 떨어지는 사람일수록 더 그렇다.

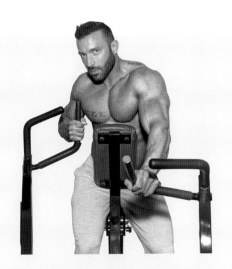

견갑골 가동성이 좋은 사람이 유니래터럴 방식으로 운동하면 광배근 아래쪽이 더 잘 동원된다. 특히 수축 단계에서 운동하는 쪽으로 상체를 비틀면 근육이 한층 더 잘 동원된다.

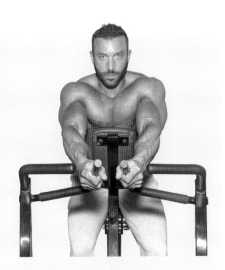

바이래터럴 로우는 유니래터럴 로우보다 등 중앙을 잘 자극한다.

등 근육을 키울 때 겪는 문제

Q 저는 전신 근육 중에 등 근육의 데피니션이 제일 밋밋합니다.
특별한 식이 요법을 실시해도 등의 체지방이 잘 줄지 않습니다. 어떻게 해야 할까요?

A 자신이 얼마나 뚱뚱한지를 판가름하려면 몸에서 가장 지방이 많이 쌓인 부위를 살펴봐야 한다. 사람들은 일반적으로 배에 쌓인 체지방을 보고 살이 얼마나 쪘는지를 판단한다. 하지만 운동선수 중에는 복부보다 등이나 허리에 지방이 더 많이 쌓이는 사람이 많다. 근육을 키우거나 다이어트를 할 때는 데피니션이 가장 밋밋한 부위를 보고 진척도를 판단해야 한다. 다른 부위는 다 말랐는데, 등 같은 한 부위에만 지방이 쌓여 있으면 그 마지막 장애물을 넘기 위해 엄청난 양의 근손실을 감수해야 한다. 반면에 체지방 수치가 똑같더라도 체지방이 온몸에 고르게 분산되어 있으면 다이어트를 하더라도 근손실이 크지 않다.

이 문제는 감량 막판에 해결할 수 있는 문제가 아니라 비시즌 내내 노력해야 해결할 수 있는 문제다. 일단 트레이닝 세션을 마칠 때마다 중간 높이의 풀리를 사용해 풀오버를 100회씩 해서 등에 지방이 과도하게 쌓이는 것을 막자(단, 내일 등 운동을 할 예정이라면 안 해도 된다). 만약 승모근 아래쪽의 데피니션이 밋밋하다면 견갑골을 꽉 쥐어짜자(그러면 광배근의 운동량은 감소한다). 반면에 지방이 등 전체에 고르게 분산되어 있다면 견갑골을 덜 쥐어짜서 등 근육이 전체적으로 동원되게 한다. 한편 지방이 주로 허리나 둔근, 슬굴곡근 상단에 쌓인다면 트레이닝 세션을 마칠 때마다 하이퍼익스텐션 벤치에서 백 익스텐션을 100회씩 해보자.

일반적으로 알려져 있는 것과 달리 특정 근육을 집중적으로 운동하면 체지방의 부분 감량이 가능하다는 사실이 과학적으로 분명히 입증되었다.[4] 그저 감량되는 지방의 양이 많지 않을 뿐이다. 비시즌에 이런 식으로 6개월에서 1년간 노력하면 대회를 앞두고 심한 다이어트를 할 필요도 없고, 손실되는 근육의 양도 줄어든다.

로우를 할 때 견갑골의 가동성이 부족해서 어깨를 뒤로 당기기 힘들다면 보타이 밴드를 착용해 가동 범위를 넓혀 보자.

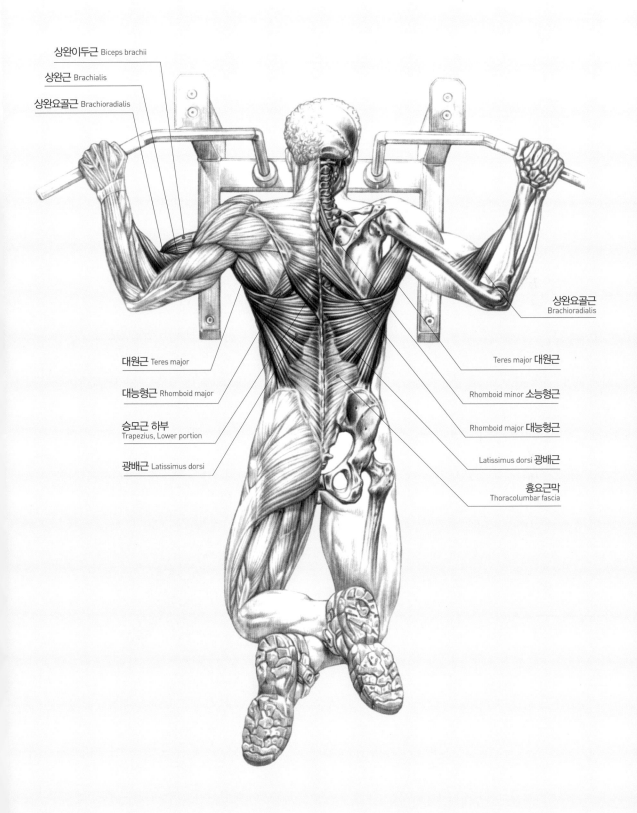

상완이두근 Biceps brachii

상완근 Brachialis

상완요골근 Brachioradialis

상완요골근
Brachioradialis

대원근 Teres major

대능형근 Rhomboid major

승모근 하부
Trapezius, Lower portion

광배근 Latissimus dorsi

Teres major 대원근

Rhomboid minor 소능형근

Rhomboid major 대능형근

Latissimus dorsi 광배근

흉요근막
Thoracolumbar fascia

1 | 역도 스내치 WEIGHTLIFTING SNATCH

전신의 모든 관절을 동원하는 복합 관절 운동이다. 즉 정도의 차이는 있지만, 사실상 전신의 모든 근육이 동원된다는 뜻이다. 여기선 등 운동으로 소개하긴 했지만, 넓적다리나 어깨 운동에 포함시켜도 되는 운동이다.

운동법

스내치는 보디빌딩 운동의 대표적인 세 가지 동작을 하나로 결합한 운동이다.

1 좁은 스탠스로 쭈그려 앉아, 무릎을 벌리고, 넓은 오버 그립으로 바를 잡은 상태로 운동이 시작된다. 바를 바닥에서 최대한 몸 가까이 들어올리자.

2 바가 대퇴사두근 중간 높이에 도달하면 스내치의 핵심 동작인 두 번째 당기기를 시작하자. 발과 다리로 바닥을 밀며 팔로 바를 당기고, 상체를 뒤로 기대서 상승 동작에 가속도를 더해 배꼽 위로 바를 들자. 팔로 바를 계속 당기며 바 밑으로 들어가 쭈그려 앉자.

3 쭈그려 앉은 상태에서 머리 위로 바를 들고 일어서자.

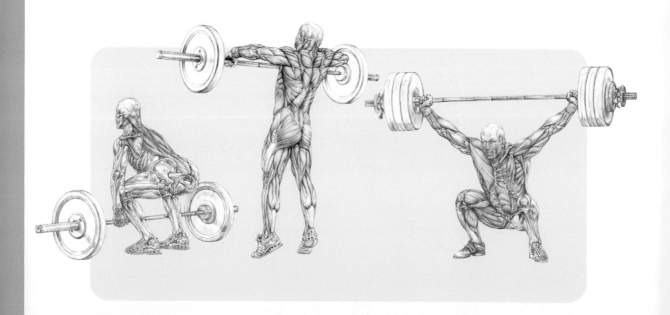

어드바이스

● 준비 자세에서 견갑골을 뒤로 쥐어짜는 대신 허리에 아치를 만들고 팔을 아래로 뻗으면 몸을 앞으로 많이 숙이지 않고도 바를 잡을 수 있다. 그러면 초반 동작을 하긴 쉬워지지만, 척추의 모든 디스크가 받는 압력이 크게 증가한다. 신기록 경신이 아니라 근육을 발달시키는 것이 목표라면 견갑골을 뒤로 쥐어짜고, 허리는 곧게 세운 채로 운동을 시작하는 것이 좋다.

NOTE

● 스내치의 모든 단계를 하나로 연결하려면 근육의 협응 능력이 중요하다. 그래서 스내치는 고도의 테크닉을 요하는 운동으로 분류된다.

● 역도 운동은 타고난 체형의 영향을 많이 받을 수밖에 없다. 여러 동작을 하나로 합친 운동이기 때문이다. 예를 들어 역도 챔피언 중에는 짧은 오다리인 사람이 많은데, 이런 다리는 무릎의 압박을 줄여주고, 동작의 정점과 하위 지점에서 안정감을 준다. 이런 체형은 노력한다고 얻을 수 있는 것이 아니라 타고나야 하는 것이다. 반면, 오다리와 정반대인 안짱다리를 한 사람은 그만큼 힘들어진다. 이들은 양쪽 무릎의 간격이 좁아서(외반슬) 안정감이 떨어지고, 다칠 위험이 크다.

● 고관절과 대퇴골의 골격 구조에 좌우되는 골반의 안정감(29p 참고)도 스내치 수행 능력에 영향을 미친다.

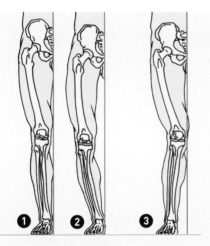

❶ 비교적 곧은 다리(정상적인 무릎)
❷ 역도 챔피언들의 오다리(내반슬)
❸ 운동하는 내내 몸을 불안정하게 하는 안짱다리(외반슬)

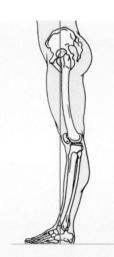

무릎이 뒤로 많이 밀려나 있으면(전반슬) 머리 위로 중량을 들고 섰을 때 특히 위험하다. 이런 무릎은 남성보다 여성에게서 더 흔히 나타난다.

변형 운동

1 이 운동의 모든 단계를 다 수행할 필요는 없다. 즉, 등 근육만 집중적으로 운동하고 싶다면 바를 쇄골까지만 들었다가 운동을 종료하는 것이 낫다. 이는 사실상 데드리프트와 업라이트 로우를 결합한 폭발적인 운동이라고 볼 수 있는데, 그러면 동작도 단순해지고 등이 더 잘 자극된다.

2 바를 바닥에 놓는 대신 랙에 올려놓고 높이를 바꿔가며 운동해도 된다. 그러면 광배근과 승모근이 더 동원되고, 허리 근육은 덜 동원된다.

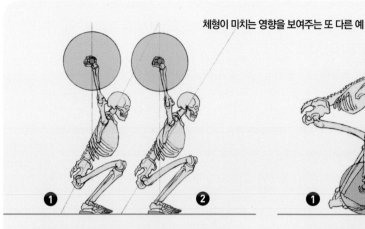 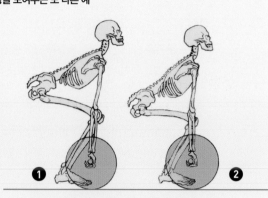

체형이 미치는 영향을 보여주는 또 다른 예

❷와 같이 대퇴골이 길면 상체를 더 앞으로 숙이고, 팔을 머리 뒤로 뻗어야 한다. 하지만 이런 자세는 등과 어깨에 부상을 입을 위험이 있다. ❶처럼 대퇴골이 짧으면 그런 극단적인 자세를 취하지 않고도 균형을 유지할 수 있다.

❶ 팔이 길면 팔이 짧은 사람처럼 엉덩이를 낮출 필요가 없기 때문에 운동 초반부가 쉬워진다.
❷ 하지만 동작의 정점에서는 팔이 짧은 사람 못지않게 동작이 어렵고 위험해진다.

운동의 장점

▶ 한 가지 운동으로 전신의 모든 근육을 자극하고, 협응 능력까지 키울 수 있다.

운동의 제한점

▶ 예전에는 보디빌딩을 포함한 모든 종목의 선수들이 복잡하고 위험하다는 이유로 역도 운동을 멀리했던 적이 있었다. 그런데 최근 크로스-트레이닝 붐에 힘입어 역도가 다시 인기를 얻고 있다.
  하지만 무언가가 유행한다고 해서 그게 꼭 옳다는 법은 없다. 역도 선수들은 무거운 중량으로 적은 횟수만 반복하기 때문에 테크닉에 집중할 수 있다. 역도 운동은 가벼운 중량을 사용하더라도 많은 횟수를 반복하려고 하다 보면 올바른 테크닉에 집중하기가 힘들고, 위험한 자세를 취하게 될 수도 있다. 이런 위험을 방지하려면 팔다리를 올바른 자세로 유지하기 힘들 정도가 되었을 때 운동을 종료하자. 바를 더 들 수 없을 때까지 무리하게 운동해선 안 된다.

위험성

▶ 팔을 머리 위로 뻗어야 하기 때문에 어깨에 부담이 큰 운동이고, 고도의 기술을 요하는 운동이다. 어떤 운동이 인기가 있다고 해서 이런 사실까지 모른 척해선 안 된다. 역도는 임시변통할 수 없다. 오직 오랜 시간 기술을 갈고닦아야 터득할 수 있다.

2 광배근을 위한 데드리프트 DEADLIFT FOR THE LATISSIMUS DORSI

등 전체를 자극하는 복합 관절 운동이다. 특히 바를 사용한 일반 데드리프트보다 광배근을 더 강하게 자극한다는 점이 특징이다.

운동법

로우 풀리에 짧은 스트레이트-바나 EZ-바를 연결하자. 바를 어깨너비로 잡고 뒤로 물러난 다음 올바른 각도를 찾는다. 이때 발과 중량의 최적의 거리를 찾는 것이 중요하다. 발과 중량의 거리가 너무 멀면 가동 범위는 넓어지지만 수축할 때 팔을 상체까지 당기기 힘들어서 운동 효과가 떨어진다. 반면에 거리가 너무 좁으면 팔을 충분히 늘여주기 힘들고, 동작도 일반 데드리프트와 비슷해진다. 상체를 곧게 세우고 허리에 살짝 아치를 만든 상태로 앞으로 약간 숙이자. 그다음 다리를 굽혀서 내려갔다가, 상체를 든다기보다 상체를 향해 팔을 당긴다는 느낌으로 일어선다. 수축을 적어도 1초간 유지하며 견갑골을 쥐어짰다가 다시 내려가자.

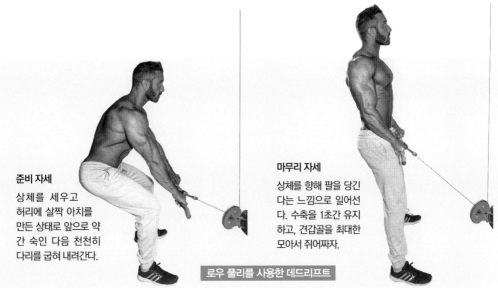

준비 자세
상체를 세우고 허리에 살짝 아치를 만든 상태로 앞으로 약간 숙인 다음 천천히 다리를 굽혀 내려간다.

마무리 자세
상체를 향해 팔을 당긴다는 느낌으로 일어선다. 수축을 1초간 유지하고, 견갑골을 최대한 모아서 쥐어짜자.

로우 풀리를 사용한 데드리프트

어드바이스

● 일반 데드리프트와 달리 아래로 내려갔을 때 팔이 몸 앞으로 많이 나가지만, 이 운동에서 광배근의 역할은 가슴을 들며 일어날 때 상체를 향해 팔을 당기는 것이다. 준비 자세에서 팔과 몸의 거리가 멀수록 광배근을 더 많이 동원할 수 있다. 이 운동법은 특히 광배근이 상완골 위쪽에 붙어 있어서 일반 데드리프트를 할 때 광배근의 자극이 잘 느껴지지 않는 사람에게 좋다. 일반 데드리프트를 할 때는 팔이 몸 앞으로 살짝만 나오며, 이처럼 풀리를 사용한 변형 운동을 할 때보다 몸 가까이에 붙어 있어야 하니 참고하자.

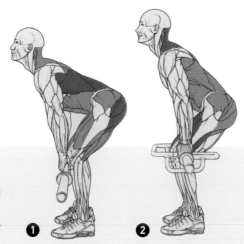

❶ 바가 몸에서 떨어져 있을수록 광배근이
   더 많이 동원된다.
❷ 바가 몸 가까이에 붙어 있으면 광배근
   이 적게 동원된다.

NOTE

● 이 운동의 특징은 시작 자세에서 팔을 쭉 폈다가 일어설 때 등 근육을 수축하면서 상체를 향해 팔을 최대한 당겨야 한다는 점이다. 이 운동을 할 때는 굳이 가동 범위를 넓히려고 애쓰는 것이 무의미하다. 그보다는 광배근의 긴장이 풀리지 않도록 주의해야 한다. 등 근육의 긴장이 풀리는 것이 느껴지기 전에 하강 동작을 멈추자. 이 지점을 넘어가면 넓적다리와 허리 근육이 대부분 운동을 대신 해버린다. 내려갈 때 슬굴곡근이 너무 많이 늘어나는 것 같으면 다리를 살짝 더 굽혀도 좋다.

● 일반 데드리프트와 마찬가지로 리버스 그립 말고 오버 그립을 사용하자. 리버스 그립을 사용하면 손바닥이 위를 향한 쪽의 이두근이 위험에 노출된다. 악력이 부족하면 스트랩을 사용해도 좋다.

● 다른 새로운 운동을 배울 때와 마찬가지로 운동 루틴 마지막에 넣고 해보자. 그러면 다른 등 운동을 하는 동안 브레인-머슬 커넥션이 활성화돼서 광배근의 자극을 더 잘 느낄 수 있다. 이 운동을 루틴 초반에 넣어서 등 근육을 사전 고갈하고 싶으면 우선 운동법부터 숙달해야 한다.

슈퍼세트 전략

● 이 운동은 이두근의 근력에 의존하지 않기 때문에 슈퍼세트로 하기 정말 좋은 운동이다. 등 근육을 자극하는 일반적인 복합 관절 운동과 함께 사전 고갈이나 후피로 트레이닝을 해도 좋다.

변형 운동

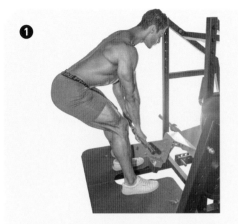

이 운동은 벨트 스쿼트 플랫폼에서 해도 된다.

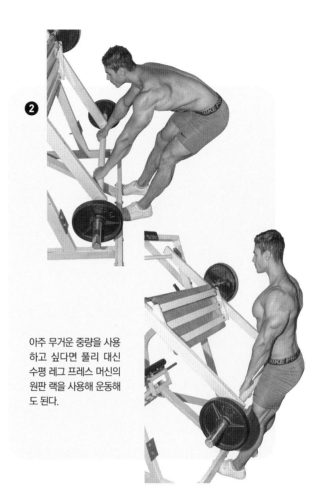

아주 무거운 중량을 사용
하고 싶다면 풀리 대신
수평 레그 프레스 머신의
원판 랙을 사용해 운동해
도 된다.

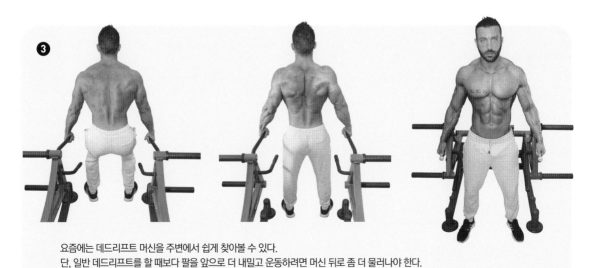

요즘에는 데드리프트 머신을 주변에서 쉽게 찾아볼 수 있다.
단, 일반 데드리프트를 할 때보다 팔을 앞으로 더 내밀고 운동하려면 머신 뒤로 좀 더 물러나야 한다.

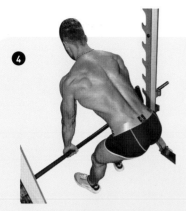

스미스 머신을 사용하면 바를 발목과 10~20센티미터 떨어뜨려 놓고 운동을 시작할 수 있다. 일반 바를 사용하면 거리를 이렇게 벌리기가 어렵다.

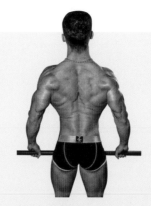

일어나면서 몸을 향해 팔을 당길 때 광배근이 사용된다.

운동의 장점

▶ 이두근 운동과 등 운동을 명확히 구분시켜주는 운동이다. 일반적인 등 운동을 할 때 이두근이 너무 많이 동원되거나, 등 근육의 자극이 잘 느껴지지 않는 사람에게 제격이다.

운동의 제한점

▶ 바닥이 미끄럽지 않은 곳에서 운동해야 하며, 발을 바닥에 단단히 고정해야 한다. 중량 때문에 몸이 앞으로 당겨져 미끄러질 수 있기 때문이다.

위험성

▶ 이 변형 운동의 단점은 상체를 앞으로 숙일 때 허리에 압박이 가해진다는 점이다. 다른 데드리프트 변형 운동을 할 때보다 허리에 아치를 더 제대로 만들려고 노력하고, 중량 벨트를 꼭 착용하자.

3 | 리버스 하이퍼익스텐션 REVERSE HYPEREXTENTION

고관절만 동원하는 단일 관절 운동이지만 허리 근육과 슬굴곡근, 둔근을 동시에 자극한다. 또한 요추를 늘여서 요추의 압박을 해소해 준다는 점이 특징이다.

━━━ 운동법

발을 스트랩이나 발걸이에 고정하고 벤치에 엎드리자. 다리는 아래로 늘어뜨린다. 그다음 허리 근육을 사용해서 다리를 뒤로, 위로 최대한 들자. 1초간 수축한 후 다리를 아래로 내린다.

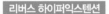

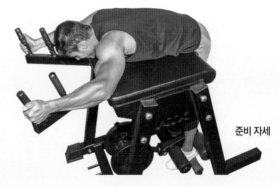

준비 자세

다리를 몸 밑으로 내릴수록 요추 주변이 잘 늘어난다.

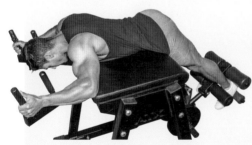

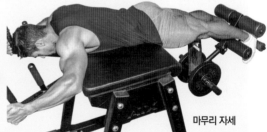

마무리 자세

발은 발걸이에 고정한다.

운동 효과를 극대화하려면
마무리 자세에서 다리를 최대한 곧게 뻗자.

━━━ 어드바이스

- 다리를 아래로 내릴 때 최대한 앞으로 당기려고 노력하자. 최소한 가슴 밑까지는 와야 한다(유연한 사람은 머리 밑까지 당겨도 된다).
- 이 운동도 한 다리씩 따로 실시할 수 있기는 하지만, 양다리로 동시에 실시하는 것이 더 효과적이다.

변형 운동

리버스 하이퍼익스텐션을 하는 두 가지 방법이 있다.

1 **무겁게, 근육을 늘이는 것에 집중하며 실시:** 최대한 무거운 중량을 사용해서 요추의 압박을 해소하는 것을 목적으로 하는 운동법이다. 수축 동작의 가동 범위가 크게 좁아질 정도로 무거운 중량을 사용해야 한다.

2 **가볍게, 근육의 수축에 집중하며 실시:** 가벼운 중량을 사용해서 수축 동작의 가동 범위를 넓혀 허리 근육과 슬굴곡근 발달에 집중하는 운동법이다.

리버스 하이퍼익스텐션을 할 때 발을 고정하는 방법은 두 가지다.

1 **스트랩:** 운동 기구의 가동부에 스트랩을 사용해 발목을 고정하자. 그러면 발을 더 자유롭게 움직일 수 있다.

2 **발걸이:** 운동 기구 가동부에 달린 발걸이에 발목을 고정해도 된다. 그러면 발을 전혀 움직일 수 없다. 스트랩이 발걸이보다 나은 점이 있다면 다리를 바닥과 평행이 되게 일직선으로 뻗었을 때 척추 하단이 갑자기 비틀릴 일이 없다는 점이다.

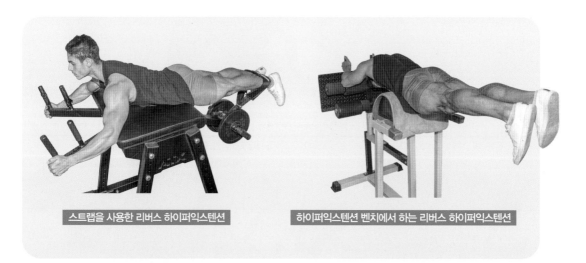

스트랩을 사용한 리버스 하이퍼익스텐션   하이퍼익스텐션 벤치에서 하는 리버스 하이퍼익스텐션

동작 포인트

● 벤치에 엎드려서 다리를 밑으로 늘어뜨리면 다리의 무게만으로도 등 근육을 늘여줄 수 있다. 단순히 등을 늘이는 것이 목적이라면 머신을 사용할 필요 없이 그냥 이 운동의 준비 자세만 취해도 된다는 뜻이다.

● 등을 늘여서 압박을 해소하는 것이 목적이라면 하이퍼익스텐션 벤치를 사용할 수도 있다. 똑같은 준비 자세를 취하되 하체 대신 상체를 바닥과 수직이 되게 아래로 늘어뜨리면 된다. 둘 중 어떤 식으로 운동하든 등을 늘여줄 수 있지만, 리버스 하이퍼익스텐션을 할 때는 머리를 위에 놓고 넓적다리의 무게로 등을 늘여주고, 하이퍼익스텐션 벤치를 사용할 때는 상체의 무게로 등을 늘여준다는 점이 다르다.

NOTE

● 리버스 하이퍼익스텐션을 머신 없이 그냥 하이퍼익스텐션 벤치에서 실시할 수도 있다. 하지만 이렇게 하면 운동 효과가 그리 크진 않다. 발을 몸 밑으로 세게 당겨줄 중량이 없기 때문이다. 그래서 네거티브 단계에서 근육에 쌓이는 탄성 에너지의 양도 적다. 이럴 때는 앞쪽에 저항 밴드를 고정해서 발에 묶고 운동하면 저항을 높일 수 있다.

TIP

● 경사도를 조절할 수 있는 익스텐션 벤치도 있지만 쉽게 찾아보기 힘들다. 스트레이트 벤치가 있다면 벤치 가동부 앞쪽 다리 밑에 작은 원판을 깔아서 높이를 높여 보자. 그러면 동작의 하위 지점에서 근육을 더 깊이 늘여줄 수 있다.

● 중량과 함께 저항 밴드를 사용하면 다리를 벤치 밑으로 더 당길 수 있다. 그러면 가동 범위가 넓어지고 근육이 더 잘 늘어나서 운동 효과가 높아진다.

운동의 장점

▶ 리버스 하이퍼익스텐션의 특징은 다리를 움직여서 허리 근육을 독특하게 자극한다는 점이다. 일반적인 허리 운동(데드리프트, 하이퍼익스텐션 벤치에서 하는 백 익스텐션)을 할 때는 넓적다리를 사실상 고정한 채로 상체를 움직여서 허리에 자극을 준다.

운동의 제한점

▶ 제대로 만들어진 리버스 하이퍼익스텐션 벤치를 찾기가 쉽지 않다. 머리 밑은커녕 가슴 밑까지도 발을 내리기 힘든 벤치가 많다.

위험성

▶ 리버스 하이퍼익스텐션은 사실 기적적인 효과를 내는 운동은 아니다. 또한 허리 근육이 단련되어 튼튼해지기는 하지만 하체와 상체가 일직선이 됐을 때 허리가 위험에 노출될 수 있다. 등 근육을 늘여줄 때는 천장을 향하고 있는 요추는 압력이 해소되지만, 벤치를 마주하고 있는 요추에는 압력이 가해진다.

4 | 데라비에 쉬러그 DELAVIER'S SHRUG

이 운동은 정지부가 견갑극인 상부 승모근 섬유를 주로 자극한다(일반 쉬러그는 정지부가 쇄골인 상부 승모근 섬유를 자극한다).

운동법

중량을 끼운 바를 어깨 뒤쪽 높이에 맞춰 세팅하고 스미스 머신 안에 들어가서 선다. 상부 승모근 최대한 아래쪽에 바를 대자. 상부 승모근을 수축해서 바를 랙에서 들고, 견갑골을 모아 쥐어짜면서 1초간 수축하자. 바를 아래로 내리면서 승모근을 이완한다. 바가 10센티미터 정도 내려왔으면 다시 상부 승모근을 수축해서 동작을 처음부터 반복한다. 세트가 끝나면 손으로 바를 잡아 랙에 조심스럽게 돌려놓자.

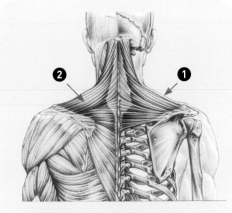

❶ 일반 쉬러그가 주로 자극하는 부위
❷ 데라비에 쉬러그가 주로 자극하는 부위

어드바이스

● 중량을 어깨에 직접 얹고 운동하기 때문에 저항이 손으로 분산되는 것을 막을 수 있다. 또한 팔이 자유롭기 때문에 상부 승모근을 회전하는 능력이 향상되고, 가동 범위도 일반 쉬러그보다 훨씬 넓게 쓸 수 있다.

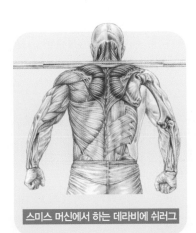

스미스 머신에서 하는 데라비에 쉬러그

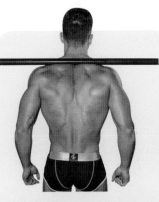

준비 자세를 취한 후 바가 미끄러지지 않도록 주의하면서 어깨를 최대한 밑으로 내리자.

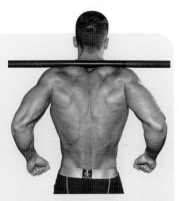

마무리 자세에서는 승모근을 위로 최대한 들자.

NOTE

- 이 운동은 혼자서 하지 않는 것이 좋다. 세트를 시작할 때는 랙에서 바를 들어주고, 세트를 마칠 때는 바를 랙에 돌려놔 줄 수 있는 파트너와 함께 운동하는 것이 좋다. 파트너가 있으면 바가 승모근에서 미끄러지는 것도 방지할 수 있다.

변형 운동

스미스 머신이나 파트너가 없다면 아래와 같이 해 보자.

1 스탠딩 카프 레이즈 머신에서 패드 밑에 어깨를 넣고 운동한다.

2 스탠딩 스쿼트 머신에서 운동한다.

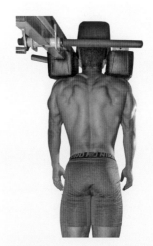

운동의 장점

▶ 일반 쉬러그와는 운동 각도가 달라서 경추가 받는 부담이 적다. 일반 쉬러그를 하면 목의 신경이 눌려서 경미한 두통이 오기도 한다.

▶ 이처럼 상부 승모근 뒤쪽을 중점적으로 단련하면 근육이 더 두꺼워지고, 삼각근이 뒤로 활짝 펴져서 어깨가 더 커 보인다.

운동의 제한점

▶ 이 운동은 유니래터럴 방식으로 하기 어렵다. 물론 할 수는 있지만, 바이래터럴 방식으로 하는 것이 훨씬 생산적이다. 견갑골을 더 세게 쥐어짤 수 있기 때문이다.

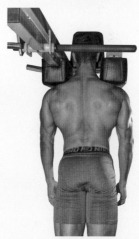

위험성

▶ 일반 쉬러그를 할 때처럼 무거운 중량을 사용할 수는 없지만 허리가 압박을 받는 것은 매한가지다. 특히 상부 승모근 아래쪽을 더 강하게 자극하려고 상체를 앞으로 숙이면 허리의 부담이 커진다. 동작 시 바가 경추에 부딪치지 않도록 승모근 최대한 아래쪽에 바를 대자.

데라비에 쉬러그는 넓적다리나 종아리 운동 머신으로도 할 수 있다.

03 흉근을 키우자

보디빌딩 챔피언 수천 명의 몸을 자세히 관찰해 보면 근육의 형태가 제각각이라는 것을 알 수 있다. 근육의 형태가 똑같은 사람을 찾기란 불가능에 가깝다. 각자가 타고난 해부학적 특징에 따라 근육이 운동에 반응하는 방식이 달라지기 때문이다. 이런 해부학적 복잡성은 특히 흉근에서 더 두드러지게 나타난다. 흉근은 그리 큰 근육은 아니지만 형태와 발달 양상은 사람마다 다르다.

사실 흉근을 이루는 모든 근육을 조화롭게 발달시키기란 매우 힘든 일이다. 한 가지 운동만 해도 흉근의 모든 근육을 동원할 수 있는 선수가 있기는 하지만 그런 사람은 극히 드물다. 대부분의 경우 흉근은 부위별로 나뉘어 동원되는데, 여기에는 정해진 규칙 같은 것도 없다. 여기서는 이런 현상이 나타나는 이유와 이에 대처하는 방법에 대해 알아볼 것이다.

보디빌더들은 흉근 파열 부상을 자주 당한다는 사실을 명심하자. 흉근 파열은 이두근 파열을 제치고 발병률이 가장 높은 보디빌딩 부상 1위에 이름을 올렸다. 그래서 흉근 파열을 방지하는 방법도 함께 살펴볼 것이다.

흉근은 왜 이처럼 불균형하게 발달하는 것일까?

흉근 중앙에 비해 바깥쪽이 더 잘 발달한 선수가 있는가 하면, 흉근 위쪽에 비해 아래쪽이 더 잘 발달한 선수도 있다. 이러한 현상이 발생하는 이유는 흉근 운동을 할 때 흉근이 전체적으로 다 동원되지 않고 부위별로 나뉘어 동원되기 때문이다. 만약 흉근을 이루는 모든 근육이 동일하게 수축된다면 쇄골 주변의 흉근만 발달이 더딘 사람도 없을 테고, 모든 사람의 흉근 안쪽과 바깥쪽이 균형 있게 발달했을 것이다. 동일한 근육인데도 근섬유들이 부위별로 나뉘어 동원되고, 수축 강도도 다르다는 것은 여러 과학 논문을 통해 이미 증명된 사실이다.[1-3] 이처럼 모든 근섬유가 똑같이 동원되는 것이 아니므로 부위별로 근비대에 차이가 있을 수밖에 없고, 자주 동원되는 근섬유일수록 빠르게 성장하는 것이다.[2]

이런 현상은 이두근처럼 단순한 근육에서도 분명히 확인할 수 있고, 흉근처럼 복잡한 근육에서는 더 확연히 드러난다. 대흉근은 여러 근육이 층층이 쌓여 이루어져 있으며, 이들 근육은 근육 운동을 했을 때 저마다 다른 반응을 보인다. 흉근이 불균형하게 발달하는 이유는 여러 가지가 있지만, 가장 큰 요인은 다음과 같다.

- 신경의 분포
- 근육의 길이
- 체형

흉근의 해부학적 분석

신경 분포: 외과 의사의 고민거리

많은 근육이 그러하지만, 특히 흉근은 겉보기와 달리 신경 분포가 매우 복잡하다. 눈으로 봤을 때 근육의 형태가 사람마다 다른 것처럼 신경 분포도 사람마다 다르다. 그래서 똑같은 흉근이더라도 흉근 안의 근섬유가 동원되는 방식에는 차이가 있을 수밖에 없다. 외과 의사는 이런 신경 분포의 차이를 정확하게 파악하려 한다. 사람마다 다른 신경 분포의 차이를 모른 채로 수술하다가는 실수로 신경을 절단할 수도 있기 때문이다. 흉근은 크게 두 가지 신경의 지배를 받는다.

- 하부 흉근의 수축을 통제하는 내측 흉신경
- 상부 흉근 혹은 흉근 전체를 지배하는 외측 흉신경[4]

이런 신경의 크기는 사람마다 다른데, 이에 따라 근육을 수축하는 힘에도 차이가 생긴다. 이런 주요 신경에서 작은 신경들이 뻗어 나와 흉근 전체를 덮고 있다.

외측 흉신경이 상부 흉근을 지배하느냐, 대흉근 전체를 지배하느냐에 따라 흉근이 운동에 반응하는 방식에 차이가 생긴다. 또한 주요 신경에서 뻗어 나온 작은 신경들도 운동 효과에 영향을 미친다.[4] 흉근을 키우다 보면 자신의 신경이 어떻게 분포되어 있는지가 점점 분명해진다. 흉근이 전체적으로 고르게 발달하거나(이런 경우는 드물다), 특정 부위가 다른 부위보다 더 잘 발달할 것이다(대부분 이렇다).

흉근 중앙만 키울 수도 있을까?

겉으로 봤을 때 흉골이 안 보이는 선수들이 종종 있다. 오른쪽 흉근과 왼쪽 흉근이 가까이 붙어 있기 때문이다. 심지어 양쪽 흉근이 닿는 경우도 있다. 이런 사람은 그만큼 근육이 더 길기 때문에 흉근을 쉽고, 빠르게 발달시킬 수 있다.

반면에 양쪽 흉근이 흉골을 사이에 두고 떨어져 있으면 가슴 중앙에 '빈틈'이 생긴다. 가슴 중앙을 집중적으로 운동하면 이 틈을 부분적으로나마 메울 수 있을까? 근

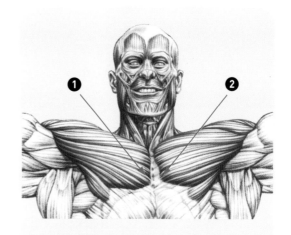

❶ 흉근이 흉골을 덮고 있다.
❷ 흉근이 흉골과 멀리 떨어진 곳에서 정지해 틈이 생겼다. 하지만 이런 구조는 병적인 문제는 아니다.

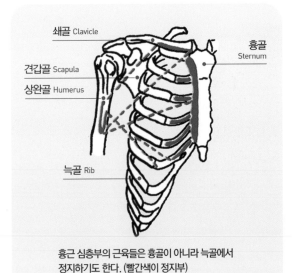

쇄골 Clavicle
견갑골 Scapula
상완골 Humerus
흉골 Sternum
늑골 Rib

흉근 심층부의 근육들은 흉골이 아니라 늑골에서
정지하기도 한다. (빨간색이 정지부)

비대를 극대화하면 가능하기는 하지만 근육 자체의 길이를 늘일 수는 없다. 즉, 타고난 근육의 길이는 바꿀 수 없다는 뜻이다.

사람마다 차이는 있지만, 흉근은 크게 6~7개 근육 다발로 세분화된다. 이때 흉근의 심층부도 고려해야 한다는 사실을 잊어선 안 된다.[5] 흉근 중앙부 발달에 애를 먹고 있다면 이 개념을 특히 잘 이해해야 한다.

흉근의 표층부 근육 다발이 흉골까지 뻗어 있는 것처럼 보여도 심층부의 근육 다발은 그렇지 않을 수도 있다. 흉골 대신 늑골에 붙어 있을 수도 있다는 뜻이다. 흉근 표층부와 심층부의 근육 다발과 이들의 부착부에 따라 흉근 중앙부의 형태가 결정된다. 이처럼 층층이 쌓여 있는, 길이가 제각각인 근육들이 흉근 중앙부의 근비대를 좌우한다. 흉근 중앙부를 자극하는 운동을 똑같이 실시하더라도 근육이 반응하는 방식에 차이가 생기는 이유가 바로 이 때문이다.

겹겹이 쌓여 있는 흉근의 근육들을 육상 경기장의 경주로라 하고, 경주 중에는 경주로를 바꿀 수 없다고 가정해 보자. 모든 선수가 동일한 속도로 달린다면 가장 안쪽 경주로에서 출발한 선수는 다른 선수들, 특히 제일 바깥쪽 경주로에 있는 선수보다 훨씬 빨리 완주할 수 있을 것이다. 바깥쪽 경주로에 있는 선수는 더 먼 거리를, 더 오래 달려야 완주할 수 있다.

흉근의 심층부와 표층부 근육도 이와 마찬가지다. 심층부 근육은 좁은 가동 범위로 운동해도 끝에서 끝까지 완전히 수축할 수 있지만, 표층부 근육은 넓은 가동 범위로 운동해야 완전히 수축할 수 있다. 벤치프레스를 예로 들면 흉근의 심층부 근육이 거의 다 수축한 지점에서 표층부 근육은 반만 수축해 있는 것이다. 이때 표층부 근육까지 완전히 수축하려면 내로우 그립 벤치프레스를 할 때처럼 양손을 더 가까이 모으거나, 컨버징 머신이나 덤벨로 프레스를 해야 한다.

결론

흉근 운동 중에 양손을 가까이 모을수록 흉근 중앙부 근육이 더 많이 동원된다.

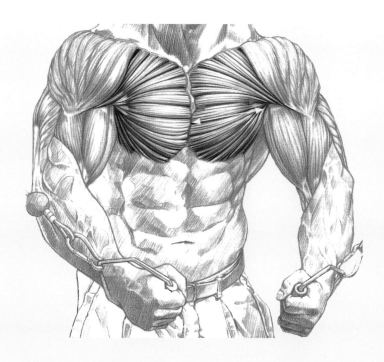

늑골에서 정지하는 흉근의 심층부 섬유(빨간 화살표)는 표층부 섬유와 달리 좁은 가동 범위로 운동
해도 완전히 수축할 수 있다. 흉골에서 정지하는 표층부 섬유(노란 화살표)를 완전히 수축하려면
142p의 ❷번 사진처럼 양손을 교차해야 한다.

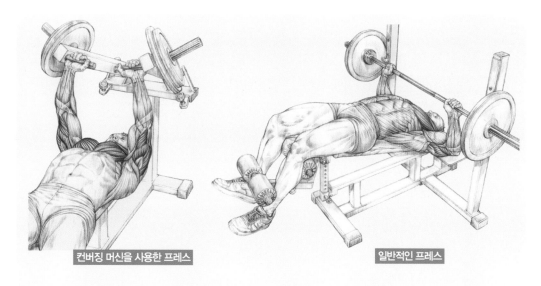

컨버징 머신을 사용한 프레스   일반적인 프레스

컨버징 머신을 사용하면 일반적인 프레스를 할 때보다 양손을 더 가까이 모을 수 있어서 흉근 중앙부가 더 잘 동원된다.

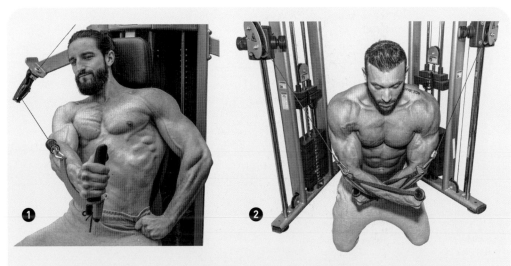

❶ 유니래터럴 운동을 할 때든 ❷ 바이래터럴 운동을 할 때든, 흉근을 완전히 수축하려면 팔을 몸 앞으로 교차해서 최대한 강하게 수축하려고 노력해야 한다.

좋은 트레이닝 도구를 가려내는 방법

스미스 머신 VS 프리웨이트: 흉근 성장에 가장 효과적인 방법은?

바를 사용해 벤치프레스를 할 때와 스미스 머신을 사용해 벤치프레스를 할 때의 근육 활성도를 한 연구진이 비교했다.[6] 그 결과 스미스 머신보다 바를 이용해서 운동할 때 전체적 근육 활성도가 더 좋다고 밝혀졌다. 똑같이 흉근을 동원하는 운동을 하는데 활성도에 차이가 나는 이유는 무엇일까? 그 답은 바로 어깨, 그중에서도 어깨 바깥쪽과 어깨 앞쪽에 숨어 있다.

헬스클럽에서 보내는 시간을 최대한 줄이고 싶으면 바를 이용해 벤치프레스를 하는 것이 맞다. 하지만 벤치프레스를 할 때 어깨를 사용해 밀어내는 경향이 강한 보디빌더는 흉근 성장에 애를 먹는다. 흉근만 키우고 싶은데 자꾸 다른 근육이 함께 동원되기 때문이다. 즉, '근육이 많은 사람일수록 머신 대신 프리웨이트로 운동해야 한다'는 말이 항상 옳은 것은 아니라는 뜻이다.

좁은 벤치가 넓은 벤치보다 좋을까?

흉근 운동을 할 때 어떤 너비의 벤치가 가장 좋은가에 대해선 논란이 끊이질 않는다. 다음 중에 뭐가 더 좋을까?

- 흉근을 더 잘 늘여주고, 가동 범위도 넓게 할 수 있는, 좁은 벤치
- 가동 범위를 좁혀주는 넓은 벤치

상업적으로는 좁은 벤치가 더 인기다. 요즘 벤치나 머신 등받이는 평균 25~35센티미터로 매우 좁다. 왜 그럴까? 일단 첫째로 벤치(특히나 머신)를 모든 사람, 특히 여성도 사용할 수 있도록 만들기 때문이다. 둘째는 겉보기에도 좁은 벤치가 더 예쁘고, 제작 단가를 맞추기도 좋기 때문에 좁은 벤치가 표준이 되었다.

물론 좁은 벤치에서 운동하면 팔꿈치를 더 밑으로 내릴 수 있긴 하다(특히 덤벨로 운동할 때). 이처럼 근육을 쭉 늘였다가 중량을 들어올리면 곧장 근육이 수축하는 느낌이 느껴진다. 하지만 이 경우 근육을 무리해서 늘이다가 대흉근 힘줄 부착부에 미세 손상이 생길 수 있다. 특히나 무거운 중량으로 운동할 때는 그 위험성이 더 커진다. 근력이 특정 수준 이상으로 성장하면 대흉근이 자주 파열되는 이유도 이 때문이다.

또한 벤치가 좁을수록 등받이와 맞닿아 있는 견갑골과 상완골이 불안정해지기 때문에 무거운 중량으로 운동하면 안정근이 활성화됐더라도 어깨의 부담이 커진다.

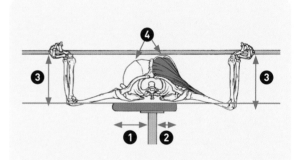

❶ 넓은 벤치는 어깨를 잘 보호해 준다.

❷ 좁은 벤치는 넓은 벤치보다 어깨를 덜 방해하지만, 어깨가 자유로워진 만큼 부상이 발생할 위험도 증가한다.

❸ 체스트 프레스(플로어 프레스도 포함)를 할 때는 팔뚝 길이가 가동 범위를 좌우한다. 왼쪽은 팔뚝이 짧아서 가동 범위가 좁다. 오른쪽은 팔뚝이 길어서 가동 범위가 넓고, 그만큼 부상 위험도 증가한다.

❹ 체스트 프레스(플로어 프레스는 제외)를 할 때는 흉곽의 크기가 가동 범위에 영향을 미친다. 왼쪽은 흉곽이 작아서 바를 더 밑으로 내려야 한다. 오른쪽은 흉곽이 커서 가동 범위가 좁고, 덕분에 무거운 중량을 사용해도 부상 위험이 크지 않다.

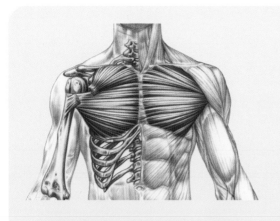

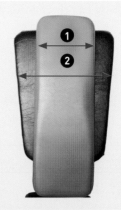

대흉근 힘줄이 파열되는 대표적인 이유는 팔을 너무 아래까지 내려서 흉근을 지나치게 늘이기 때문이다.

❶ 일반적인 벤치의 너비
❷ 다양한 체형에 맞게 너비를 조정할 수 있는 벤치

다시 유행하는 플로어 프레스

순전히 상업적인 이유로 좁은 벤치를 써야 하는 상황에 처한 보디빌더들은 대응에 나섰다. 어깨가 넓을수록 좁은 벤치의 위험성은 커진다. 견갑골을 지탱할 공간이 부족하기 때문이다.

대흉근 파열이나 어깨 부상을 막기 위해 바닥에서 벤치프레스를 하는 것(플로어 프레스)이 다시 인기를 얻고 있다. 사실 웨이트 트레이닝 벤치가 개발되기 전에는 바닥에 누워서 벤치프레스를 했다. 그러면 약간 불편할 수는 있지만 바닥이 견갑골을 완벽히 지탱하고 어깨를 안정시켜서 문제 발생을 막아준다. 또한 팔꿈치가 바닥에 빨리 닿는 만큼 가동 범위도 좁아지기 때문에 대흉근 힘줄이 파열될 위험도 적다. 플로어 프레스를 할 때 가동 범위가 좁아지는 정도는 팔뚝의 길이가 좌우한다. 벤치프레스를 잘하는 사람들은 팔뚝이 짧고 가동 범위도 좁은데, 이들은 플로어 프레스를 할 때 가동 범위가 3센티미터 정도만 줄어든다. 반면에 팔뚝이 긴 사람은 가동 범위가 최대 절반까지 줄어들기도 한다.

쇄골이 넓은 사람이 플로어 프레스를 하면 견갑골이 잘 지탱돼서 흉근의 자극을 더 잘 느낄 수 있고, 어깨는 적게 사용된다. 이처럼 어깨가 넓은 사람은 일반적인 흉근 운동을 할 때 견갑골을 안정시키기가 힘들다. 이로 인해 어깨가 뒤에 머물지 않고, 앞으로 나와서 흉근이 할 운동 일부분을 대신 해버리기 때문에 흉근보다 어깨가 더 많이 동원된다.

어깨가 좁은 사람은 어깨만 뒤로 편 채로 프레스를 하면 어깨 앞쪽 근육의 개입을 받지 않고 흉근을 동원할 수 있다. 그래서 이런 사람에게는 좁은 벤치가 아주 잘 맞는다.

반면, 어깨가 넓은 사람에게는 좁은 벤치가 잘 맞지 않는다. 흉근의 운동량이 줄어들고, 어깨와 이두근, 흉근의 부상 위험도 증가하기 때문이다. 이런 사람은 넓은 벤치를 사용하는 것이 좋지만, 이를 주변에서 찾아보긴 힘들다. 이럴 경우 운동 매트 3~5장을 좁은 벤치 위에 깔아보자. 그러면 벤치 너비가 양쪽으로 늘어나는 효과를 볼 수 있다.

보타이 밴드는 흉근 동원을 극대화한다

어깨가 넓을수록 양쪽 견갑골을 한곳에 모아서 삼각근을 뒤로 완전히 당기기가 힘들다. 하지만 흉근 운동 시 흉근을 완전히 동원하려면 이 자세를 취할 수 있어야 한다. 견갑골이 양옆으로 벌어지고, 흉곽이 쳐지면 흉근이 아닌 어깨로 중량을 밀게 된다. 필자의 경험에 따르면 안정근의 힘이 아무리 세더라도 가동성이 뛰어난 견갑골을 모으기란 쉽지 않다. 즉, 프레스를 할 때 흉근을 더 잘 자극하기 위해선 다른 방법을 찾아야 한다는 뜻이다.

　보타이 밴드는 어깨를 뒤로 당겨서 고정해 주는, 신축성이 좋은 압박 밴드다. 즉, 어깨가 넓은 보디빌더의 체형적인 핸디캡을 부분적으로나마 상쇄해 준다는 뜻이다. 보타이 밴드를 착용하고 운동하면 자세가 개선되어 흉근의 동원이 좀 더 증가한다. 하지만 이는 어깨의 자연스러운 회전을 방해해서 어깨 충돌 증후군을 유발하기도 하므로 보타이 밴드를 사용하는 트레이닝과 일반 트레이닝을 반드시 번갈아 실시해야 한다.

　보타이 밴드가 지닌 뜻밖의 효능 중 하나는 가슴으로 가는 혈류를 부분적으로 차단하여 혈류 제한 트레이닝을 할 수 있다는 것이다(72p 참고). 한 세트가 끝날 때마다 보타이 밴드를 풀면 적당한 강도의 간헐적 혈류 제한 트레이닝을 할 수 있다. 또한 보타이 밴드를 최대한 오래 착용하고 운동하면 혈류 제한 효과가 더 두드러지게 나타나는데, 이는 특히 부상을 당한 후 가벼운 중량으로 운동할 때 도움을 준다.

보타이 밴드가 없으면 무릎용 파워리프팅 밴드를 활용해도 된다. 보타이 밴드처럼 8자로 묶어서

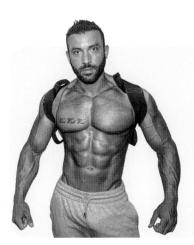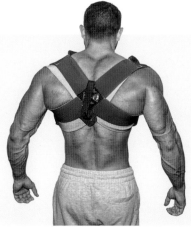

보타이 밴드가 1개로 부족하다면 2개를 착용해도 된다.

착용해 보자. 밴드 하나로 어깨를 뒤로 완전히 펴기 힘들면 2개를 써도 된다.

흉근 운동을 할 때 벨트가 하는 역할

역도 벨트는 주로 스쿼트나 데드리프트 같은 운동을 할 때 요추의 압박을 줄이기 위해 착용한다. 그래서 인클라인 벤치 운동을 제외한 여타 흉근 운동에는 별 쓸모가 없을 거라고 생각할지도 모른다. 그런데 이건 벨트의 효능을 잘 몰라서 하는 소리다. 벨트를 착용하면 상체가 안정돼서 흉곽이 더 단단해지고, 흉근의 동원도 살짝 증가한다. 엄청나게 큰 차이를 만들기야 힘들겠지만 안 쓰는 것보단 쓰는 것이 낫지 않을까? 장기적으로 보면 이런 작은 차이가 모여 큰 차이를 만든다. 그래서 역도 벨트를 차고 흉근 운동을 할 것을 권장한다.

흉근 운동: 앉아서 해야 할까, 누워서 해야 할까?

팔 근육이든 다리 근육이든, 머리를 낮은 위치에 두고 운동하면 머리를 높은 위치에 두고 운동할 때보다 근력이 25~48% 감소한다.[7-9] 사실 근육에 전달되는 신경 신호의 강도는 몸의 자세에 영향을 받는다.[10] 자리에 눕는 자세가 극단적인 자세는 아니지만, 몇몇 보디빌더가 자리에 누워서 운동할 때 제힘을 내지 못하는 이유가 바로 이 때문이다. 그런데도 벤치프레스는 대부분 누운 자세로 실시한다!

물론 누워서도 근육의 힘을 다 끌어내는 선수가 있긴 하지만 대부분은 근력이 약해진다. 이런 사람에게는 앉은 자세에서 운동할 수 있는 머신이 반가울 수밖에 없다. 흉근 운동을 앉아서 하면 누워서 할 때보다 다리로 바닥을 더 세게 밀어서 힘을 보탤 수 있다.

바닥에 누우면 흉곽이 작아지고 호흡도 방해를 받는다.[11] 머신에 앉아서, 그리고 벤치에 누워서 심호흡을 해보자. 아마 누워서 호흡하는 것이 더 어려울 것이다. 누운 자세는 이처럼 운동을 방해하는 요소가 있기 때문에 누워서 흉근 운동하는 것을 힘들어하는 사람이 있는 것이다. 또한 흉근 운동을 할 때 견갑골을 잘 모으지 못한다면 누워서 운동하는 벤치나 머신보다 앉아서 운동하는 머신을 사용하는 것이 낫다. 누워서 운동하면 견갑골이 벤치 가장자리로 밀려날 수 있지만, 앉아서 운동하면 중력이 팔과 견갑골을 아래로 눌러서 옆으로 벌어지는 것을 막는다. 그래서 누워서 운동할 때보다 앉아서 운동할 때 올바른 자세를 취하기가 더 쉽다.

누워서 덤벨로 벤치프레스를 할 때보다 좌식 머신에서 흉근 운동을 할 때 대흉근이 더 잘 자극된다는 사실도 연구를 통해 입증됐다. 덤벨로 운동하면 머신으로 운동할 때보다 어깨 앞쪽이 더 많이 동원된다.[12] 몇몇 사람들에게는 이러한 점이 머신의 엄청난 장점으로 느껴질 것이다.

세트가 진행될수록 왜 중량은 점점 무겁게 느껴질까?

벤치프레스를 예로 들면 첫 회를 반복할 때는 중량이 가볍게 느껴진다. 그런데 세트가 진행될수록 중량이 점점 무거워지고, 마지막 반복을 할 때는 1톤은 되는 것처럼 느껴진다. 첫 회를 반복할 때와 똑같은 중량을 들어도 말이다. 뇌가 우릴 속여서 중량이 점점 무겁게 느껴지도록 하는 걸까?

근육에 피로가 누적되면 인대가 점점 더 개입되어 중량을 지탱하게 된다. 여기서 말하는 인대는 주로 어깨와 팔꿈치 인대다. 이런 인대에는 긴장을 인식하는 기계적 감각 수용기가 있다. 인대가 받는 부담이 늘어나면 이런 기계적 감각 수용기가 뇌로 신호를 보내서 중량이 점점 더 무거워지고 있다고 알린다. 이 신호는 결코 잘못된 것이 아니다. 인대 입장에서 보면 세트가 진행될수록 중량이 점점 무거워지는 것이 맞는 말이기 때문이다.

머신에서 하는 유니래터럴 흉근 운동

흉근 운동을 시작한 지 얼마 안 됐는데도 흉근의 자극을 강하게 느끼는 사람이 종종 있지만, 안타깝게도 이런 사람은 극소수다. 상부 흉근은 의심할 여지없이 자극을 느끼기 가장 힘든 부위 중 하나다. 신경계의 문제로 근육이 잘 동원되지 않을 때는 유니래터럴(양팔을 따로) 운동을 하는 것이 가장 좋다.

유니래터럴로 운동하면 바이래터럴로 운동할 때보다 뇌가 더 잘 집중한다. 바이래터럴 운동을 하면 뇌의 여러 부위가 업무를 나눠서 처리하기 때문에 일이 복잡해진다. 양손으로 동시에 글을 쓰는 것보다 한 손으로 글을 쓸 때 뇌가 더 잘 집중할 수 있는 것과 비슷하다고 보면 된다. 오른손잡이도 오른손을 쓰지 않고 왼손만으로 글을 쓰면 그럭저럭 글을 잘 쓸 수 있다.

어려운 과제를 해결할 때는 집중력이 분산되지 않도록 온 정신을 과제에만 집중해야 한다. 근육 수축도 마찬가지다. 유니래터럴로 운동하면 근육을 더 잘 수축할 수 있고, 견갑골을 잘 안정시킬 수 있으며, 어깨의 자세도 더 잘 잡을 수 있다. 그러면 대흉근의 동원이 증가하고, 어깨 앞쪽의 개입은 최소화된다. 따라서 흉근 운동을 할 때 흉근보다 어깨의 자극이 더 잘 느껴지는 사람에게는 유니래터럴 트레이닝이 효과적이다.

하지만 머신이나 풀리 케이블이 없으면 흉근을 유니래터럴 방식으로 운동하기 힘들다. 물론 대안은 있다. 덤벨을 사용하는 것이다. 처음에는 가벼운 중량으로 플로어 프레스부터 해보면 도움이 될 것이다(153p 참고). 한 손만 사용해서 프레스를 하면 균형이 쉽게 무너질 수 있으니 처음부터 무거운 중량을 사용하지 말고, 가벼운 중량으로 몸을 완전히 안정시키는 방법부터 익히자.

진도는 천천히 나가자

5~10년간 바이래터럴 방식으로 운동해 왔다면 유니래터럴 방식으로 운동하는 게 어색할 것이다. 운동 능력이 떨어지고, 갑자기 숨이 찰지도 모른다. 수년간 신체 양쪽을 동시에 사용해서 근육과 신경계를 트레이닝해 왔으므로 당연히 적응기가 필요하다.

따라서 처음에는 바이래터럴 방식으로 운동할 때와 똑같은 중량을 사용하지 않도록 하자. 유니래터럴 운동을 점진적으로 루틴에 추가해 나가야 한다. 일단 기존 방식대로 트레이닝을 마치고 가벼운 중량을 사용해서 유니래터럴 운동을 해보자. 그러면 중량을 어느 정도 사용할 수 있는지 알수 있고, 반대쪽 손과 발로 몸을 안정시키는 법도 터득할 수 있다. 이렇게 해서 유니래터럴 운동에 익숙해졌더라도 중량을 갑자기 늘리지는 말자.

유니래터럴 트레이닝의 목적은 잘 성장하지 않는 근육을 집중 공략해서 새로운 자극을 주는 것이다. 일단 유니래터럴 운동의 브레인-머슬 커넥션을 깨워 근육의 자극을 잘 느낄 수 있도록 하고, 이후에는 무거운 중량도 다룰 수 있도록 하자.

몸을 옆으로 기대면 유니래터럴 운동 효과가 증가한다

바이래터럴 트레이닝을 할 때는 상체를 머신 정중앙에 놓아야 하기 때문에 양쪽 어깨가 등받이에 균일하게 닿는다. 하지만 이게 꼭 좋은 거라고 볼 수는 없다. 물론 이렇게 하면 가동 범위를 충분히 확보할 수 있고, 근육도 충분히 늘여줄 수 있다. 하지만 앞에서도 설명했듯이 이는 대흉근 힘줄이나 이두근 장두, 어깨 전체에 문제를 일으킬 수 있다. 즉, 근육을 최대한 늘여주는 것에는 위험이 따른다. 반면, 유니래터럴 트레이닝은 아래와 같은 이점이 있다.

1 왼쪽 가슴을 운동할 때는 몸을 벤치 왼쪽으로 기대고, 오른쪽 가슴을 운동할 때는 오른쪽으로 기대 보자. 그러면 견갑골이 완벽히 지탱된다. 처음에는 몸을 자유롭게 움직일 수 없어서 짜증나거나, 비생산적으로 느껴질 수도 있다. 하지만 어깨가 넓고, 운동 경험이 많은 선수는 이렇게 운동하는 것이 더 효과적이다.

2 운동하는 팔 쪽으로 몸을 살짝 돌려놓자. 즉, 오른쪽을 운동하고 있다면 정면을 보는 대신 무릎을 오른쪽으로 30~45도 정도 돌려놓자. 컨버징 머신이 아닌 구식 머신을 사용할 때는 특히 더 이렇게 해야 한다. 상체를 이렇게 돌려놓고 유니래터럴 방식으로 운동하면 운동 궤도가 직선인 구식 머신으로도 컨버징 머신 못지않게 흉근 중앙부를 효과적으로 자극할 수 있다. 이 방법은 컨버징 머신에서 운동할 때 사용해도 좋다. 수축할 때 팔이 중앙으로 잘 모이지 않는다면 이렇게 해보자.

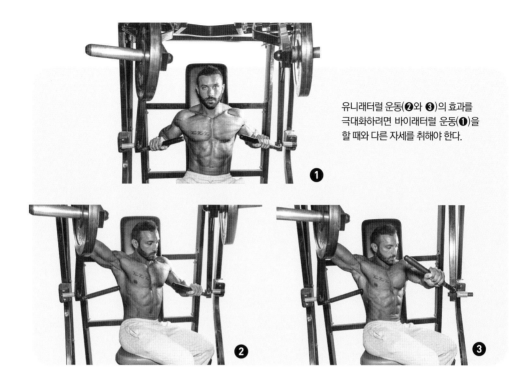

유니래터럴 운동(❷와 ❸)의 효과를
극대화하려면 바이래터럴 운동(❶)을
할 때와 다른 자세를 취해야 한다.

    앞에서도 말했지만 컨버징 프레스가 효과적인 이유는 수축 동작의 가동 범위를 넓혀주기 때문
이다. 컨버징 머신에서 운동하면 구식 머신에서처럼 손잡이를 앞으로 곧장 미는 것이 아니라 앞으
로 밀면서 중앙으로 모을 수 있다. 그러면 수축 동작의 가동 범위가 3분의 1 정도 더 늘어난다. 즉,
대흉근 중앙에 자극이 더 강하게 집중된다는 뜻이다. 사람들은 일반적인 프레스를 할 때 양손을
몸 앞으로 잘 쥐어짜지 않기 때문에 이 부위 발달에 애를 먹는다.

    상체를 오른쪽으로 돌려놓고 오른팔로 운동하면 머신뿐만 아니라 상체까지 손을 몸 앞으로 모
으는 데 도움을 준다. 또한 근육이 늘어나는 동작을 할 때 힘줄을 다칠 위험도 적고, 팔이 더 중앙
을 향해 있기 때문에 수축도 강해진다. 혹시 이렇게 운동하다가 등을 다치진 않을까? 처음에는 가
벼운 중량부터 사용할 것이기 때문에 다칠 일은 없다. 몸을 옆으로 살짝 돌린다고 척추가 비틀리
진 않는다. 단, 상체를 한쪽으로 돌렸으면 하체도 같은 방향으로 돌려놔야 한다. 이처럼 몸을 좌우
로 돌리고 운동할 수 있는 건 오직 머신뿐이다.

1 | 상부 흉근을 위한 아이솔레이션 쉬러그(건딜스 쉬러그)
ISOLATION SHRUG FOR THE UPPER CHEST (GUNDILL'S SHRUG)

이 운동은 특이한 각도에서 상부 흉근을 고립한다. 거울 앞에서 쉬러그를 해보면 상부 흉근도 같이 수축한다는 걸 알 수 있을 것이다. 건딜스 쉬러그는 흉근의 동원을 극대화하고 승모근의 동원을 최소화하는 것이 핵심이다.

운동법

이 운동을 하는 가장 좋은 방법은 누워서 하는 벤치프레스 머신이나 앉아서 하는 인클라인 체스트 프레스 머신을 사용하는 것이다. 머신의 손잡이 앞에 서서 몸을 앞으로 숙여 한쪽 손잡이를 잡는다. 그다음 팔을 곧게 편 채로 상체를 세워 중량의 무게가 팔을 아래로 당기도록 하자.

제대로 운동하려면 상부 흉근을 가장 잘 늘여주는 궤적을 찾아야 한다. 상부 흉근이 잘 늘어날수록 수축을 더 제대로 할 수 있다. 대부분의 흉근 운동은 상부 흉근을 충분히 늘여주지 않기 때문에 수축할 때 상부 흉근이 제대로 동원되지 않는다. 이 때문에 사람들이 상부 흉근 발달에 애를 먹는 것이다. 건딜스 쉬러그를 할 때 상부 흉근을 최대한 동원하려면 머신에 다가가거나, 머신에서 멀어지거나, 몸을 옆으로 비틀거나, 뒤로 기대는 식으로 최적의 자세를 찾아보자.

최적의 자세를 찾았다면, 팔을 아래로 뻗은 상태에서 상부 흉근만 사용해 중량을 위로 들어보자. 손만 위로 들지 말고 흉골을 향해 어깨를 말아 넣는다는 생각으로 삼각근을 동시에 움직여야 한다. 이 운동의 가동 범위는 10센티미터밖에 안 된다. 수축을 몇 초간 유지했다가 다시 팔을 내리자.

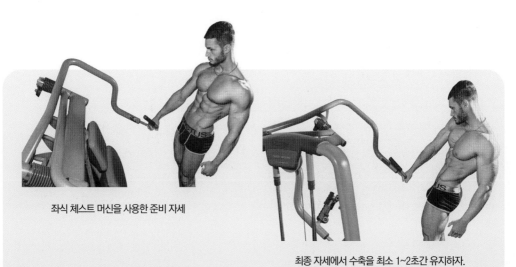

좌식 체스트 머신을 사용한 준비 자세

최종 자세에서 수축을 최소 1~2초간 유지하자.

어드바이스

- 숙달하기 힘든 운동은 아니다. 운동 중인 근육에 자극을 집중하려면 유니래터럴 방식으로 하는 것이 좋다. 또한 반대쪽 손으로 운동 중인 가슴을 만져보면 브레인-머슬 커넥션을 깨울 수 있다.

- 처음부터 잘 안 된다고 포기하지 말자. 동작에 집중하여 천천히 실시하면 승모근의 자극이 줄어들고, 흉근의 자극이 점점 더 늘어날 것이다.

> **NOTE**
>
> - 이 운동은 상부 흉근을 동원하는 감각을 기를 수 있다. 처음에 운동의 자극이 잘 느껴지지 않는다면 세트당 20~30회씩 반복하는 머슬 버닝 테크닉을 사용해 보자.

변형 운동

1 머신이 없으면 저항 밴드로 해도 된다. 밴드는 바닥에 고정해도 되고, 앞쪽이나 옆에 고정하여 흉근을 자극하는 각도에 변화를 줘도 된다. 밴드의 장점은 손목을 더 자유롭게 돌릴 수 있다는 점이다. 이 장점을 활용하고 싶다면 수축할 때 엄지손가락을 밖에서 안으로(넓적다리를 향해) 돌려보자. 즉, 손을 180도 회전하라는 뜻이다.

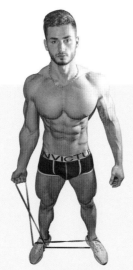

저항 밴드를 사용한
건딜스 쉬러그의 준비 자세

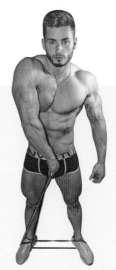

최종 자세. 팔을 더 회전할수록
상부 흉근이 강하게 수축된다.

2 저항 밴드로 운동할 때 자극이 잘 느껴지지 않는다면 밴드를 놓고 동작만 연습해 보자. 팔을 몸 옆에 뒀다가 손을 안으로 회전하면서 상부 흉근을 강하게 수축하자.

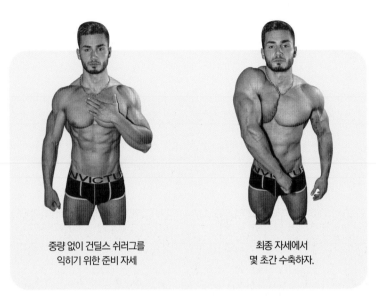

중량 없이 건딜스 쉬러그를
익히기 위한 준비 자세

최종 자세에서
몇 초간 수축하자.

운동의 장점

▶ 삼두근과 어깨 앞쪽 근육의 개입을 완전히 차단해서 대흉근 쇄골부를 완벽히 고립해 주는 운동은 이 운동 뿐이다.

운동의 제한점

▶ 이 운동을 덤벨로 하기란 사실상 불가능하다. 로우 풀리도 사용하기 힘들다. 상부 흉근을 자극하기 적합한 운동 궤도가 나오지 않기 때문이다.

위험성

▶ 상체를 앞으로 지나치게 숙이면 요추를 다칠 수 있으니 주의하자.

2 | 플로어 프레스 FLOOR PRESS

벤치프레스와 동일한 근육을 자극하는 복합 관절 운동이지만 흉근과 어깨를 덜 신전하고, 삼두근의 동원이 증가한다는 특징이 있다. 이 운동은 벤치프레스에서 발생하는 몇 가지 문제들을 해결해주기 때문에 파워리프터들 사이에서 나날이 인기가 높아지고 있다.

운동법

스쿼트 랙 밑의 바닥에 운동 매트를 깔고 눕는다. 바를 받침대에서 들고, 벤치프레스를 할 때처럼 팔꿈치가 바닥에 닿을 때까지 내린다. 동작을 반복한다.

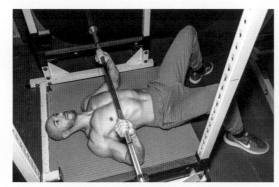

스쿼트 랙에서 바를 들고 실시하는 플로어 프레스의 준비 자세

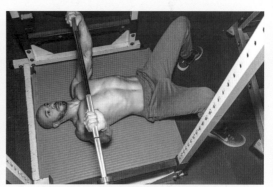

최종 자세에서는 흉근의 수축을 1초 이상 유지하자.

어드바이스

● 이 운동은 가동 범위가 좁기 때문에 평소보다 무거운 중량을 들 수 있다. 하지만 이 운동이 처음이라면 중량을 너무 빨리 늘리진 말자. 처음에는 최대한 많이 반복하여 동작에 익숙해지는 것이 좋다. 중량은 그 이후에 늘리도록 하자.

NOTE

● 플로어 프레스와 부분 반복 벤치프레스를 혼동하지 말아야 한다. 가동 범위는 비슷해 보이지만 플로어 프레스는 벤치(대부분 너무 좁은)에 누워서 하는 프레스와 달리 견갑대 전체를 잘 보호해준다.

변형 운동

1 스미스 머신은 플로어 프레스를 하기 딱 좋은 기구다. 물론 안타깝게도 몇몇 머신은 받침이 너무 높아서 바를 밑으로 충분히 내리기가 힘들다.

2 무릎을 굽히고 엉덩이를 바닥에서 들어 몸과 바닥을 삼각형으로 만들면 디클라인 프레스를 할 수 있다. 허리에 위험해 보이겠지만 하중을 발에만 의존하지 말고, 등 상단과 어깨에 분산하면 위험하지 않다. 다만, 운동 시 역도 벨트를 꼭 착용하도록 하자. 또한 허리에 약간이라도 통증이 느껴지면 이 운동은 하지 말아야 한다. 디클라인 플로어 프레스, 특히 스미스 머신에서 하는 디클라인 플로어 프레스의 장점은 디클라인 벤치에서 운동할 때보다 어깨가 더 잘 보호되고, 몸이 안정적이라는 점이다.

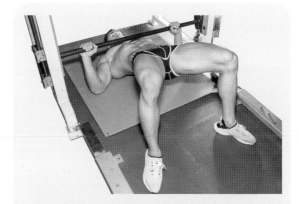

스미스 머신에서 하는 디클라인 플로어 프레스의 준비 자세
사진 속 모델은 자세를 보여주기 위해 역도 벨트를 안 했지만, 실제로 운동할 때는 반드시 착용하자.

3 요즘에는 바 대신 덤벨로 플로어 프레스를 하는 사람을 자주 볼 수 있다. 덤벨을 사용하면 몸을 안정적으로 고정한 채로 유니래터럴 운동을 할 수 있다.

4 플로어 프레스를 내로우 그립으로 하면 근력 강화 운동이 되어, 벤치프레스를 할 때 삼두근의 힘을 제어할 수 있는 능력을 향상시킬 수 있다.

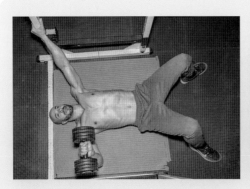

덤벨을 사용한 유니래터럴 플로어 프레스의 준비 자세

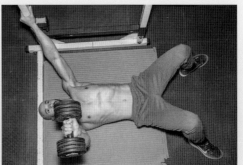

최종 자세에서는 덤벨을 최대한 중앙으로 모으자. 그래야 대흉근의 모든 섬유를 최대한 수축할 수 있다.

운동의 장점

▶ 플로어 프레스는 견갑골을 잘 받쳐주기 때문에 어깨가 넓은 사람에게 특히 유용하다.

▶ 가동 범위가 좁아서 어깨 부상이나 흉근 파열을 당할 위험이 적다.

운동의 제한점

▶ 플로어 프레스의 가동 범위는 팔뚝 길이에 좌우되지만, 바닥에 운동 매트를 여러 장 깔고 높이를 만들어 누우면 팔꿈치를 더 밑까지 내릴 수 있어 가동 범위를 넓힐 수 있다.

▶ 플로어 프레스는 인클라인 방식으로 하기 힘들다.

위험성

▶ 팔꿈치가 바닥에 세게 부딪치지 않도록 하강 동작을 통제하자. 또한 가슴과 어깨의 부상 위험이 줄어든 만큼 평소보다 무거운 중량을 들 수 있기 때문에 스트랩을 착용해서 손목을 보호하는 것이 좋다. 손목이 받는 압력은 운동의 가동 범위가 아니라 중량에 좌우되기 때문이다.

트레이닝을 오래 하다 보면 팔에 병적 이상이 발생해 운동에 방해를 받는 경우가 생긴다. 팔과 전완 근육은 대부분 근육 운동을 할 때 강하게 자극되는데, 이 근육들의 구조적 취약성 때문에 중량을 무한정 늘려 나가며 운동하긴 쉽지 않다.

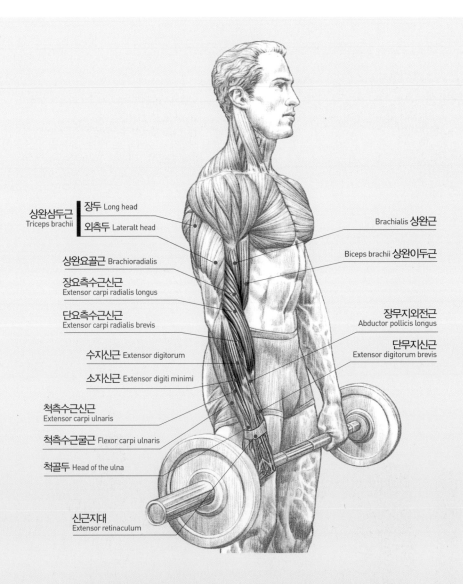

상완삼두근 Triceps brachii — 장두 Long head / 외측두 Lateralt head

상완요골근 Brachioradialis

장요측수근신근 Extensor carpi radialis longus

단요측수근신근 Extensor carpi radialis brevis

수지신근 Extensor digitorum

소지신근 Extensor digiti minimi

척측수근신근 Extensor carpi ulnaris

척측수근굴근 Flexor carpi ulnaris

척골두 Head of the ulna

신근지대 Extensor retinaculum

Brachialis 상완근

Biceps brachii 상완이두근

장무지외전근 Abductor pollicis longus

단무지신근 Extensor digitorum brevis

전완에는 이처럼 작은 근육들이 많이 모여 있기 때문에 병적 이상이 발생할 확률이 높으며, 이것이 이두근 트레이닝을 방해하곤 한다.

이두근을 키울 때 겪는 문제 ❶

Q 전완이 아플 때 이두근을 운동하려면 어떻게 해야 하나요?

A 전완에 통증이 있을 때 팔 운동을 지속할 수 있는 방법이 몇 가지 있다.

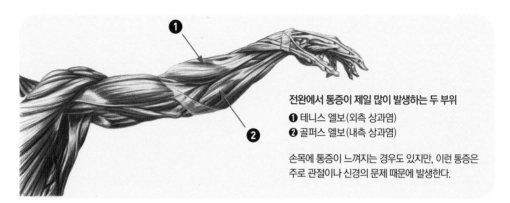

전완에서 통증이 제일 많이 발생하는 두 부위
❶ 테니스 엘보(외측 상과염)
❷ 골퍼스 엘보(내측 상과염)

손목에 통증이 느껴지는 경우도 있지만, 이런 통증은 주로 관절이나 신경의 문제 때문에 발생한다.

대표적인 사례 두 가지를 소개한다.

❶ 바나 덤벨로 컬을 하면 전완이 아프지만 풀리 머신으로 하면 안 아플 때

→ 통증이 사라질 때까지 덤벨을 사용하지 말자.

❷ 풀리나 머신으로 운동해도 전완이 아플 때

→ 이런 경우에는 손목에 저항을 걸어서 손의 개입을 차단해야 한다. 플렉소레이트Flexsolate, 아이솔레이터Isolator 같은 스트랩이나 손목 리프팅 스트랩(스포츠 용품점에서 싸게 구입할 수 있다)을 사용해 보자. 처음에는 가벼운 중량으로 여러 번 반복하며 전완의 힘을 풀고, 이두근을 완벽히 고립하는 방법부터 익히자. 이 기술을 숙달했으면 점차 중량을 늘려 나가자.

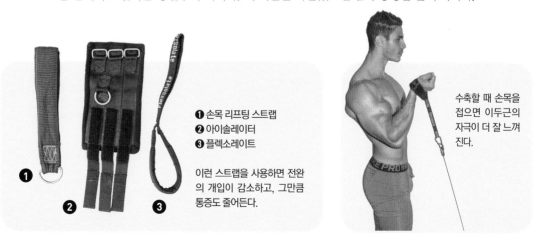

❶ 손목 리프팅 스트랩
❷ 아이솔레이터
❸ 플렉소레이트

이런 스트랩을 사용하면 전완의 개입이 감소하고, 그만큼 통증도 줄어든다.

수축할 때 손목을 접으면 이두근의 자극이 더 잘 느껴진다.

두 경우 모두 혈류 제한 트레이닝을 하면 도움을 받을 수 있다. 가벼운 중량으로도 운동을 지속할 수 있기 때문이다(72p 참고). 아니면 근육에 전기 자극 요법을 실시해도 된다. 이 방법 역시 전완의 개입을 차단해 준다. 통증이 느껴지는 부위에 전극을 붙이고 통증 감소 프로그램이나 혈류 증가 프로그램으로 가벼운 자극을 주면 통증 해소에 도움이 된다.

이두근을 키울 때 겪는 문제 ❷

Q 왜 저는 다른 사람들처럼 상완근이 커지지 않을까요?

A 상완근이 그리 복잡한 근육이 아님에도 불구하고 왜 어떤 사람은 다른 사람보다 상완근을 더 잘 느끼고, 잘 동원할 수 있는지 궁금할 것이다. 일단 사람마다 근육의 길이에도 차이가 있겠지만 사실 답은 신경에 있다. 해부학자들의 연구에 따르면 상완근의 수축은 크게 3개의 신경이 통제한다고 한다. 하지만 이것은 그저 이론일 뿐이며 실상은 훨씬 더 복잡하다. 상완근의 수축을 통계적으로 분석해 보면,

- 인구의 25%는 신경 하나로 수축이 통제되고
- 인구의 70%는 신경 2개가 수축을 통제하며
- 인구의 5%는 신경 3개가 수축을 통제한다.[1]

당연한 말이겠지만 신경 3개가 수축을 통제하는 사람은 다음과 같을 확률이 높다.

- 상완근을 잘 느낀다.
- 손의 위치와 상관없이, 일단 팔만 굽히면 상완근이 동원된다.

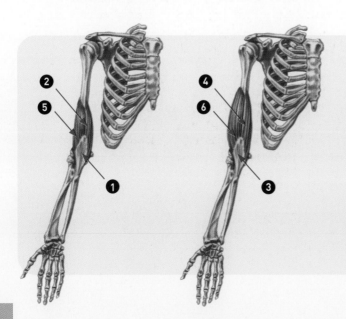

상완근의 길이도 이두근처럼 사람마다 제각각이며, 이는 근육의 성장에 영향을 미친다.

❶ 힘줄 부착부가 길고 ❷ 상완근이 상완골 아래쪽에 부착돼 있으면 상완근이 짧다. 반면에 ❸ 힘줄 부착부가 짧고 ❹ 상완근이 상완골 위쪽에 부착돼 있으면 상완근이 길다. ❺ 상완근이 안쪽에 위치해 있으면 잘 보이지 않으며 ❻ 반대로 바깥쪽에 위치해 있으면 잘 보인다.

● 상완근을 강하게 수축할 수 있다.

● 결과적으로 상완근의 근비대를 쉽게 달성할 수 있다. 특히 근육이 긴 사람일수록 더 그렇다.

신경 하나로 수축이 통제되는 사람은 남보다 더 열심히 노력해야 하며, 그렇게 노력하더라도 엄청난 결과를 얻기는 힘들다. 이런 문제를 보완하려면 상완근 고립 운동을 더 자주 해야 한다.

이두근을 키울 때 겪는 문제 ❸

Q 원-암 해머 컬을 할 때 덤벨을 몸 앞으로 똑바로 드는 사람도 있지만,
저는 반대쪽 팔을 향해 옆으로 듭니다. 무엇이 맞나요?

A 몸에 과회내가 있는 사람은 원-암 해머 컬을 할 때 덤벨을 앞으로 드는 대신 자연스럽게 옆으로 드는 경향이 있다. 특히 전완이 길수록 더 그렇다.

반면에 몸에 과회외가 있는 사람은 중량을 앞으로 드는 경향이 있는데, 특히 전완이 짧을수록 더 그렇다. 어떤 방식으로 들든 팔의 운동 각도를 억지로 바꾸려 하지 말고 자신에게 가장 자연스러운 자세로 운동할 것을 권장한다. 지금과 다른 근육을 동원하고 싶다면 자신의 해부학적 구조에 맞지 않는 운동을 억지로 하는 것보다 차라리 다른 운동(예를 들면 리버스 컬)을 하는 것이 낫다. 특히 운동할 때 무거운 중량을 사용한다면 더 그렇다.

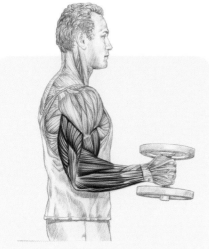

해머 컬은 상완근을 발달시키는 핵심 운동이다.
이 운동을 자신의 해부학적 구조에 맞게 실시하려면
어떻게 해야 할까?

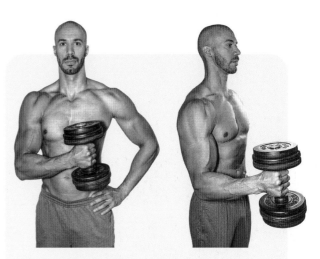

전완이 길수록 덤벨을 앞으로 드는 것보다
옆으로 드는 것이 자연스럽다.

삼두근을 키울 때 겪는 문제 ❶

Q 삼두근 외측두를 키우려고 노력 중입니다. 그런데 외측두가 짧아서 동원도
잘 안 되고 성장도 멈춰 버렸습니다. 어떻게 해야 할까요?

A 이런 문제를 겪고 있는 사람이 상당히 많은데, 사실 이 문제는 전통적인 방법으로는 해결하기가 어렵다. 삼두근 장두보다 외측두를 더 잘 동원하는 운동이 있다는 사실이 몇몇 의학 논문을 통해 입증되긴 했지만, 아마 당신은 그런 운동으로도 큰 효과를 못 봤을 것이다. 앞에서도 여러 번 설명했지만, 이런 논문을 실전에 그대로 접목하는 것에는 분명한 한계가 있다. 여러 개의 머리로 이루어진 근육의 머리 하나 때문에 애를 먹고 있는 사람에게는 이런 논문이 큰 도움이 안 된다.

이럴 때 즉각적인 효과를 볼 수 있는 방법이 하나 있긴 하다. 바로 EMS다. EMS를 활용하면 수년간 근육 운동을 하면서도 느껴보지 못한 경험을 할 수 있다. 삼두근의 머리 중에서 원하는 머리만 완벽히 고립하는 경험 말이다. EMS를 하면 삼두근 외측두의 자극을 곧장 느낄 수 있다. 평생 잠들어 있던 외측두를 잠에서 깨우는 것 같은 느낌이 들 것이다.

우선 삼두근 외측두에 전극 2개를 최대한 떨어뜨려서 붙여 보자. 일반 전극보다 작은 특수 전극을 사야 할 수도 있으니 전문 스포츠 용품점에 문의해 보자.

EMS는 삼두근 트레이닝 세션 사이에 해도 되고, 삼두근 트레이닝을 하기 전에 해도 되며, 삼두근 운동 세트 사이에 해도 된다. 또한 삼두근 말고 다른 근육을 고립할 때도 사용할 수 있다(69p 참고).

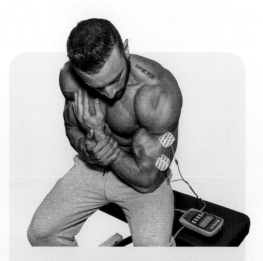

삼두근 외측두만 자극하고 싶다면
외측두에 전극을 붙여서 자극해 보자.

삼두근을 키울 때 겪는 문제 **2**

Q 제 장두는 바깥쪽이 아니라 너무 안쪽에 붙어 있어서 잘 보이질 않습니다.
어떻게 해야 하나요?

A 어떤 보디빌더는 팔을 그냥 몸 옆에 늘어뜨리고 있어도 장두가 놀라울 정도로 두드러져 보인다. 이들은 마치 장두가 팔 바깥쪽으로 4분의 1정도 돌아가기라도 한 것처럼 정말 커 보인다. 이런 사람은 장두가 정지하는 장두 상단 부근에 근육 매스가 더 많다. 즉, 장두가 짧은 힘줄에 의해 견갑골에 부착되어 있다는 뜻이다.

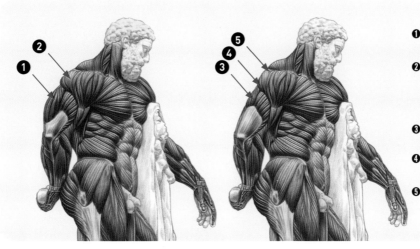

❶ 삼두근 장두가 길고, 바깥쪽에 위치해 있어서 잘 보인다.
❷ 장두가 어깨 뒤쪽을 위로 밀어서 더 두드러져 보이게 한다. 삼두근과 어깨 뒤쪽이 만나는 지점도 더 선명해 보인다.
❸ 삼두근 장두가 짧고, 안쪽에 위치해 있어서 잘 안 보인다.
❹ 삼두근과 어깨 뒤쪽이 만나는 지점도 밋밋해 보인다.
❺ 삼두근이 어깨 뒤쪽을 위로 잘 밀어주지 못하기 때문이다.

장두가 두드러진 사람은 어깨 뒤쪽 근육도 더 두드러져 보인다. 여러분도 삼두근을 펌핑하면 어깨 뒤쪽 근육까지 더 선명해지는 경험을 해봤을 것이다. 그래서 삼두근을 펌핑할 때는 삼두근과 어깨 뒤쪽 근육을 슈퍼세트로 운동하는 것이 좋다. 어깨 뒤쪽 근육을 키우는 비결 중 하나가 바로 삼두근 장두를 키우는 것이기 때문이다.

잘 성장하지 않는 장두를 잘 보이게 하려면 어떻게 해야 할까? 그러면 대원근의 크기를 키워야 한다. 대원근이 커지면 대원근이 장두를 팔 바깥쪽으로 밀어서 더 잘 보이게 한다. 반면, 대원근이 덜 발달한 사람은 장두 위쪽이 납작해 보이고, 겉으로 봤을 때도 잘 보이지 않는다. 따라서 대원근을 키우면 삼두근 장두의 결점을 가릴 수 있다.

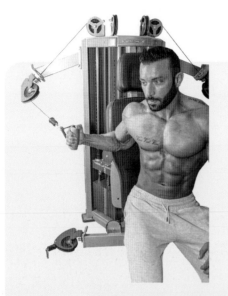 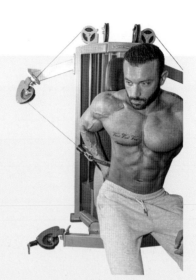

대원근 운동을 하면 삼두근이 더 두드러져 보이고, 어깨 뒤쪽 근육에도 간접적으로
긍정적인 영향을 미칠 수 있다.

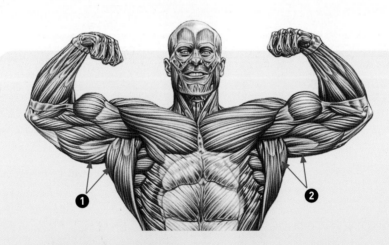

삼두근 크기가 동일하다고 가정했을 때,

❶ 대원근이 잘 발달해 있으면 삼두근 장두가 밖으로 밀려나서 삼두근이 더 잘 보인다.
❷ 대원근이 덜 발달해 있으면 삼두근 장두의 매스를 100% 다 보여주기 힘들다.

Q 팔꿈치가 아플 때는 삼두근을 어떻게 운동해야 하나요?

A 가장 좋은 방법은 혈류 제한 트레이닝을 하는 것이다. 가벼운 중량을 사용해서 운동하되 세트 사이의 휴식 시간을 단축해 삼두근이 강하게 운동될 수 있도록 만들자. 아래의 두 가지 상황에 대한 해결책을 살펴보자.

1 주로 덤벨 운동을 할 때 팔꿈치가 아프다

다양한 높이의 풀리를 사용해서 세트당 많은 횟수를 반복하는 식으로 운동하면 팔꿈치 통증을 악화시키지 않고도 삼두근을 잘 자극할 수 있다. 뒤쪽의 운동법에서 팔꿈치의 부담이 적은 운동도 하나 소개할 것이다. 그런데도 팔꿈치가 계속 아프면 혈류 제한 트레이닝을 해보자.

팔꿈치에 고무 패드나 탄성 밴드를 감으면 힘줄과 관절의 통증을 줄일 수 있다. 또한 운동의 신전 단계에서 가동 범위를 좁혀 준다는 장점도 있다. 팔꿈치가 두꺼워진 만큼 전완과 상완 사이의 공간이 좁아지기 때문이다. 이처럼 신전 범위가 감소하면 관절이 더 잘 보호된다. 또한 밴드는 팔꿈치 관절을 따뜻하게 유지해 주는데, 이는 특히 겨울에 중요한 역할을 한다. 챔피언들도 고중량 세트를 할 때 이런 밴드를 사용한다. 트레이닝 경력이 어느 정도 쌓이면 팔꿈치에 다양한 문제가 발생하기 때문이다.

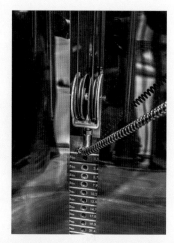

풀리의 높이를 다양하게 설정할 수 있는 머신이 있으면 그만큼 선택의 폭이 넓어진다. 이를 이용하면 이두근 운동을 할 때 전완이 받는 부담이나, 삼두근 운동을 할 때 팔꿈치가 받는 부담을 줄여줄 수 있다.

2 어떤 운동을 하든지 팔꿈치만 움직이면 아프다

풀리를 중간 높이로 설정하고 풀오버를 하면 팔꿈치를 쓰지 않고 삼두근 장두를 운동할 수 있다. 완전한 삼두근 운동이라고 하기는 힘들지만 팔꿈치 통증 없이 운동할 수 있으니 안 하는 것보다는 낫다. 이처럼 팔꿈치 통증이 심할 때는 당분간 흉근, 어깨, 등 근육을 자극하는 복합 관절 운동을 자제해서 팔꿈치가 회복할 시간을 줘야 한다.

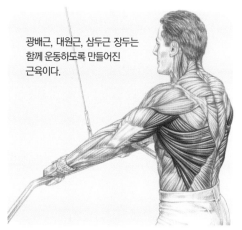

광배근, 대원근, 삼두근 장두는 함께 운동하도록 만들어진 근육이다.

1 | 핑거 익스텐션 FINGER EXTENTION

손가락과 손목 신근을 자극하는 고립 운동이다. 이 운동의 목적은 상체 근육 운동을 하기 전에 손가락과 손목을 풀어주는 것이지만 사실 손가락과 손목은 운동하기가 말처럼 쉽지 않다. 사람들은 손가락과 손목은 따로 웜업하지 않는 경향이 있는데, 차가운 상태에서 무리하게 운동하면 쉽게 낫지 않는 병적 이상이 발생할 수 있으므로 꼭 해주도록 하자.

운동법

벤치에 앉아 팔을 위에 올려놓자. 한쪽 손의 손가락을 굽혀서 손가락 뒤쪽이 벤치에 닿게 하자. 까치발로 서는 것처럼 손가락의 힘으로 팔을 위로 들자. 손가락을 거의 다 폈으면 다시 손가락을 굽혀서 팔을 내리자. 왼손 운동이 끝나면 곧장 오른손을 운동하자.

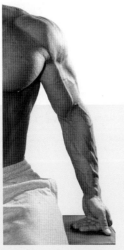
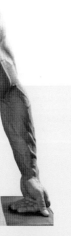
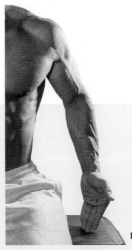

준비 자세   마무리 자세

핑거 익스텐션은 모든 상체 운동을 하기 전에 실시해야 하는 웜업 운동이다.

어드바이스

● 직접 저항을 조절할 수 있는 운동이다. 손가락으로 벤치를 누르는 강도에 변화를 줘서 강도를 조절해보자.

● 가벼운 저항을 주며 세트당 많은 횟수를 반복하자. 최소 20회 이상 반복하고, 50회에서 100회까지 해도 된다.

NOTE

● 손가락을 굽히는 근육에 저항을 가하는 것은 쉽지만, 손가락을 펴는 근육에 저항을 가하는 것은 어렵다. 이로 인해 결국 근력에 불균형이 발생하고 건염과 같은 다양한 병적 이상이 생기곤 한다. 이 운동은 이처럼 복잡한 문제를 단순하게 해결해 준다. 하지만 이 운동을 하더라도 손가락과 손목 굴근 웜업은 따로 해야 한다. 전완에 문제가 생기지 않게 하려면 두 종류의 웜업을 모두 실시하는 것이 좋다.

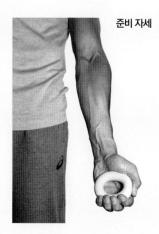 준비 자세
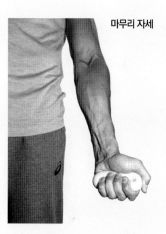 마무리 자세

손가락과 손목 굴근 웜업이 신근 웜업보다 쉽기는 하지만 절대 생략해선 안 된다.

변형 운동

1 시간을 절약하려면 양손을 동시에 운동해도 된다. 하지만 우선 양손을 따로 운동하며 운동법부터 제대로 익히자. 그래야 운동 중인 근육에 제대로 집중할 수 있다.

2 운동할 때 손목을 살짝 구부리면 주변 근육도 완전히 자극할 수 있다. 단, 손목을 지나치게 꺾으면 손목이 손상될 수 있으니 주의하여 동작하자.

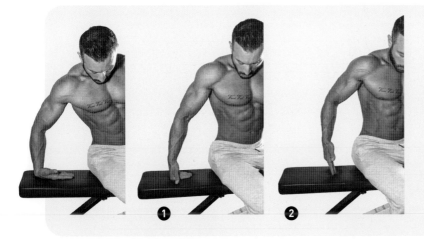

이 운동은 두 단계로 나뉜다.

❶ 손등을 벤치에 댄다. 그리고 손등을 벤치에서 떼서 손가락만 닿게 한다.

❷ 그다음 손가락도 들어서 손끝을 세운다. 다시 준비 자세로 돌아가는 동작도 두 단계로 나뉜다. 우선 손가락을 벤치에 댄 후에 손등을 대야 한다.

❸ 손가락으로 벤치 뒤쪽이나 상체 옆쪽을 짚는 식으로 운동 각도에 변화를 줄 수 있다.

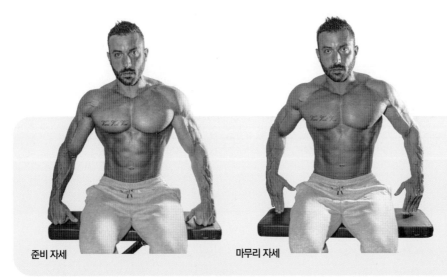

준비 자세

마무리 자세

신근을 모두 풀어주려면 손가락의 방향에도 변화를 주자.

❹ 손가락의 길이는 제각각이기 때문에 다섯 손가락을 벤치에 동시에 대긴 힘들지도 모른다. 이럴 때는 세 가지 방법이 있다.

❶ 엄지손가락을 벤치에 댄다.

❷ 엄지와 검지를 벤치에 댄다.

❸ 새끼손가락과 약지를 벤치에 댄다.

이 세 가지 방법은 저마다 근육을 자극하는 각도가 다르다. 신근을 모두 풀어주려면 세 가지 방법을 모두 사용해야 한다. 세트를 진행하는 도중에 손의 위치에 변화를 줄 수도 있다. 한 자세로 하다가 힘이 빠지면 다른 각도에서 운동해 보자.

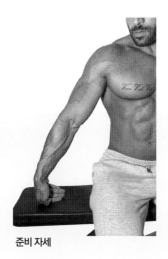

준비 자세

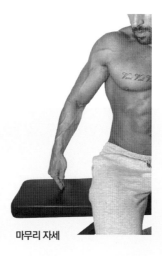

마무리 자세

각각의 운동 각도는
신근에 다른 영향을 미친다.

운동의 장점

▶ 일반적인 근육 운동으로는 역동적으로 자극하기 힘든 근
육들을 자극해 준다. 굴근과 신근의 근력 불균형을 방치
하면 나중에 부상을 당할 수 있다는 것을 명심하자.

운동의 제한점

▶ 저항을 너무 세게 가하면 손목이나 손가락을 다치기 쉽
다. 웜업이 목적이라면 가벼운 저항으로 길게 운동하는
것이 좋다.

위험성

▶ 최대한 부드러운 표면에서 운동하고, 손목과 손가락이
불필요하게 다치지 않도록 천천히 움직이자.

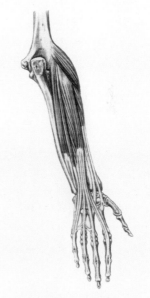

수많은 신근을 모두 풀어주려면
운동 각도와 손의 위치에 다양한 변화를 주자.

2 | 로우 풀리를 사용한 파워 바이셉스 컬
POWER BICEPS CURL USING A LOW PULLEY

이두근 고립 운동이다. 이 운동이 특별한 이유는 무거운 중량을 사용해 근력을 키울 수 있다는 점이다. 덤벨로 운동할 때와 달리 전완이 받는 부담도 크지 않다.

운동법

풀리가 몸 뒤에 오게 서자. 손은 편안한 높이로 들자. 운동을 개시할 때 몸을 움직여 손잡이를 낚아채지 않아도 될 정도여야 한다. 머신이나 벤치의 등받이에 팔꿈치를 대자. 손잡이를 잡고, 팔꿈치로 몸을 지탱한 다음 어깨 앞쪽을 향해 손을 당겨 이두근의 힘으로 중량을 들어올린다. 수축 상태를 1초간 유지했다가 중량을 다시 내린다. 동작 하위 지점에서는 팔을 다 펴지 말고, 한쪽 손으로 운동이 끝나면 반대쪽으로도 실시하자.

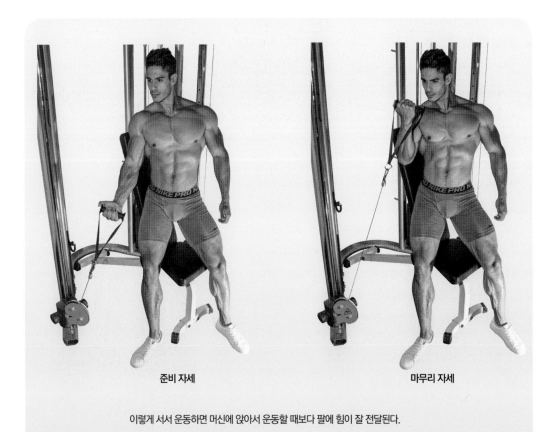

준비 자세　　　　　　　마무리 자세

이렇게 서서 운동하면 머신에 앉아서 운동할 때보다 팔에 힘이 잘 전달된다.

어드바이스

- 이 운동의 특징은 팔꿈치로 몸을 지탱한다는 것이다(프리처 벤치나 머신에서 운동할 때는 상완골로 몸을 지탱한다). 또한 상체도 자유롭게 움직일 수 있다.
- 등받이가 팔꿈치를 받쳐주긴 하지만 전완이 긴 사람은 지렛대 원리의 도움을 받기 어려워 힘을 제대로 내기 힘들다. 이럴 때는 상체를 앞으로 좀 이동하고 팔꿈치를 뒤로 보내면 지렛대 원리를 제대로 활용할 수 있다.
- 정상적인 방법으로 운동하다가 세트가 진행되면서 이두근에 피로가 누적되면 상체를 앞으로 이동해서 힘을 보태자. 그러면 더 무거운 중량으로, 많이 반복할 수 있다.

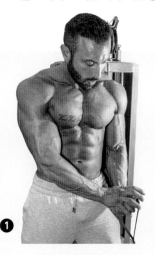
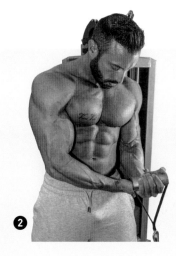

이 운동은 한 팔씩 따로 운동하는 것이 좋다. 몸의 균형은 팔꿈치가 잡아주기 때문에 반대쪽 손을 이용해 운동 중인 팔의 네거티브 동작을 더 격렬하게 만들 수 있다.

❶ 반대쪽 손으로 네거티브 동작을 더 격렬하게 만들 수 있다.
❷ 실패 지점에 도달하면 반대쪽 손으로 강제 반복을 해도 된다.

변형 운동

1 이 운동은 앉아서 해도 된다. 그러면 무거운 중량을 사용하더라도 정확하게 동작할 수 있다.

2 선 자세로 운동하다가 상체로 앞뒤 반동을 줘서 더 무거운 중량을 들거나, 더 많은 횟수를 반복해도 된다.

3 풀리에서 하는 운동이므로 손목 스트랩을 사용해도 된다. 그러면 전완을 다쳐서 이두근을 제대로 운동하기 힘든 사람도 전완의 부담을 덜고 운동할 수 있다.

4 등받이와 풀리를 구하기 힘들면 운동 매트를 깔고 바닥에 누워서 해도 된다. 등에 문제가 있는 사람은 이렇게 운동하는 편이 요추의 부담이 적다(170p 사진 참고).

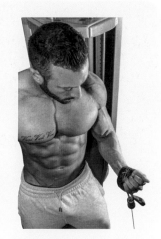

일반 손잡이 대신 스트랩으로 이두근을 고립하는 방법

운동의 장점

▶ 등받이가 등을 부분적으로나마 보호해 준다. 몸을 앞으로 숙일 수 있지만, 허리가 머신 뒤쪽으로 밀려나지는 않기 때문에 허리의 위험 부담을 줄이며 치팅할 수 있다. 또한 운동 중에는 요추 대신 팔꿈치가 긴장한다.

운동의 제한점

▶ 양팔로 동시에 운동하는 것도 가능하긴 하지만 권장하진 않는다. 어깨와 이두근 힘줄을 불필요하게, 위험할 정도로 긴장시키기 때문이다. 어깨 관절의 부담을 덜고 싶으면 운동할 팔 쪽으로 상체를 살짝 돌리고 동작을 실시하자. 양팔로 동시에 운동하면 상체가 정중앙에 고정되는데, 그러면 어깨가 밖으로 회전하는 바람에 부상 위험에 노출될 수 있다. 팔이 외반주 형태로 휘었거나 전완이 긴 사람은 모든 이두근 운동을 할 때 이런 위험을 마주하게 된다. 팔이 아주 곧고 과회외가 있는 사람은 부상 위험이 그보다는 덜하다.

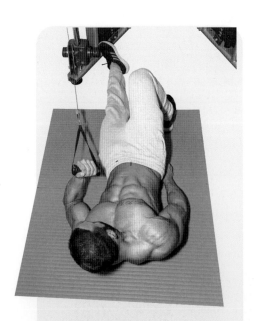

상완골 말고 팔꿈치로 몸을 단단히 지탱하자.

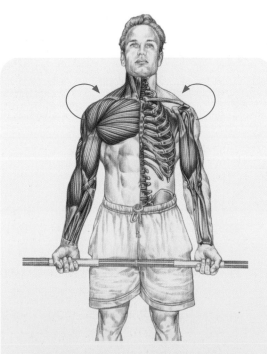

외반주가 심하거나 전완이 긴 사람은 양팔로 이두근 운동을 할 때 어깨를 밖으로 회전해서 뒤로 당기는 경향이 있다. 그러면 고중량 운동을 하다가 삼각근을 다칠 수 있다.

위험성

▶ 손으로 손잡이를 잡을 때, 특히 몸 뒤쪽 낮은 곳에 위치한 풀리를 상체를 숙여서 잡을 때 절대로 팔을 곧게
펴선 안 된다. 차라리 무릎을 굽혀서 잡자. 손잡이를 처음 잡을 때뿐만 아니라 세트를 마치고 손에서 놓을
때도 팔을 쭉 편 채로 놓으면 안 된다. 이런 실수는 무조건 피해야 한다. 이두근이 피곤해진 상태에서는 힘
줄이 부상에 더 취약하기 때문에 이런 충격을 잘 흡수하지 못한다.

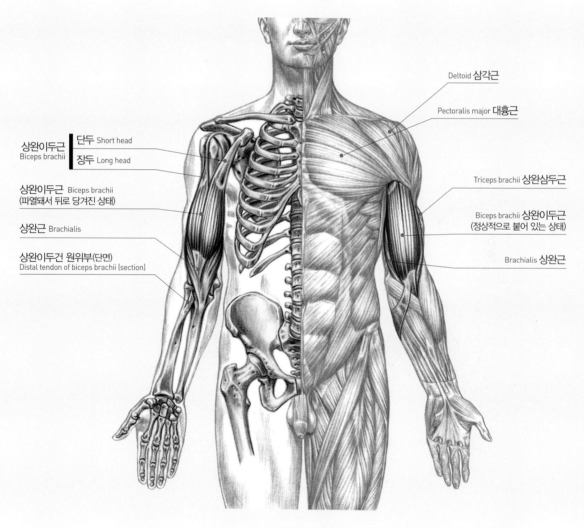

상완이두근
Biceps brachii
단두 Short head
장두 Long head

상완이두근 Biceps brachii
(파열돼서 뒤로 당겨진 상태)

상완근 Brachialis

상완이두건 원위부(단면)
Distal tendon of biceps brachii (section)

Deltoid 삼각근

Pectoralis major 대흉근

Triceps brachii 상완삼두근

Biceps brachii 상완이두근
(정상적으로 붙어 있는 상태)

Brachialis 상완근

파열된 상완이두근 도해

3 하이 풀리를 사용한 파워 트라이셉스 익스텐션
POWER TRICEPS EXTENSION USING A HIGH PULLEY

이 운동은 삼두근과 등 근육을 동시에 강화해 준다. 사실 두 관절(어깨와 팔꿈치)을 동원하는 운동이므로 복합 관절 운동으로 분류하는 것이 맞지만, 삼두근 장두(여러 관절에 걸쳐 있는) 양쪽을 동시에 단축시키기 때문에 고립 운동으로 봐도 된다. 좀 더 엄밀하게 따지자면 복합 관절 운동과 고립 운동 사이에 놓인 하이브리드 운동이라고 보면 된다.

운동법

상완이두근-바나 로프를 높은 풀리에 연결하자. 머신을 마주보고 서서 삼두근으로 바를 누르며 팔을 폈다가 다시 손을 위로 들자. 일반적인 트라이셉스 익스텐션을 할 때처럼 양팔을 옆구리에 고정하고 운동하는 것이 아니라 손을 위로 들면서 팔도 함께 들자. 바를 가슴 하단에서 멈추지 말고 목이나 이마까지 들어올리는 것이다. 그러면 신전 단계 마지막에는 상완이 바닥과 거의 평행이 된다. 그다음 다시 삼두근과 등 근육으로 바를 눌러서 허리로 내린다.

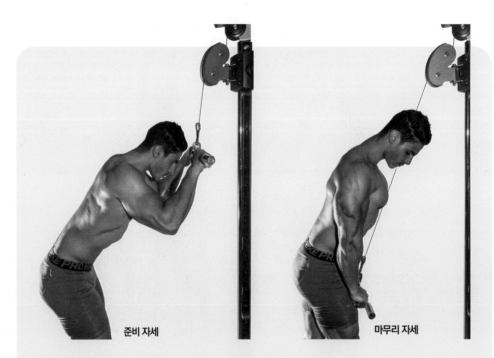

준비 자세　　　　　　　　　마무리 자세

일반적으로 알려진 것과 달리, 삼두근 운동을 할 때 팔꿈치를 위로 드는 게 반드시 잘못된 거라 보기는 어렵다. 그 원리를 이해하고 있으면 된다.

삼두근 운동에 관한 역사 한 토막

오늘날 통용되는 운동법과 달리, 70년대에는 모든 보디빌딩 챔피언이 팔꿈치를 옆구리에 고정하지 않고, 위로 들면서 삼두근 운동을 했다. 아놀드 슈워제네거와 동료들이 트레이닝하는 예전 영상을 찾아보면 알 수 있을 것이다. 그런데 1980년대에 접어들면서 팔꿈치를 위로 드는 동작이 나쁜 동작이며, 팔꿈치는 반드시 옆구리에 붙이고 운동해야 한다는, 알 수 없는 소문이 퍼졌다. 물론 그렇게 운동하는 것이 나쁘다는 말은 아니다. 하지만 헬스클럽에서 우리처럼 삼두근 장두를 두 번 수축하는 방식으로 운동하고 있으면 친절한 영혼들이 당신을 찾아와 운동을 잘못하고 있다고 지적할 것이다.

그럴 때는 이렇게 반박해 보라. '이관절biarticular 근육인 삼두근 장두를 운동할 때는 생체 역학적으로 고려할 게 많다는 걸 아시나요?' 그러면 그 사람이 해부학을 잘 모른다는 사실이 분명해질 테고, 논란도 종식시킬 수 있을 것이다. 이유를 모르고 남들이 하는 운동을 그냥 따라 하는 것과 운동을 특정한 방식으로 하는 이유를 이해하고 하는 것에는 큰 차이가 있다.

어드바이스

● 몸을 더 안정시켜서 힘을 끌어내리려면 양발을 모으고 운동하지 말고, 자주 쓰는 발을 앞으로 내딛고 운동하자.

● 멀티 풀리 머신의 중량이 너무 가벼우면 등 근육을 운동하는 풀리 머신을 사용해 보자(팔꿈치가 허락하는 범위 안에서).

변형 운동

1 이 운동은 바(가능하다면 EZ-바)나 로프로 해도 된다. 로프로 운동할 때는 운동 내내 양손을 모으고 있어도 되고, 매회 마지막에 손목을 돌리면서 양옆으로 벌려도 된다. 이처럼 천장을 향하고 있던 엄지가 안쪽으로 돌아가면 삼두근이 전체적으로 더 완벽히 동원된다.

2 손의 개입을 차단하려면 손잡이나 스트랩을 사용해서 유니래터럴 방식으로 운동해도 된다.

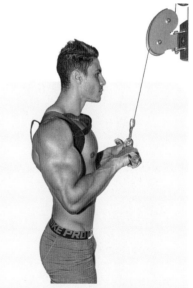

보타이 밴드를 착용하면 어깨의 위치가 바뀌어서 삼두근 운동의 느낌이 완전히 달라진다. 일반적인 삼두근 운동으로 자극이 잘 느껴지지 않는다면 유용할 것이다.

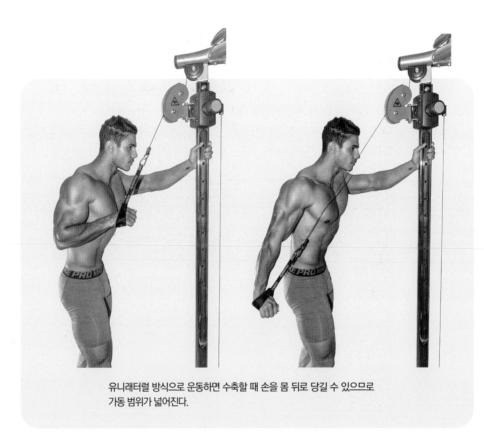

유니래터럴 방식으로 운동하면 수축할 때 손을 몸 뒤로 당길 수 있으므로 가동 범위가 넓어진다.

슈퍼세트 전략

● 우선 일반적인 방식으로 파워 트라이셉스 익스텐션을 하자. 그러다가 실패 지점에 도달하면 팔을 곧게 펴 고 풀오버를 하자. 그러면 광배근의 도움을 살짝 받아서 삼두근 장두를 계속 운동할 수 있다.

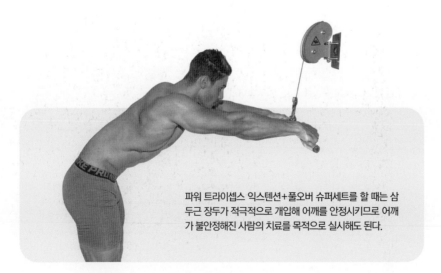

파워 트라이셉스 익스텐션+풀오버 슈퍼세트를 할 때는 삼 두근 장두가 적극적으로 개입해 어깨를 안정시키므로 어깨 가 불안정해진 사람의 치료를 목적으로 실시해도 된다.

> **NOTE**
>
> ● 두꺼운 바를 사용하면 힘을 더 낼 수 있고, 팔꿈치의 부담도 줄어든다. 주변에서 쉽게 구할 수 있는 지름 2.5센티미터의 작은 바는 사실 별로 좋지 않다. 바의 지름을 늘리려면 바에 작은 손잡이 같은 걸 끼우고 운동해 보자. 하지만 바의 지름을 지나치게 늘리면 동작의 정점에서 근육을 신전할 때 바를 놓칠 수도 있으니 주의하자.

운동의 장점

▶ 풀리 운동은 덤벨, 바, 머신 운동보다 팔꿈치의 부담이 적다.

▶ 이처럼 팔을 위로 들면서 운동하면 전완이 길어도 크게 불리하지 않고, 팔꿈치의 손상도 적다.

운동의 제한점

▶ 무거운 중량을 사용하면 발이 바닥에서 떨어지기도 한다. 이럴 때는 손잡이 밑에 한쪽 발을 밀어넣고 운동하자.

위험성

▶ 등을 지나치게 구부리지 않도록 주의하고, 트라이셉스-바를 사용할 때는 케이블을 고정하는 금속 부품이 얼굴에 부딪치지 않게 조심하자.

코어 트레이닝과 관련된 여러 가지 문제 때문에 코어를 올바르게 강화하기란 쉽지 않다. 여기서는 복근 운동을 둘러싼 몇 가지 논란을 짚어 볼 것이다. 복근을 강화하는 법, 복근 운동과 유산소 운동의 관계, 복부의 지방 걷어내는 법, 복부의 수분 정체, 복근의 지구력 부족을 해결하는 법까지 살펴보자.

코어 근력의 문제 ❶

Q 코어 근력이란 대체 무엇인가요?

A 복부와 요추 주변은 전체적으로 다 연결되어 있다. 이 부위를 구성하는 근육뿐만 아니라 근육을 감싼 건막과 근막에 의해 전부 연결되어 있다고 보면 된다.[1] 그래서 이 부위의 근육 한 곳에 긴장을 가하면 긴장이 주변에 전체적으로 퍼져 나간다. 이 주변에 있는 근육들의 주요 기능은 긴장을 흡수하고 복부를 단단하게 만들며, 요추를 보호하는 것이다. 이런 근육들이 바로 코어 근력과 관련된 근육이다.

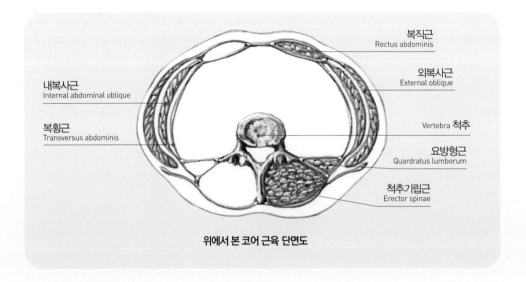

위에서 본 코어 근육 단면도

요즘에는 코어 근육이란 단어가 유행이다. 하지만 코어 근육은 과거부터 쭉 존재했었고, 계속 사용되어 왔다. 사실 코어 근육에 관한 연구 결과에 따르면, 코어 근육은 복합 관절 운동(예를 들어 스쿼트, 데드리프트)을 할 때 많이 동원된다고 한다.[2] 즉, 코어 근육이라는 단어가 유행하기 전부터 사람들은 근육 운동을 하며 코어 근육을 단련해 왔고, 이는 유행이 끝난 후에도 계속될 것이다.

하지만 이 문제를 다른 각도에서 바라볼 수도 있다. 코어 근육이 정말 그처럼 복합 관절 운동에 중요한 역할을 한다면 코어만 자극하는 고립 운동으로 이를 단련하는 것도 괜찮지 않을까? 이건 분명 좋은 질문이다. 코어만 집중해서 운동해도 스쿼트나 데드리프트와 같은 복합 관절 운동의 기록 향상에 도움이 된다. 하지만 초보자가 아닌 이상 5분 동안 플랭크를 하는 것만으로는 아무런 효과를 거둘 수 없다. 더 강력한 대안을 찾아야 한다.

코어 근력의 문제 ❷

Q 모든 코어 운동에는 공통점이 있나요?

A 코어 근육은 저절로 활성화되지 않는다. 코어는 척추를 옆이나 뒤로 굽혔을 때 활성화된다. 만약 몸을 고정해줄 코어 근육이 없다면 플랭크를 할 때 척추가 밑으로 쳐질 것이다.

마찬가지로 허리를 굽히는 모든 복근 운동을 할 때는 코어 근육이 활성화되어 요추를 안정시켜서 허리를 보호한다. 중력이 요추를 뒤나 양옆으로 꺾어 버리려고 하면 코어 근육이 개입해서 등을 곧게 세워 안정시키는 것이다. 즉, 코어 근육을 더 동원하려면 그만큼 요추가 받는 부담을 늘리는 수밖에 없다.

코어 근력의 문제 ❸

Q 일반적인 코어 근육 운동만 해서 어디까지 성장할 수 있나요?

A 초보자는 코어 근육 운동을 하면 허리를 안정시키는 근육을 강화하는 데 효과를 볼 수 있지만, 그것도 어느 시점이 지나면 난이도를 높이기 위해 그저 더 많이 반복하는 수밖에 없다. 플랭크를 30초 했다면 1분으로 늘리는 것처럼 말이다.

이런 운동법은 헬스클럽 단체 수업 수강생이나 달리기 선수들에게는 적합하지만 짧은 순간 몸에 격렬한 자극을 받는 종목의 운동선수들에게는 적합하지 않다. 골퍼의 스윙이나 복서의 펀치, 파워리프터의 고중량 스쿼트를 떠올려 보자. 이들은 몸을 빠르게 회전하거나, 짧은 시간에 엄청난 힘을 끌어내는 동안 허리를 지탱할 수 있는 코어 근육이 필요하다. 플랭크를 30초 하다가 1분으로 늘리면 지구력과 약간의 근력을 키울 수는 있겠지만 폭발적인 힘을 키우거나 회전 동작의 가동 범위를 넓히기에는 적합하지 않다. 물론 플라이오메트릭 푸시업과 같이 파워를 키워주는 코어 운동도 있다. 이 운동을 할 때는 몸을 공중에 최대한 높이 띄워야 하는데, 운동 중 손이 다시 바닥에 닿는 순간 허리가 받는 충격을 흡수할 때 코어 근육이 동원된다.

하지만 이처럼 폭발적이고 격렬한 동작을 하는 내내 허리 디스크가 압박을 받기 때문에 이를 반복하면 추간판 탈출증이 발생할 수 있다. 따라서 플라이오메트릭 푸쉬업은 분명 인상적인 운동이긴 하지만 장기적으로 봤을 때는 너무 위험하다.

여기서는 코어 근육을 점점 강하게 키울 수 있는 독창적인 운동들을 소개하려 한다. 때로는 폭발적인 동작도 하지만, 중량이나 점프 동작을 활용하는 대신 커다란 저항 밴드를 사용해서 허리의 부담을 최소화할 것이다. 자세한 내용은 코어 운동법(182p 참고)에서 설명하겠다.

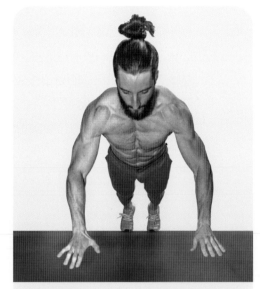

플라이오메트릭 푸시업은 코어 근력을 키워주지만 허리를 지나치게 압박한다는 단점이 있다.

지방 감량의 문제

Q 저의 경우 유산소 운동을 너무 많이 하면 넓적다리 근육이 다 빠져 버립니다. 다른 체지방 감량법은 없을까요?

A 유산소 운동을 대체할 수 있는 근력 운동이 있냐는 질문 같다. 우리가 많이 하는 유산소 운동(달리기, 자전거 타기, 계단 오르기)은 주로 하체를 활성화한다. 물론 로잉 머신이나 크로스-트레이너처럼 팔다리를 모두 동원하는 완전한 머신도 있다. 그럼에도 역시나 헬스클럽에서 유산소 운동을 할 때 넓적다리가 강하게 운동된다는 사실을 부인하긴 힘들다.

격렬한 유산소 운동을 하면 넓적다리의 체지방이 감소하지만 그와 함께 대퇴사두근까지 녹아 버린다. 또한 무릎과 고관절에는 부담이 가는데, 여기에 넓적다리 근육 운동까지 병행하면 무릎과 고관절이 제대로 회복하기 힘들다.

가장 좋은 해결책은 대퇴사두근을 유지하면서 유산소 운동을 지속할 방법을 찾는 것이다. 복근 운동을 여러 세트 이어서 실시하면 도움이 될까? 하체를 최대한 빨리 활성화해야 칼로리가 많이 연소된다고 믿는 사람들이 많은데, 이는 사실과 거리가 멀어도 너무나 멀다. 웨이트 트레이닝 자체는 사실 연료를 많이 태우지 않는다. 칼로리는 근육을 수축할 때 열이 발생하면서 연소되는 것이다. 자동차를 예로 들면 실제로 자동차를 움직이기 위해 사용되는 연료는 총 연료의 25~35%에 불과하다. 나머지는 열 생산 과정에서 낭비된다. 인체는 그보다 좀 더 높아서 40~60% 정도는 된다. 즉, 칼로리를 최대한 연소하는 가장 좋은 방법은 열을 내는 것이다.

크런치를 오래 반복하면 몸에 확실하게 강한 열을 낼 수 있다. 처음에는 100회를 반복하는 것도 힘들 수 있는데, 그렇다면 팔을 앞으로 뻗어서 운동 난이도를 낮춰 보자. 곧 복근의 근력이 빠르게 성장해 크런치를 좀 더 오래 반복할 수 있게 될 것이다. 세트 사이에

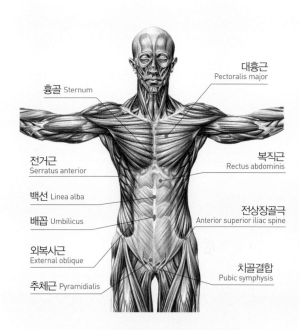

| 대흉근 Pectoralis major |
| 흉골 Sternum |
| 복직근 Rectus abdominis |
| 전거근 Serratus anterior |
| 백선 Linea alba |
| 전상장골극 Anterior superior iliac spine |
| 배꼽 Umbilicus |
| 외복사근 External oblique |
| 치골결합 Pubic symphysis |
| 추체근 Pyramidialis |

요즘의 스타 보디빌더보다 멋진 복근을 만들고 싶다면
과거의 챔피언들이 했던 운동법에 주목하자.

는 15~20초간 휴식하자. 칼로리 연소를 극대화하려면 근육이 가볍게 불타는 느낌을 최대한 오래 유지해야 한다. 복근에 불타는 느낌이 들기 시작하면 곧장 체온이 상승하고, 땀이 난다. 이는 칼로리 연소가 극대화되고 있다는 신호다.

결론 유산소 운동을 20분 하는 대신 20분간 쉬지 말고 복근 운동을 해보자. 너무 힘들면 처음에는 유산소 운동 시간을 5분 줄이고 5분 동안 복근 운동을 하자. 그리고 복근 운동 시간을 점점 늘려 나가자. 70~80년대 보디빌더들은 오늘날의 보디빌더보다 유산소 운동을 적게 하는 대신 1시간 동안 쉬지 않고 복근 운동을 했다는 사실을 잊지 말자. 그래서 과거의 챔피언들은 현대의 챔피언들보다 복근이 더 멋있다.

NOTE 옷을 껴입으면 열이 차단되어 체온이 올라가긴 하지만 땀을 많이 흘리고 싶지 않다면 비생산적이다. 하지만 체온이 올라갔을 때 옷을 벗고 운동하면 칼로리 소모를 극대화할 수 있다.

복근의 수분 정체 문제

Q 복부에 수분이 정체된 거 같습니다. 대체 왜 이럴까요?

A 복부는 원래 수분이 잘 정체되는 부위다. 복근을 덮고 있는 게 물인지 지방인지 알아보는 방법은 없을까? 사람마다 정도의 차이는 있겠지만, 왜 복부에 수분이 정체되는지부터 얘기해 보자. 우리 몸에서는 주로 발목에 수분이 정체된다. 중력 때문이다. 그래서 양말을 신으면 피부에 자국이 잘 남는다. 하지만 수분이 하체에만 정체되면 심각한 순환 문제가 발생할 것이다. 그래서 우리 몸에는 물을 보관할 또 다른 장소가 필요하다. 이때 딱 좋은 곳이 바로 복부다. 복부는 소화 기관 근처에 있는데, 소화 기관은 우리가 쉬고 있을 때 가장 많은 혈액이 공급되는 곳이다. 땀 복대를 차면 수분이 잘 빠지는 이유도 이 때문이다. 복대가 우리 몸의 물 보관실 바로 위를 감싸기 때문이다.

복근은 아침에 침대에서 일어났을 때 가장 선명해 보인다. 사실 우리가 바닥에 누우면 인체는 수분을 재분배한다. 뉴멕시코 대학의 깁슨Gibson 교수의 연구에 따르면, 30분 이상 누워 있으면 피부 안에 보관된 물이 세포 안에서 이동하기 시작한다.[3] 그러다가 다시 일어서면 세포에서 물이 빠져나가서 곧 피하에 물이 정체되기 시작한다. 자기 복부에 수분이 얼마나 많이 정체되는지 알아보고 싶으면 아침에 일어나자마자 거울을 보라. 그리고 1시간 후에 복부를 다시 확인해 보면 수분이 얼마나 정체됐는지 알 수 있다. 우리가 앞에서 설명한 방법대로 복부를 운동하면 이런 과도한 수분을 부분적으로나마 제거할 수 있다.

근지구력 부족으로 인한 문제

Q 복근 운동을 고강도로 하면 한 세트만 해도 복근이 지쳐 버립니다. 그러면 아무리 오래 쉬어도 운동을 지속할 힘이 생기질 않습니다.

A 이건 복부에 흔히 발생하는 문제다. 특히 하복부에 자주 발생한다. 이런 사람은 하복부를 강하게 자극하는 운동을 한 세트 하고 나면 아무리 세트를 지속해도 하복부가 더는 동원되지 않고, 결국 고관절 굴곡근이 하복근 대신 운동하게 된다. 종아리나 극하근, 전완에도 이와 비슷한 문제가 발생하곤 한다. 운동을 2~3세트 했을 뿐인데, 해당 근육이 더는 동원되지 않는 것이다.

만약 근육에 이런 문제가 발생했다면, 부족한 운동량을 메우기 위해 운동 빈도를 늘려야 한다 (특히나 원래부터 성장이 더딘 부위라면 더 그렇다). 어떤 근육이든 한두 세트만 하고 운동을 끝내면 근육이 비교적 빨리 회복한다. 이를 활용해서 부족한 운동량을 운동 빈도로 메우자. 복근을 예로 들자면, 어떤 트레이닝을 하는 날이든지 운동하기 전에 복근 운동을 한 세트씩 하는 것이다. 트레이닝을 마친 후에도 힘이 남아 있으면 한 세트 더 하자. 트레이닝 시간이 길면 복근이 근력을 충분히 회복할 수 있을 것이다.

물론 이 방법을 쓰려면 복근 운동으로 인한 피로감이 다음 운동에 지장을 주지 않도록 주의해야한다. 예를 들어 운동 초반에 종아리를 지칠 때까지 운동해 버리면 이어서 넓적다리 운동을 고강도로 하기 힘들다. 이럴 때는 넓적다리 운동을 마친 후에 종아리 운동을 한 세트 하자. 다른 부위(예를 들면 상체)를 운동하는 날에는 트레이닝을 시작하기 전과 마친 후에 종아리 운동을 한 세트씩 해도 된다. 복근 운동은 트레이닝을 쉬는 날에 해도 문제가 되지 않는다. 복근 발달이 많이 뒤처졌다면 아침에 한 세트 하고, 저녁에 한 세트를 더 하자.

이런 식으로 운동하다 보면 결국 근육이 점점 단련돼서 더 많은 세트를 수행할 수 있게 된다. 그때가 되면 다음 두 가지 선택지 중에서 하나를 골라 운동하자.

1 다른 근육과 마찬가지로 운동 빈도를 줄여서 회복 시간을 확보하고, 한번 운동할 때 최대한 많은 세트를 실시한다.

2 하던 대로 한두 세트씩만, 자주 실시한다. 이런 운동법은 복근, 종아리, 승모근, 전완근처럼 작은 근육에 적합하다.

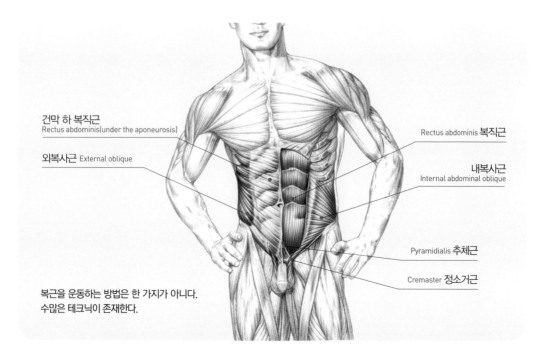

건막 하 복직근
Rectus abdominis(under the aponeurosis)

외복사근 External oblique

Rectus abdominis **복직근**

내복사근
Internal abdominal oblique

Pyramidialis **추체근**

Cremaster **정소거근**

복근을 운동하는 방법은 한 가지가 아니다.
수많은 테크닉이 존재한다.

1 | 코어 근력 향상을 위한 플랭크와 다양한 변형 운동
THE PLANK AND ITS MANY VARIATIONS FOR STATIC STRENGTHENING

복부의 코어 근육을 자극하는 운동이다. 정적인 운동인 플랭크는 다양한 변형 운동이 있는데, 모든 운동에는 하나의 공통점이 있다. 중력이 허리를 당겨서 척추가 아래로 쳐지지 않도록 코어 근육이 동원된다는 것이다.

플랭크 중에 팔이나 다리, 상체를 움직이더라도 코어 근육은 계속 등척성 수축(정적 운동)을 하며 허리 주변을 안정시킨다. 이어서 설명할 또 다른 부류의 코어 운동과 플랭크의 가장 큰 차이점이 바로 이것이다. 후반부에 설명할 코어 운동들은 더 역동적이고, 가동 범위도 넓다.

운동법

바닥에 엎드려서 팔뚝과 발끝으로 몸을 지탱하자. 이렇게 몸을 곧게 편 정적인 자세를 최소 15초간 유지하자.

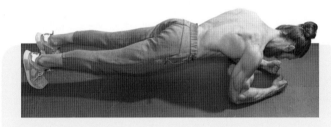

플랭크는 배를 납작하게 만들어 주는 데 효과적인 운동이다.

어드바이스

● 복횡근을 자극하는 가장 효과적인 운동은 복부를 안으로 당기는 것이다. 플랭크를 해도 복횡근이 동원되긴 하지만 사실 많이 동원되지는 않는다. 플랭크를 할 때는 복횡근이 수축하면서 근육의 두께가 16% 증가한다.[4] 반면에 복부를 안으로 당기는 운동을 할 때는 52%나 증가한다. 가장 좋은 방법은 플랭크를 하면서 복부를 안으로 당기는 것이다. 그러면 수축이 극대화돼 근육의 두께가 62%나 증가한다.[5] 단, 이때 운동을 쉽게 하려고 숨을 참아선 안 된다.

변형 운동

플랭크의 난이도를 낮추거나 높이는 다양한 방법이 있다. 가장 쉬운 변형 운동부터 가장 어려운 변형 운동까지 차례로 알아보자.

1 엎드려서 하는 대신 바닥에 누워서 해보자. 무릎은 90도로 굽히고 허리로 바닥을 누르자. 그다음 좁은 보폭으로 발을 앞으로 내딛어 다리를 점점 펴자. 허리로는 계속 바닥을 눌러야 한다(사진에서 보이는 것보다 더 눌러주자).

2 선 자세로 벽에 등을 대고 해도 된다. 다리는 벽과 약 70센티미터 정도의 거리를 둔 채 곧게 펴고, 허리로 벽을 누른다(아래 사진보다 더 세게 누르자). 그리고 좁은 보폭으로 벽을 향해 발을 옮기자. 허리는 움직이지 말고 계속해서 벽을 누른다.

3 같은 자세로 서되 작은 저항 밴드를 허리와 벽 사이에 두고 정면에 고정한다. 이 상태로 벽을 향해 발을 옮기면 밴드가 몸을 앞으로 당길 것이다. 이때 코어 근육을 사용하여 벽에서 등이 떨어지지 않게 한다.

❶ 바닥에 누워서 하는 플랭크는 초보자를 위한, 가장 쉬운 방식의 운동이다.

❷ 누워서 하는 플랭크를 마스터했으면 운동 효과를 높이기 위해 서서 해보자.

❸ 저항 밴드를 사용해서 난이도를 높여 보자.

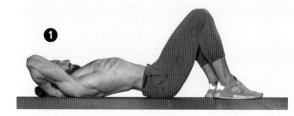

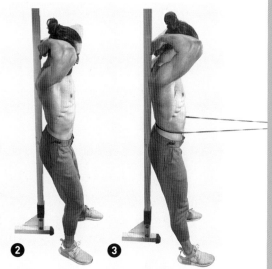

4 사이드 플랭크
복사근을 더 강하게 자극하려면 플랭크를 옆으로 해도 된다. 자세가 너무 힘들면 반대쪽 손을 앞쪽 바닥에 놔서 체중 일부를 지탱해도 된다.

5 웨이티드 플랭크
일반 플랭크의 난이도를 더 높이려면 파트너의 도움을 받아서 등에 중량을 올리거나, 파트너를 등에 앉히고 해보자.

6 워크-아웃
팔굽혀펴기 시작 자세에서 팔을 굽히지 말고, 손을 앞뒤로 옮겨 보자. 팔을 앞으로 곧게 뻗을수록 운동이 어려워진다.

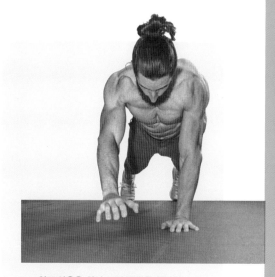

워크-아웃을 하면 코어 근력을 완벽히 단련할 수 있다.

7 롤-아웃

워크–아웃과 같이 자세를 잡은 다음 롤러를
잡고 앞으로 굴려보자. 양쪽에 원판을 끼운 올
림픽 바나 앱 휠을 사용해도 된다. 바퀴를 앞
으로 많이 굴릴수록 자극이 강해진다.

8 손으로 하는 TRX 플랭크

손을 바닥에 내려놓는 대신 TRX 스트랩을 짚
고 운동하자. 이처럼 팔을 공중에 띄운 상태에
서 앞뒤로 움직이면 등의 자극에 변화를 줄 수
있다.

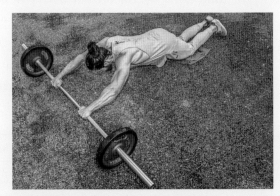

롤-아웃은 매우 난이도가 높은 코어 근력 운동이다.

9 발로 하는 TRX 플랭크

발끝을 바닥에 내려놓는 대신 TRX 스트랩에
올려놓고 운동하자. 그러면 다리를 앞뒤로 움
직일 수 있다.

10 손발을 모두 사용한 TRX 플랭크

손발을 모두 바닥에 놓는 대신 TRX 스트랩에 올린다. 그러면 손발을 모두 앞뒤로 움직일 수 있다.

11 드래건플라이

벤치나 바닥에 누워서 팔을 머리 위로 뻗어 고정된 물체를 붙잡자. 그다음 팔과 복근의 힘으로 온몸을 들
어 올려 어깨로 지탱하자. 상·하체는 일직선을 유지해야 한다. 자세를 잘못 잡으면 등이 구부러져 위험할
수 있으므로 운동할 때 절대로 다리를 벌려서 페달을 밟는 식으로 동작하지 말자.

12 리버스 플랭크

바닥에 눕는 대신 팔로 바를 잡고 완전히 매달리자. 등은 바닥을 향해야 한다.

❶ 운동선수 중에도 드래건플라이를 제대로 하는 사람은
많지 않으며 **❷** 리버스 플랭크는 더 그렇다.

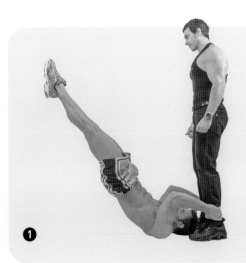

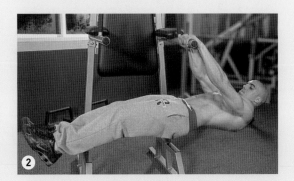

슈퍼세트 전략

● 플랭크와 크런치 같은 일반적인 복근 운동을 슈퍼세트로 실시해서 코어 근육을 사전 고갈해 보자. 크런치를 최대한 많이 반복해서 근육에 불타는 느낌을 주고, 곧장 플랭크를 하면 된다. 코어 근육을 사전 고갈했기 때문에 플랭크를 오래 유지하기 힘들 것이다.

● 후피로 슈퍼세트를 해도 된다. 플랭크를 먼저 하고 곧장 크런치를 해보자.

동작 포인트

● 세트를 마치고 나면 근육의 피로 때문에 복벽 전체의 힘이 빠져서 순간적으로 배가 불쑥 나올 때가 있다. 그런 증상이 나타났다면 복근과 코어 근육을 제대로 운동했다는 신호다.

⚠ 운동을 쉽게 하려고 허리에 과도한 아치를 만들면 요추 디스크가 하중 일부를 분담하기 위해 서로 부딪치는 바람에 코어 근육의 운동량이 감소한다. 또한 과도한 아치 때문에 디스크가 짓눌릴 수도 있다.

운동의 장점

▶ 과도한 피로를 유발하지 않는 플랭크 한 세트는 스쿼트나 로우, 데드리프트처럼 등에 부담을 주는 고중량 운동을 실시하기 전에 하기 좋은 대표적인 웜업 운동이다. 코어가 약한 사람은 메인 운동을 마치고 플랭크를 더 해도 좋다. 메인 운동을 마치고 할 때는 실패 지점까지 실시하자.

운동의 제한점

▶ 이런 정적인 운동을 하며 코어를 수축하는 건 예쁜 복근을 만드는 최고의 방법이라고 보긴 힘들다. 물론 플랭크는 배가 튀어나온 사람들한테는 최고의 운동이다. 사실 배를 납작하게 만들려면 단순히 복근만 단련해선 안 된다. 복부를 코르셋처럼 조이는 건 복횡근의 역할이기 때문이다.

위험성

▶ 코어 운동은 크런치 같은 일반적인 복근 운동보다 운동 효과도 좋고, 등에 위험 부담도 적다고 말하는 사람이 종종 있다. 과연 그럴까? 코어 운동 중에 근육이 받는 긴장이 증가하면 요추에 가해지는 전단력도 증가한다. 어떤 운동이든 효과가 좋으면 그만큼 위험성도 크다.

2 | 저항 밴드를 사용한 스탠딩 파워 크런치
STANDING POWER CRUNCH WITH A RESISTANCE BAND FOR DYNAMIC CORE WORK

이 운동은 복부 전체, 그중에서도 특히 코어 심층부 근육을 자극한다. 다른 플랭크 변형 운동은 대부분 정적인 운동이지만 이 운동을 할 때는 요추가 실제로 움직인다. 그러면 코어 근력을 동적으로, 심지어 폭발적으로 단련할 수 있기 때문에 근력을 요하는 스포츠에 도움이 된다.

운동법

정면의 고정된 물체에 배꼽 높이로 저항 밴드를 묶는다. 밴드 안으로 들어가서 허리에 밴드를 두르고 뒤로 물러나자. 이때 다리를 벌려서 안정감을 높인다. 자리를 잡았으면 밴드의 힘에 몸을 맡기고 허리에 서서히 아치를 만들자. 제일 큰 아치가 그려지기 직전에 복근을 수축해서 요추를 뒤로 밀어 아치 모양이었던 허리를 뒤로 둥글게 구부린다. 이 자세를 최소 2초간 유지했다가 밴드의 힘에 따라 다시 배를 앞으로 내민다.

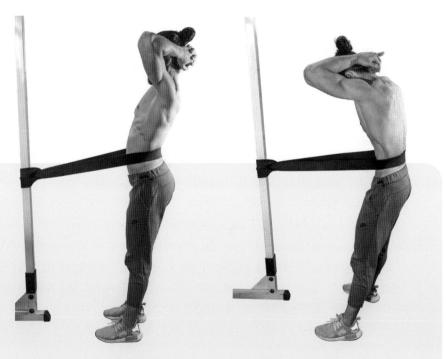

위 사진에서는 모델이 허리의 움직임을 보여주기 위해 손으로 뒤통수를 감싸고 있다.
실제로 운동할 때는 양손을 엉덩이에 얹거나, 양손으로 저항 밴드를 잡아 고정하자.

어드바이스

● 네거티브 동작은 천천히 실시하며 가동 범위를 극대화하자. 단 허리에 부담을 줘서 요추가 위험해질 정도로 무리해선 안 된다. 이 운동은 체중이나 둔근의 힘으로 밴드를 당기지 않는 것이 핵심이다. 오직 복부 근육만 사용해서 동작을 수행해야 한다. 허리 말고 다른 부위는 모두 고정한 채로, 서서 크런치를 한다고 생각하자.

● 신전 동작 중에 밴드 때문에 배가 앞으로 나오더라도 배를 최대한 평평하게 만들려고 노력해야 복횡근의 동원을 극대화할 수 있다.

TIP

● 밴드 고정점에서 뒤로 멀어질수록 운동이 격렬해진다. 처음에는 평균적인 거리에서 운동하다가 근력이 향상되면 점점 뒤로 물러나자.

● 저항 밴드를 정말 세게 당길 생각이라면 일단 밴드가 단단히 고정돼서 안 움직이는지 확인해 보자.

● 이 운동이 처음이라면 우선 양손으로 밴드를 가볍게 잡고 실시하자. 그러면 동작도 잘 통제할 수 있고, 탄성 밴드 때문에 등이 갑자기 움직일 일도 없다. 그러다가 운동에 숙달되면 밴드를 놓고 운동해서 난이도를 높이자.

● 더는 반복할 수 없더라도 세트를 곧바로 종료하지 말고, 양손으로 밴드를 잡고 운동을 계속하자. 손으로 밴드를 잡는 것만으로 운동이 한층 쉬워질 것이다.

● 마찬가지로 근육에 피로가 누적되면 밴드 고정점으로 한 걸음 다가가서 밴드의 저항을 줄이자. 그러면 몇 회 더 반복할 수 있다.

NOTE

● 허리에 아치를 얼마나 크게 만들 수 있는지, 허리를 뒤로 얼마나 굽힐 수 있는지에 따라 가동 범위가 결정된다. 우선 운동에 익숙해질 때까진 좁은 가동 범위로 운동하다가 가동 범위를 점차 넓혀서 난이도를 높이자. 수축 단계에서는 허리를 최대한 뒤로 밀어서 근육 동원을 극대화한다.

● 이 운동은 천천히 해야 한다. 자신이 하고 있는 운동 종목이 폭발적인 코어 근력을 요구한다면 그 어떤 코어 근육보다 안전하게 코어를 단련할 수 있는 운동이다. 폭발적인 코어 근력을 원한다면 꼭 실시해보자. 우선 동작을 천천히 실시하여 완전히 숙달한 다음 점차 속도를 높여 나가자. 동작 시 코어 근육이 아닌 둔근이나 상체를 비틀어서 운동하지 않도록 주의해야 한다.

변형 운동

1 좀 더 위험 부담이 있긴 하지만 네 발로 엎드려서 중량을 허리에 올려놓고 운동해도 된다. 파트너에게 덤벨이나 케틀벨, 원판을 허리에 올려달라고 하자. 안전을 위해 운동하는 동안 파트너가 중량을 살짝 잡고 있어야 한다. 혼자서 하거나, 주의가 산만한 파트너와 하는 것은 권장하지 않는다.

중량이 허리를 아래로 누르면 허리를 아래로 내렸다가 복근과 코어 근육을 사용해 다시 위로 들자. 완벽한 고립 효과를 보려면 팔이나 둔근으로 몸을 밀면 안 된다.

2 더 안전하게 하고 싶으면 스미스 머신 안에 네 발로 엎드려서 신장 쪽에 바를 올리고 해도 된다. 요추의 움직임은 전과 똑같지만 바를 사용하기 때문에 덤벨보다 더 무겁게 운동할 수 있다. 피부와 닿는 면적을 넓히기 위해 커다란 수건을 바에 몇 번 감자. 그러면 척추도 보호된다. 문제가 생겼을 때 바가 몸으로 떨어지는 것을 방지하기 위해 스미스 머신의 안전장치도 미리 세팅해 놓자.

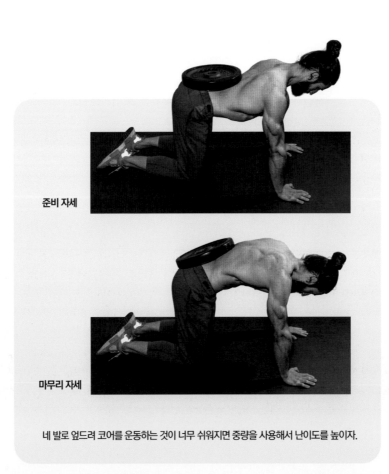

준비 자세

마무리 자세

네 발로 엎드려 코어를 운동하는 것이 너무 쉬워지면 중량을 사용해서 난이도를 높이자.

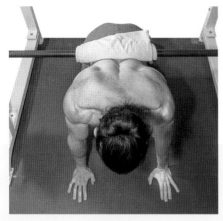

준비 자세

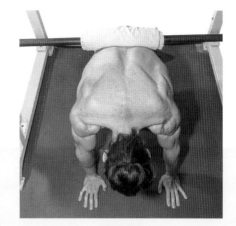

마무리 자세

무거운 중량으로 안전하게 운동하려면 스미스 머신을 사용하는 것이 좋다.

운동의 장점

▶ 저항 밴드를 사용하면 단순한 등척성 수축 운동에서 해방될 수 있다. 동작도 더 역동적으로 변하고 가동 범위도 넓어진다.

▶ 운동 자세가 몸에 주는 부담도 적다. 즉, 더 무거운 동작으로, 폭발적으로 운동할 수 있다.

운동의 제한점

▶ 동작의 감각을 익히기 전에 엉성한 동작으로 많이 반복하는 경우가 있는데, 그러면 운동 효과도 떨어지고 등을 다칠 수 있다. 저항 밴드는 밴드 고정점과 몸의 상대적 위치가 조금만 바뀌어도 저항이 달라지기 때문에 정확한 장력을 파악하기가 어려워진다. 따라서 천천히 실시하여 동작의 감각부터 익히도록 하자.

위험성

▶ 허리에 문제가 있으면 척추에 아치를 만들거나 척추를 구부리는 동작은 절대 하면 안 된다. 그런 사람은 앞에서 설명한 것처럼 벽에 등을 대고 하는 가벼운 등척성 운동만 실시하자. 이 운동은 상급자용이므로, 허리에 문제가 없고 운동 능력이 좋은 사람만 실시해야 한다.

신체 부위 중 대퇴사두근이 약점인 사람이 많다. 대퇴사두근 운동은 육체적으로 힘들 뿐만 아니라 대퇴골 주변을 근육으로 채워 넣으려면 어마어마한 양의 단백질이 합성되어야 하기 때문이다. 특히 대퇴골이 길수록 더욱 그렇다.

대퇴사두근을 키우려면 의지와 타고난 유전자가 필요하며, 무릎 통증과 고관절 통증, 경추와 요추 통증이라는 장애물까지 뛰어넘어야 한다. 여기서는 이미 대퇴사두근에 병적 이상이 있는 사람들을 위해 부상을 안고 대퇴사두근 트레이닝을 지속하는 방법도 설명하고자 한다.

넓적다리의 생체 역학적 특징

무릎 운동 vs 고관절 운동

레그 익스텐션 같은 고립 운동과 스쿼트 같은 복합 관절 운동을 비교해 보자. 레그 익스텐션을 할 때는 대퇴사두근이 완벽에 가깝게 고립되어 무릎 관절이 주로 사용된다. 반면에 스쿼트를 할 때는 발목과 무릎, 고관절이 모두 사용되고, 이에 따라 근육 동원도 분산된다. 넓적다리, 특히 대퇴골이 짧은 사람은 무릎을 많이 움직이고, 대퇴사두근이 많이 동원된다.

반면에 다리가 긴 사람은 고관절을 많이 움직이고 슬굴곡근, 특히 둔근이 많이 동원된다. 하지만 다리가 긴 사람은 스쿼트할 때 상체를 앞으로 많이 숙이게 되어 등이 부상 위험에 쉽게 노출된다. 또한 무릎의 사용이 줄어들고, 대퇴사두근의 동원도 감소한다.

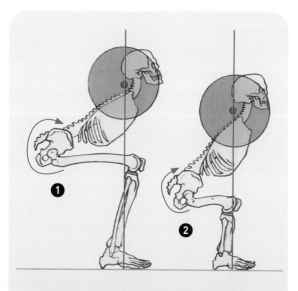

❶ 대퇴골이 길면 스쿼트 시 고관절이 더 많이 쓰여서 대퇴사두근의 동원이 감소한다.

❷ 대퇴골이 짧으면 스쿼트 시 고관절이 적게 쓰이기 때문에 대퇴사두근의 동원이 극대화된다.

몸에 피로가 쌓일 때 신경이 동원되는 방식은 사람마다 다르다

사람들이 스쿼트를 하다가 실패 지점에 도달하는 이유를 한 연구진이 분석해 봤다. 스쿼트를 할 때 우리 몸에서 가장 약한 연결 고리는 어떤 관절(그리고 근육)일까? 피험자의 3분의 2는 고관절의 힘이 부족해서(즉 둔근, 그리고 다음으로 슬굴곡근에 피로가 누적돼서) 실패 지점에 도달했다. 나머지 3분의 1은 무릎, 즉 대퇴사두근에 피로가 누적돼서 실패했다.[3]

여기서 이끌어낼 수 있는 첫 번째 결론이 있다. '같은 운동을 하더라도 사람에 따라 근육을 동원하는 방식이 다르다.'는 것이다. 어떤 사람은 둔근을 더 많이 사용하고, 어떤 사람은 대퇴사두근을 더 많이 사용한다. 둔근의 힘이 먼저 빠져버린 피험자는 곧 대퇴사두근의 동원이 살짝 증가했다. 하지만 지쳐버린 둔근을 대신하기에는 대퇴사두근의 힘이 너무 약했다. 반면에 대퇴사두근이 먼저 지쳐버린 피험자는 둔근이 개입해 대퇴사두근을 대신하려 했지만, 역시나 누적된 피로를 모두 상쇄하진 못했다.

이처럼 우리 몸의 모든 근육이 동시에 지쳐버리지는 않는다. 즉, 특정 근육에 먼저 피로가 쌓이고 나머지 근육에는 힘이 좀 남아 있다는 뜻인데, 운동을 지속하기에는 그 힘이 너무 약한 것이다.

대퇴사두근을 자극하는 복합 관절 운동을 할 때 운동 효과를 떨어뜨리는 변수는 근육의 피로뿐만이 아니다. 심혈관계가 운동 강도를 못 따라오는 경우도 있다. 머리가 터질 것 같고, 산소가 부족하고, 심장이 쿵쾅거리는 느낌이 바로 이런 경우에 해당된다.

이런 문제 때문에 걱정된다면 후피로 테크닉을 활용해 보자. 스쿼트나 프레스를 마치자마자 곧장 레그 익스텐션을 하는 것이다. 이렇게 하면 복합 관절 운동을 하고 남은 대퇴사두근의 마지막 힘까지 쥐어짜낼 수 있다.

참고로 본 연구 결과에 따르면 사람들은 운동할 때 양다리에 동일한 힘을 주지 않는다고 한다. 피험자들은 왼쪽 다리보다 오른쪽 다리로 바닥을 10% 더 세게 밀었다.

가동 범위와 중량이 미치는 영향

복합 관절 운동을 할 때 가동 범위를 넓히면 동원되는 근육도 증가한다. 즉, 스쿼트 시 가동 범위를 넓히면 대퇴사두근과 둔근의 동원이 모두 증가하는데, 이때 둔근과 대퇴사두근이 동원되는 상대적인 비율은 사람마다 다르다.[1] 일단 다리가 짧을수록 둔근보다 대퇴사두근이 더 많이 동원되기 때문에 유리하다고 볼 수 있다. 하지만 다리가 짧은 사람들도 스쿼트 하강 동작 시 평행 지점을 지나가면 둔근의 동원 속도가 대퇴사두근보다 2배나 빨리 증가한다.[2]

중량도 운동에 영향을 미친다. 가벼운 중량으로 운동할 때는 고관절의 움직임을 최소화하고 무릎 동작에만 집중할 수 있다. 하지만 중량이 무거워지면 고관절의 개입이 증가하고, 둔근의 운동량도 함께 증가한다.[2] 반면에 대퇴사두근의 개입은 감소한다. 45도 레그 프레스 머신에서 운동할 때도 이처럼 중량에 따라 근육의 동원 방식이 달라진다.

좋은 트레이닝 도구를 가려내는 방법

관절, 특히 무릎 관절과 고관절을 보호하면서
넓적다리를 더 효과적으로 자극하려면 어떻게 해야 할까?

스쿼트, 핵 스쿼트, 45도 레그 프레스처럼 대퇴사두근을 자극하는 일반적인 복합 관절 운동은 운동 궤도가 직선에 가깝다. 이처럼 넓적다리를 직선에 가깝게 움직이는 동작은 운동 중 몸의 균형을 잡아야 하기 때문에 사실 자연스러운 동작이라 보기는 힘들다. 우리가 평소에 걷거나 달릴 때는 넓적다리의 운동 궤도가 원형에 가깝다.

그리고 운동 속도가 빨라질수록 궤도가 타원에 가깝게 변한다.

하지만 넓적다리를 자극하는 복합 관절 운동을 할 때는 이처럼 자연스러운 원형 운동을 하기가 힘들다. 제자리 달리기를 떠올려 보면 이해하기 쉬울 것이다. 달리는 속도가 빨라질수록 동작은 위험해진다. 이는 근육 운동을 할 때도 마찬가지이며, 특히 가동 범위가 넓은 운동을 할 때 그 위험성이 커진다. 가동 범위가 몇 센티미터에 불과한 운동을 할 때는 운동 궤도가 직선이든 원형이든 큰 상관이 없다.

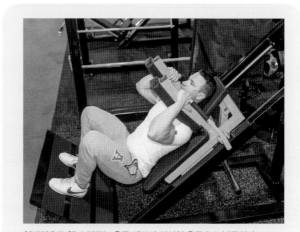

일반적으로 핵 스쿼트는 운동 궤도가 직선인 운동으로 분류된다.

다리가 길수록 운동 궤도가 직선인 운동이 불편하게 느껴져 격렬하게 운동하기가 쉽지 않다. 반면, 운동 궤도가 원형인 운동은 편하게 느껴진다.

서큘러 머신으로 앞서나가자

운동 궤도가 완벽한 직선인 전통적인 레그 프레스 머신과 달리 요즘 프레스 머신은 운동 궤도가 호를 그린다. 이런 머신은 가동 범위가 더 완전하고 자연스럽기 때문에 넓적다리를 더 제대로 운동할 수 있다. 그리고 운동이 효과적인 만큼 시간도 절약된다. 더 적은 운동을 하고서도 더 나은 결과를 볼 수 있다는 뜻이다. 또한 운동 궤도가 원형인 머신은 관절, 특히 무릎 관절과 고관절, 허리에 주는 부담도 적다.

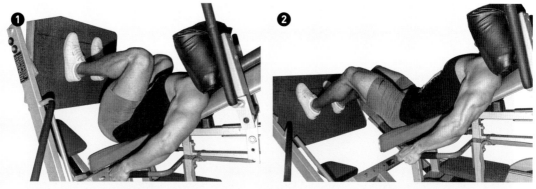

준비 자세   마무리 자세

❶ 운동 궤도가 원형인 서큘러 머신은 하체의 모든 근육을 더 잘 늘여 준다.
❷ 서큘러 머신은 가동 범위가 더 넓고, 움직임이 자연스러워서 근육이 잘 동원된다.

더 넓은 가동 범위로 운동할 수 있다

A 지점에서 B 지점으로 가는 가장 빠른 경로는 직선이다. 반면에 A에서 B까지 호를 그리면 이동하는 거리가 더 늘어난다. 근육 운동을 할 때는 이처럼 가동 범위가 넓은 것이 더 좋다. 더 많은 근육이, 더 강하게 자극되기 때문이다.

키가 큰 사람이 운동 궤도가 직선인 운동을 하면 가동 범위를 넓혀도 둔근이 대퇴사두근보다 많이 동원된다. 이런 사람이 운동 궤도가 원형인 서큘러 머신을 사용하면 둔근과 대퇴사두근의 상대적 동원 비율을 좀 더 유리하게 바꿀 수 있다. 즉, 직선 궤도로 운동할 때와 달리 둔근보다 대퇴사두근을 더 많이 동원할 수 있다는 것이다.

근육이 더 완전하게 자극된다

스쿼트, 핵 스쿼트, 레그 프레스 같은 전통적인 운동으로 하체(대퇴사두근, 슬굴곡근, 내전근, 둔근)를 발달시키려면 다양한 보조 운동을 부차적으로 실시해야 한다. 운동마다 자극하는 부위가 다르기 때문이다. 그런데 운동 궤도가 호를 그리는 서큘러 머신은 가동 범위가 넓기 때문에 운동 하나만 해도 하체 전체를 효과적으로 자극할 수 있다.

발을 동일한 위치에 놓고 운동한다고 가정했을 때, 운동 궤도가 원형이면 대퇴사두근 동원에 부정적 영향을 미치지 않으면서도 슬굴곡근을 더 강하게 자극할 수 있다. 그래서 서큘러 머신을 사용하면 하체의 여러 근육이 서로 경쟁하지 않고 시너지 효과를 내며 동원된다. 그리고 근육이 더 동원되는 만큼 운동의 난이도는 높아진다.

다양한 서큘러 머신의 차이점은 무엇일까?

모든 서큘러 머신이 다 좋은 것은 아니다. 좌석이 발판과 평행인 머신은 가동 범위가 좁기 때문에 별로 도움이 안 된다. 좌석과 발판이 수직에 가까울수록 넓적다리를 움직일 수 있는 공간이 넓어 져 호를 더 크게 그릴 수 있다. 하지만 이러한 좌석은 앉을 때 허리의 부담이 증가해 부상 위험이 있을 수 있다. 이럴 때 좋은 운동이 바로 허리를 압박하지 않는 벨트 스쿼트(202p 참고)다. 발목 의 가동성이 떨어지는 사람은 레그 프레스를 할 때 좌석을 조정할 수 있는 머신을 사용하는 것이 좋다.

> **NOTE**
>
> - 등, 어깨, 가슴을 운동할 때도 서큘러 머신의 효과를 볼 수 있다. 목표 근육의 가동 범위는 넓혀 주 고, 어깨 관절은 보호해 주기 때문이다.

저항 조절이 가능하다

- 운동하는 내내 저항이 일정하게 유지되는 스쿼트, 핵 스쿼트, 고전적인 레그 프레스와 달리 현 대식 서큘러 머신은 다리의 움직임에 따라 저항이 변한다.

- 근육이 신전한 상태인 동작 하위 지점에서는 저항이 약해져 관절이 받는 압박이 감소한다. 이 후 다리를 펴서 머신을 세게 밀수록 저항이 강해져서 운동 난이도가 높아진다. 또한 다리를 펼 수록 허벅지 근육이 지렛대 원리의 도움을 받아 더 많은 힘을 낼 수 있다.

- 스쿼트나 핵 스쿼트, 고전적인 레그 프레스는 동작 하위 지점에서는 운동이 너무 어려워지고, 정점에서는 너무 쉬워진다. 이런 저항의 차이를 극복하기 위해 가동 범위를 좁혀서 운동하는 사람도 있지만, 그러면 하체의 다양한 근육을 완벽하게 운동하기 힘들다. 예를 들어 스쿼트나 레그 프레스를 할 때 완전히 밑까지 내려가지 않으면 슬굴곡근을 제대로 동원하기 힘들다.

- 현대적인 머신들은 운동 중에 저항이 계속 변하기 때문에 근육을 더 강하고, 자연스럽게 동원 할 수 있다. 즉, 관절을 보호하면서 매스와 근력을 더 빨리 키울 수 있다는 뜻이다. 여기에 밴드 까지 함께 활용하면 효과는 배가된다.

저항 밴드의 효능을 보여주는 사례들

런지 같은 운동을 할 때 덤벨 대신 저항 밴드를 사용하면 근육 수축이 약 30% 증가한다.[4] 따라서 머신의 저항이 부족하다고 느껴질 때는 밴드를 활용하는 것이 좋다. 저항 밴드를 사용하면 네거티 브 동작을 할 때 역동적으로 움직일 수 있다. 덤벨과 비교했을 때 머신이 지닌 약점은 네거티브 동작이 덤벨 운동처럼 격렬하지 않다는 점이지만, 저항 밴드를 활용하면 그 부족함을 메울 수 있다.

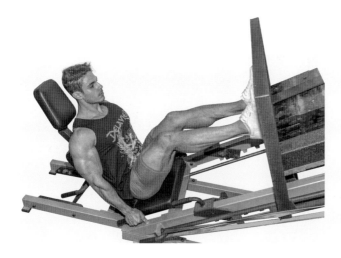

저항 밴드를 사용하면 동작의 하위 지점(저항이 가벼워진다)과 다리를 다 편 정점(더 무겁게 느껴진다)에서 느껴지는 중량의 무게 차이가 더 커진다.

⚠️ 컨버징 머신과 서큘러 머신을 혼동하지 말자. 물론 컨버징 머신과 서큘러 머신을 합쳐 놓은 등, 흉근 운동 머신이 있기는 하다. 일반적으로 컨버징 머신은 서큘러 머신이기도 하지만, 그 반대는 성립되지 않는다. 컨버징 기능이 없는 서큘러 머신도 있다는 뜻이다.
넓적다리 운동 머신이 바로 여기에 해당된다. 넓적다리 운동 머신은 대부분 서큘러 머신이고, 컨버징 머신은 드물다. 사실 컨버징 머신으로 하체를 운동하는 것이 꼭 좋은 아이디어는 아니다. 주위 사람들이 컨버징 레그 프레스 머신에 관한 얘기를 꺼내면 사실은 서큘러 머신에 관한 얘기를 하고 있는 거라고 생각하면 된다. 두 가지를 혼동하는 사람이 생각보다 많다.

넓적다리의 형태학적 특징

다리 형태가 미치는 영향

내반슬

흔히 '오다리'라 부르는 내반슬은 스쿼트나 데드리프트, 스내치, 클린 앤드 저크, 레그 프레스, 핵 스쿼트 같은 운동을 할 때 몸의 안정감을 크게 높여 준다. 하지만 오다리가 있으면 넓적다리 사이의 틈이 더 벌어져 보인다. 즉, 내전근을 더 운동해서 빈틈을 메워야 한다는 뜻이다. 내전근이 짧

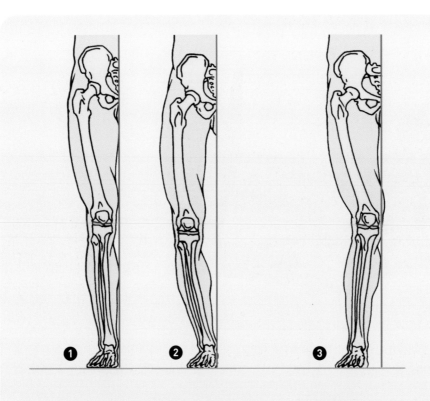

다리의 형태는 다리 길이와는 무관하게 사람마다 제각각이다.
특정 운동이나 테크닉을 사용할 수 있는지 여부는 이처럼
타고난 골격 구조에 크게 좌우된다.

❶ 곧은 다리
❷ 내반슬
❸ 외반슬

고, 높은 곳에 붙어 있는 심한 오다리일수록 이런 빈틈을 메우기가 더 힘들다.

    종아리뿐만 아니라 다리 전체가 오다리인 사람은 넓적다리 운동을 할 때 특히 몸을 안정시키려고 더 노력해야 한다. 이런 사람은 덤벨보다는 머신으로 운동할 것을 강력하게 권장한다. 특히 동작 시 균형 잡기가 힘든 초보자일수록 더 그렇다.

외반슬은 여성에게 더 흔하다

내반슬의 반대인 '안짱다리'라 부르는 외반슬은 앞에서 말한 운동들을 실시할 때 몸이 불안정해진다. 양쪽 무릎이 계속 안으로 모이기 때문이다. 이 문제를 해결하려면 외전근과 고관절 회전근을 강화해야 한다. 반면에 외반슬이 있으면 넓적다리 사이의 빈틈은 더 좁아 보이는데, 이는 내전근이 짧고 높이 붙어 있는 사람한테는 축복과도 같은 일이다.

헬스클럽에서 흔히 볼 수 있는 전반슬

오른쪽 그림처럼 무릎이 뒤로 밀려날 정도로 다리를 펴는 무릎 전반슬(반장슬)이 있으면 웨이트 트레이닝을 할 때 다리를 절대로 쭉 펴면 안 된다. 무릎 부상이 발생할 수 있기 때문이다.

이런 특징을 가진 사람은 레그 프레스나 스쿼트 같은 하체 운동을 하다가 무릎을 과도하게 펴면 하중 때문에 다리가 뒤로 꺾여서 부상을 당하기 쉽다. 특히 종아리가 길수록 더 그렇다.

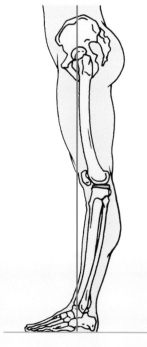

전반슬은 넓적다리를 자극하는 복합 관절 운동을 하다가 무릎을 지나치게 펴면 부상을 당하기 쉬운 대표적인 체형이다.
하지만 모든 사람의 다리에 전반슬이 있지는 않다. 대부분의 사람은 운동 중에 무릎을 다 펴도 안전에는 큰 문제가 없다.

결론

자신의 다리가 앞에서 설명한 세 가지 중 하나에 해당되고 무릎이 앞뒤나 좌우로 심하게 꺾여 있다면, 정형외과에서 처방받은 깔창을 신발에 깔고 운동할 것을 권장한다. 엘리트 운동선수들은 이미 다 이렇게 하고 있다.

대퇴사두근의 동원: 평평한 신발 vs 뒷굽이 높은 신발

발뒤꿈치를 들고 넓적다리를 자극하는 복합 관절 운동을 하면 대퇴사두근이 더 동원된다. 뒷굽이 높은 신발을 신으면 평평한 신발을 신었을 때보다 무릎의 움직임이 증가하고, 고관절의 움직임은 감소한다. 요즘 유행하는 크로스-트레이닝 신발 중에는 이처럼 역도 신발과 비슷한 신발이 많다. 하지만 이런 신발을 신으면 슬개골의 부담이 커지므로 무릎에 통증이 느껴진다면 이런 신발을 안 신는 게 낫다. 파워리프터 중에는 슬굴곡근과 둔근의 힘을 더 끌어내리려고 밑바닥이 평평한 신발을 신는 사람이 많다. 이런 신발은 슬개골에 부담을 덜어준다. 무릎이 약하거나 무릎에 통증이 느껴지면 평평한 파워리프팅 신발을 신자. 요즘 유행하는 척 테일러 스타일의 신발을 신어도 좋다.

대퇴사두근을 키울 때 겪는 문제 ❶

Q 무릎이 아프면 대퇴사두근을 어떻게 운동해야 하나요?

A 무릎 통증을 핑계로 넓적다리 운동에 소홀해선 안 된다. 무릎 통증은 크게 두 종류로 나뉜다.

■ 복합 관절 운동을 할 때만 무릎이 아프다

이런 사람은 스쿼트나 핵 스쿼트, 레그 프레스를 할 때는 무릎이 아프지만 대퇴사두근 고립 운동을 할 때는 무릎이 거의 안 아프거나 아예 안 아프다. 만약 복합 관절 운동 때문에 관절이 피로하거나 염증이 유발된 것 같으면 슬개골의 이상이 최대한 빨리 회복될 수 있도록 당분간 복합 관절 운동을 쉬는 것이 좋다. 관절의 피로를 최소화할 수 있도록 무릎을 거의 움직이지 않는 대퇴사두근 운동법을 뒤에서 소개할 것이다.

■ 무릎이 사용되는 모든 운동을 할 때 아프다

이럴 때는 무릎 관절을 사용하면 안 된다. 대신 둔근 머신에서 니 레이즈를 하며 대퇴사두근을 운동해 보자. 무릎을 굽히고 해도 되고, 로우 풀리를 사용해도 좋다. 이 운동을 하면 대퇴직근이 주

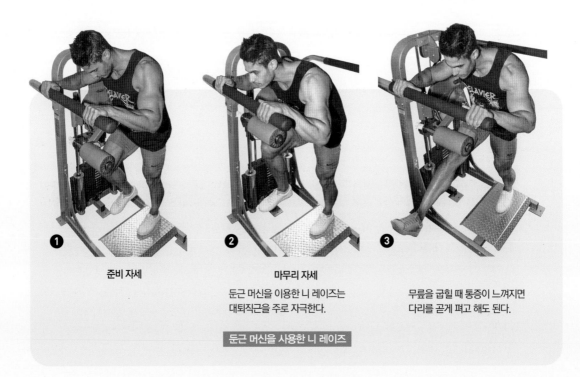

❶ 준비 자세

❷ 마무리 자세
둔근 머신을 이용한 니 레이즈는 대퇴직근을 주로 자극한다.

❸ 무릎을 굽힐 때 통증이 느껴지면 다리를 곧게 펴고 해도 된다.

둔근 머신을 사용한 니 레이즈

로 자극되는데, 세트당 많은 횟수를 반복하면 슬개건으로 가는 혈류가 증가해 무릎도 도움을 받는다.

둘 중 어떤 경우에 해당되든지 간에 혈류 제한 트레이닝을 하면 도움이 된다. 평소보다 훨씬 가벼운 중량으로도 트레이닝을 계속할 수 있기 때문이다. 진동 머신이 있으면 무릎에 통증이 느껴지지 않는 범위 안에서 활용하여 대퇴사두근의 근육을 보존해도 좋다. 몸을 안 움직여도 되는 전기 자극법도 좋은 선택이다. 하지만 전기 자극법은 강도가 높아지면 무릎이 받는 압박이 증가할 수 있다. EMS는 통증을 감소시키고 회복을 촉진할 수 있지만, 대퇴사두근을 많이 자극할 수 있으니 주의하여 사용하자(각 테크닉에 대한 설명은 69p를 참고하자).

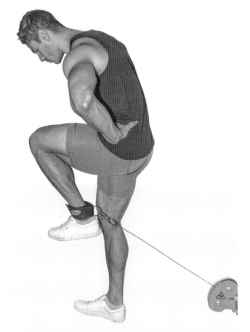

하단 케이블 풀리로 니 레이즈를 해도 된다. 이 경우에는 한쪽 손이나 양손으로 고정된 물체를 잡아서 몸의 안정감을 높이자.

대퇴사두근을 키울 때 겪는 문제 ❷

Q 등이 아프면 대퇴사두근을 어떻게 운동해야 하나요?

A 이것도 크게 두 가지 경우로 나뉜다.

1 부상 예방을 위해 등을 보호하면서 운동하고 싶거나, 허리에 경미한 압박감이 느껴지는 경우

등을 완벽히 보호하면서 하체를 강하게 자극하는데 가장 좋은 운동은 이후에 소개할 벨트 스쿼트와 다양한 변형 운동이다. 하지만 레그 프레스를 할 때는 조심해야 한다. 스쿼트보다 덜하기는 하지만 생각보다 등에 많은 부담을 주는 운동이기 때문이다.

2 등 통증이 심해서 할 수 있는 운동이 많지 않은 경우

레그 익스텐션, 무중량 런지, 벨트 스쿼트 같은 운동은 등에 큰 부담을 주지 않는다. 혈류 제한 트레이닝까지 병행하면 더 좋은 효과를 볼 수 있다. EMS를 활용하는 것도 좋은 방법이다.

QUADRICEPS

대퇴사두근을 키울 때 겪는 문제 ❸

Q 넓적다리 운동을 할 때 세트 사이에 다리를 위로 올리고 쉬는 것이 좋을까요?

A 어깨 운동을 할 때 어깨의 불타는 느낌이 쉽게 가라앉지 않으면 세트 사이에 바에 매달리는 것이 좋다. 어떤 사람들은 이와 같은 논리를 적용해서, 하체 운동을 할 때도 세트 사이에 회복을 촉진하기 위해 다리를 위로 올리고 휴식한다. 하지만 세트 사이에 다리를 위로 올리고 쉬면 곧장 뇌로 피가 쏠리는 경험을 하게 될 것이다. 그러면 세로토닌 전구체와 같은 피로 유발 물질들이 뇌로 함께 이동한다.

팔을 위로 올리고 쉬면 이처럼 급작스러운 피로가 느껴지진 않는다. 어깨(넓적다리보다 근육의 크기가 훨씬 작은) 운동을 할 때는 애초에 젖산과 같은 '피로' 물질들이 많이 생성되지 않기 때문이다. 하지만 세트 사이에 다리를 위로 올리고 쉬면 회복에 도움이 되기보다 피로감이 더 빨리 쌓인다. 개인적 경험의 차이는 있겠지만, 밤에 잘 때도 다리를 위로 올리고 누우면 잠이 더 빨리 든다. 밤에는 이게 좋을 수 있지만, 운동 중에는 방해만 될 뿐이다.

또한 학자들이 과학적으로 연구해 봤을 때도 세트 사이에 다리를 올리고 쉬었을 때 회복이 촉진된다는 증거를 발견하지 못했다(다만 운동을 마치고 전적으로 휴식을 취할 때는 다리를 올리는 것이 도움이 된다). 물론 극소수의 사람은 긍정적 효과를 볼 수도 있을 것이다. 다음에 운동할 때 직접 해보고 몸이 어떻게 반응하는지 확인해 보자.

넓적다리의 회복을 촉진하려면 어떻게 해야 할까?

격렬한 트레이닝을 하면 운동 중인 근육 주변의 림프관들이 일시적으로 손상된다는 연구 결과가 있다. 이런 림프관은 원래 근육 트레이닝을 하면 축적되는 세포의 노폐물이나 과도한 체액을 밖으로 빼내는 역할을 한다. 즉, 손상만 되지 않으면 근육의 회복에 적극적으로 개입한다는 뜻이다. 하지만 넓적다리는 중력의 영향으로, 다른 어떤 근육 그룹보다 림프관 손상으로 인한 회복이 더 느리다. 그래서 넓적다리 운동을 하면 노폐물 배출이 느려지고, 근육의 회복도 느려진다. 이럴 때 림프관의 생산성을 높여주는 간단한 테크닉이 있다. 운동을 마치고 몇 시간이 지났을 때 눕거나 앉은 상태로 다리를 최대한 위로 들어올리는 것이다. 이렇게 하면 떨어진 림프관의 생산성을 중력이 보충해 준다. 혈액이 다리에서 다 빠져나간 것 같으면 다리를 다시 내리자. 다리가 저릴 때까지 기다리지는 말자. 몇 분 후에 다시 다리를 들었다 내리는 식으로 동작을 두세 번 반복하자. 이 자세는 무릎의 회복에도 도움을 준다.

넓적다리를 발달시키는 데 체형은 중요한 역할을 한다

키가 180센티미터인 사람과 160센티미터인 사람이 있다. 이들이 앉아 있을 때는 키 차이가 분명하지 않지만, 섰을 때 비로소 키 차이가 확연히 드러난다. 키 차이가 나는 대부분의 이유는 상체 길이가 아니라 다리 길이 때문이라는 사실을 보여주고 있는 것이다. 특히 대퇴골의 길이에서 이러한 차이가 잘 나타난다. 대퇴골의 길이는 사람에 따라 아주 다양하며, 넓적다리를 단련하는 운동 동작의 궤적을 결정짓는 중요한 역할을 한다. 대퇴사두근을 운동할 때는 반드시 이러한 체형적 요소를 감안해야 한다.

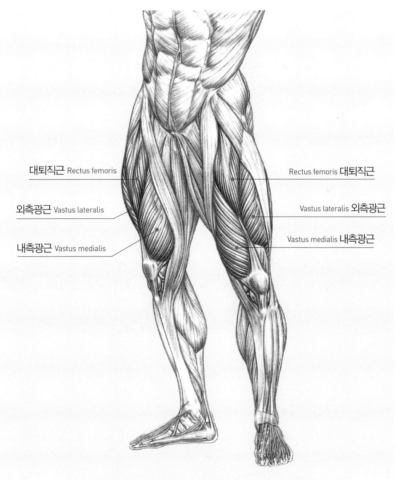

대퇴직근 Rectus femoris

외측광근 Vastus lateralis

내측광근 Vastus medialis

Rectus femoris 대퇴직근

Vastus lateralis 외측광근

Vastus medialis 내측광근

넓적다리는 워낙 부피가 크기 때문에 모든 넓적다리 운동은
육체적 능력뿐만 아니라 정신력까지 시험한다.

1 | 벨트 스쿼트 BELT SQUAT

넓적다리 전체와 둔근을 자극하는 복합 관절 운동이다. 상체를 앞으로 숙여서 각도에 다양한 변화를 주면 슬굴곡근도 자극할 수 있다.

운동법

허리에 벨트를 두르고 양발을 어깨너비로 벌리자. 머신의 중량 잠금을 풀고 최대한 깊이 쭈그려 앉았다가 다시 일어난다. 동작을 반복한다.

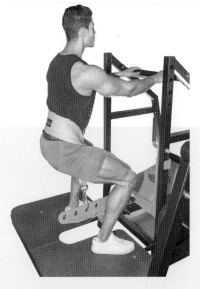

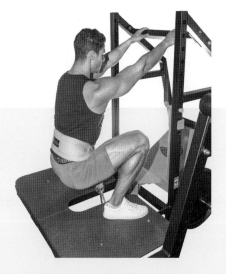

준비 자세

벨트 스쿼트는 중량이 몸의 중심에 놓인다. 어깨에 바를 얹고 스쿼트할 때처럼 중량이 움직이지도 않는다.

마무리 자세

등에 중량을 얹고 있지 않으므로 운동 중에 상체를 곧게 세울 수 있다.

어드바이스

● 벨트 앞쪽으로 발을 내밀고 운동할수록 슬굴곡근과 둔근이 많이 동원되고, 무릎이 보호된다. 반면, 벨트 근처로 발을 당기고 운동할수록 대퇴사두근이 더 동원되고, 무릎의 부담은 증가한다. 양발을 넓게 벌리고 운동할수록 슬굴곡근을 동원하기 쉽고, 양발을 아주 넓게 벌리면 내전근이 더 많이 개입한다.

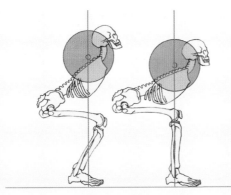

바를 이용해 스쿼트를 할 때 무릎을 앞으로 내밀지 않고 쭈그려 앉으려면, 상체를 앞으로 숙여서 균형을 잡아야 한다. 벨트 스쿼트를 할 때는 따로 균형을 잡을 필요가 없고, 무릎을 앞으로 내밀지 않고도 쭈그려 앉을 수 있다. 그러면 등의 부담도 덜고, 무릎도 보호할 수 있다.

NOTE

● 전반슬이 있으면 운동 중에 다리를 다 펴지 않도록 주의하면서 근육에 긴장을 유지하자. 세트 중에 쉬고 싶다면 중량을 고정시키고, 몇 초간 쉬었다가 다시 잠금을 풀고 운동을 재개하자.

● 세트 마지막에 팔을 사용해서 일어나는 식으로 강제 반복을 하면 몇 회 더 반복할 수 있다.

TIP

● 중량과 함께 저항 밴드를 사용하면 운동이 더 역동적으로 변한다. 특히 네거티브 동작이 그렇다.

변형 운동

1 상체를 앞으로 숙이며 쭈그려 앉으면 슬굴곡근과 둔근이 더 많이 동원된다.

2 상체를 최대한 곧게 세우고 쭈그려 앉으면 대퇴사두근이 더 많이 동원된다.

3 넓적다리 전체를 자극하고 싶으면 우선 등을 곧게 세우고 운동을 시작하자. 이후에 세트를 진행하면서 피로가 누적되면 상체를 점점 앞으로 숙이자. 그러면 대퇴사두근의 피로를 넓적다리 뒤쪽 근육의 힘으로 상쇄할 수 있고, 결과적으로 넓적다리 전체를 자극할 수 있다.

벨트 스쿼트 머신이 없으면 다음과 같이 운동해 보자.

▶ **힙 벨트에 다음 도구를 연결해서 운동하기**

● 원판이나 덤벨

● 스미스 머신 (금속끼리 맞닿으면 미끄러우므로 수건으로 감싸자)

▶ **스미스 머신의 바를 사타구니 높이에 맞추고 운동하기**

상체를 곧게 세우고 동작하면 대퇴사두근이 주로 자극되고, 부차적으로 슬굴곡근이 자극된다. 반면에 쭈그려 앉으면서 상체를 앞으로 숙이고, 일어나면서 상체를 세우면 슬굴곡근이 더 자극된다. 큰 수건을 바 위에 덮어서 바와 넓적다리가 닿는 면적을 넓히자. 다리를 살짝 구부린 채로 동작하면 근육의 긴장이 안 풀리고, 바도 안 미끄러진다. 이 운동은 근육에 중량을 직접 올려놓고 실시하므로 아주 무거운 중량을 쓸 필요가 없다.

▶ **무릎 뒤에 스트랩을 두르고 운동하기**

중량을 쓰지 않아도 상체를 뒤로 기댈수록 운동이 어려워진다(205p 하단 사진 참고).

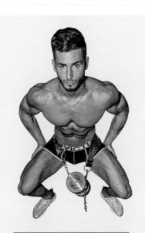
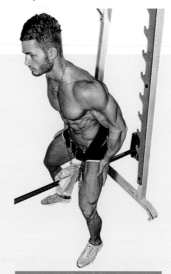

덤벨을 사용한 벨트 스쿼트 | 스미스 머신을 사용한 벨트 스쿼트

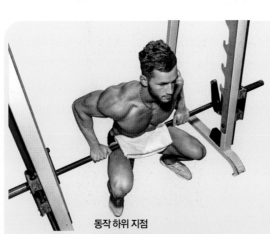
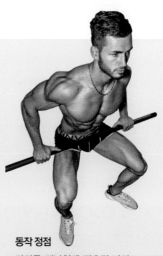

동작 하위 지점
스미스 머신에서 넓적다리에 중량을
직접 올리고 하는 벨트 스쿼트

동작 정점
다리를 지나치게 뻗으면 바가
미끄러지니 주의하자.

운동의 장점

▶ 벨트 스쿼트는 일반 스쿼트와 달리 척추, 목, 어깨에 주는 부담이 크지 않다.

▶ 양발을 앞으로 많이 내밀고 운동해도 허리가 위험에 빠지지 않는다. 또한 역도 벨트를 찰 필요가 없기 때문에 호흡이 편해서 일반 스쿼트를 할 때보다 지구력이 좋아진다.

▶ 엉덩이를 뒤로 빼고 상체를 앞으로 숙이면 무릎이 받는 압력이 감소해 무릎 손상이 줄어든다.

운동의 제한점

▶ 중량이 무거워질수록 벨트 때문에 아플 수 있다. 커다란 비치 타월을 접어서 허리와 벨트 사이에 끼우면 엉덩이가 꼬집히는 것을 방지할 수 있다.

▶ 처음부터 무거운 중량을 사용하면 중심을 잃고 다칠 수 있다. 우선 가벼운 중량으로 몇 세트 실시해서 동작을 적응시키자.

위험성

▶ 머신에서 자세를 완벽히 잡은 후에 운동을 개시해야 한다. 안 그러면 머신 뒤쪽에 발을 놓고 운동하다가 벨트 때문에 몸이 앞으로 쏠려서 넘어질 수도 있다. 웜업 세트를 하면서 올바른 발의 위치를 찾는 것이 중요하다. 그러면 고중량 세트를 할 때 계속 발의 위치를 바꾸지 않아도 된다. 세트 도중에는 벨트의 당기는 힘 때문에 발을 옮기기도 힘들다.

▶ 슬굴곡근과 내전근이 유연하지 않다면 처음에는 무리해서 밑까지 내려가지 말자.

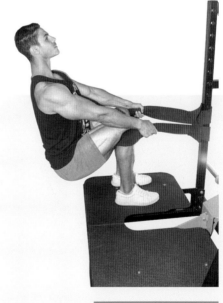

스트랩을 사용한 벨트 스쿼트

2 | 머신을 사용한 스쿼트 SQUAT USING A MACHINE

넓적다리 전체를 자극하는 복합 관절 운동이다. 특히 대퇴사두근과 둔근을 주로 자극하고, 부차적으로 슬굴곡근을 자극한다. 이런 머신은 스쿼트라는 운동에 내재한 근본적인 문제 몇 가지를 해결해 주지만, 그와 동시에 다른 문제를 유발하기도 한다.

운동법

머신에 들어가서 두 쿠션 사이에 머리를 넣자. 등을 곧게 편 상태로 머신의 잠금을 풀고 쭈그려 앉는다. 허리가 쿠션에서 떨어지는 느낌이 들면 곧장 넓적다리의 힘으로 밀고 일어나자.

어드바이스

● 발을 둔근 밑으로 더 깊숙이 집어넣고 운동할수록 허리가 쿠션에서 더 빨리 떨어져서 허리를 보호하기가 어렵다. 반면에 양발을 앞으로 내밀고 운동하면 대퇴사두근의 자극은 감소하지만 등을 보호하면서 더 깊이 쭈그려 앉을 수 있다.

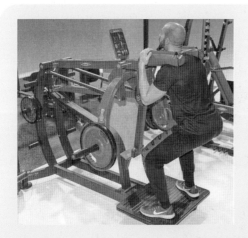

대퇴골이 길수록 서큘러 머신의 도움을 많이 받을 수 있다.

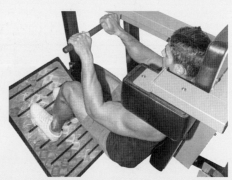

요즘에는 운동 궤도가 원형인 넓적다리 운동 머신이 다양하게 출시되어 있다.

운동의 장점

▶ 일반 스쿼트를 할 때는 운동 시작 전에 바를 세팅하고, 운동이 끝나면 다시 바를 치워야 한다. 하지만 머신에서 운동하면 그런 불편함이 사라진다.

▶ 중량이 바처럼 마구 움직이지 않으므로 위험 부담이 적다.

▶ 균형 잡기도 쉽고, 운동 궤도도 원형에 가깝다. 또한 운동 중에 실패 지점에 도달하면 안전장치가 중량을 받아준다. 일반 스쿼트를 할 때처럼 바에 깔릴 위험이 없다는 것이다.

NOTE

● 스쿼트 머신과 핵 스쿼트 머신을 혼동하지 말자. 핵 스쿼트 머신은 등받이가 뒤로 기울어져 있어서 대퇴직근이 더 많이 동원되고, 대퇴사두근 중앙의 데피니션을 살려준다. 반면, 스쿼트 머신은 등을 앞으로 숙이고 운동해야 하므로 핵 스쿼트 머신보다 대퇴사두근(특히 대퇴직근)이 적게 동원되고, 둔근과 슬굴곡근은 더 많이 동원된다.

변형 운동

1 한 다리씩 운동할 수도 있는데, 그러면 등을 더 잘 받칠 수 있다. 이렇게 운동할 때는 반대쪽 다리를 앞으로 뻗거나 뒤로 굽혀 놓자. 쭈그려 앉을 때 다리가 머신에 깔리지 않는지 미리 확인하자.

2 머신이 없으면 스미스 머신으로도 비슷하게 실시할 수 있지만, 운동 궤도를 원형에 가깝게 유지하긴 힘들다.

3 트랩-바를 사용하면 등을 곧게 펴고 스쿼트할 수 있다. 일반 바처럼 운동 중에 무게 중심이 바뀌지 않으므로 부상 위험도 적다.

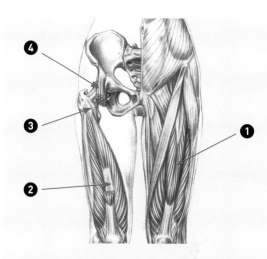

❶ 대퇴사두근에서 이관절 근육인 머리는 대퇴직근뿐이다.

❷ 대퇴직근은 다른 3개의 머리와 무릎 근처에서 힘줄 하나를 공유한다.

❸, ❹ 하지만 대퇴직근은 골반에 부착되고, 다른 3개의 머리는 대퇴골에 부착된다. 그래서 대퇴직근은 대퇴사두근의 다른 머리와 달리 상체 각도에 따라 동원 여부가 결정된다.

운동의 제한점

▶ 스쿼트 머신은 사용하기 적합한 다리 길이가 있다. 다리가 그보다 길면 평행 지점 밑으로 쭈그려 앉기 위해서 등에 아치를 만들어야 한다.

위험성

▶ 키가 클수록 동작의 하위 지점에서 등이 위험한 자세에 놓인다. 즉, 깊이 쭈그려 앉을수록 허리와 고관절이 위험에 노출된다.

트랩-바를 사용하면 일반 스쿼트에 내재한 근본적인 문제 몇 가지를 해결할 수 있다. 스쿼트 머신과 매우 비슷하지만, 운동 궤도는 원형이 아니다.

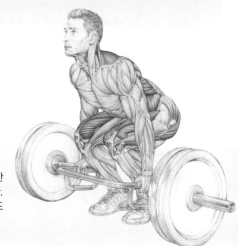

3 | 버티컬 레그 프레스 VERTICAL LEG PRESS

넓적다리 전체를 자극하는 복합 관절 운동이다. 둔근과 슬굴곡근도 독특한 각도에서 자극해 준다.

운동법

등이 잘 받쳐지도록 한 상태에서 머신에 누운 다음 다리를 하나씩 들어서 발판에 발을 대자. 몸이 안정되면 안전장치를 풀고 발판을 아래로 내리자. 대퇴사두근이 상체에 닿으면 다리를 뻗어서 올라간다. 동작을 반복하자.

어드바이스

● 양발을 넓게 벌릴수록 다리를 상체까지 더 깊이 내릴 수 있다.

> **NOTE**
>
> ● 발의 위치에 따라 동원되는 근육이 크게 달라진다. 발이 얼굴과 동일 선상에 있으면 슬굴곡근이 더 동원되고, 발이 둔근 밑에 있으면 대퇴사두근이 더 동원된다.
> ● 모든 프레스와 마찬가지로
> ▶ 좌석이 발판과 평행에 가까울수록 슬굴곡근이 더 동원된다.
> ▶ 좌석이 발판과 수직에 가까울수록 대퇴사두근이 더 동원된다.

변형 운동

1 스미스 머신에서 하는 경우, 인기 있는 변형 운동이긴 하지만 조금 위험한 운동이다. 특히 근육을 아직 잘 다룰 줄 모르는 초보자일수록 더 위험하다.

2 일반 레그 프레스 머신에서 좌석을 발판과 최대한 평행으로 맞춰 놓고 운동해 보자. 하지만 발을 최대한 위로 올려놓고 운동해도 버티컬 레그 프레스보다 자세가 불편하고 부자연스러울 것이다.

3 버티컬 레그 프레스의 동작은 사실상 수평 레그 프레스와 똑같다. 슬굴곡근이 많이 동원되지 않고, 무릎의 부담도 크지만, 넓적다리 전체와 둔근을 자극한다.

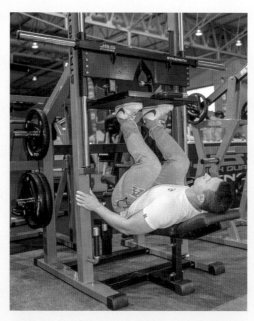
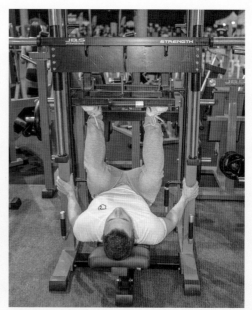

버티컬 레그 프레스를 할 때는 슬굴곡근이 더 신전된다는 걸 알 수 있다.

버티컬 레그 프레스를 할 때 가동 범위를 극대화하려면 엉덩이를 들고 발판을 최대한 내려야 하는데, 이는 그리 좋은 운동법은 아니다.

운동의 장점

▶ 버티컬 레그 프레스는 단 하나의 동작으로 넓적다리 전체를 자극할 수 있는 운동으로, 운동 각도가 독특하며, 둔근까지 강하게 자극해 준다.

운동의 제한점

▶ 버티컬 레그 프레스 머신은 대부분 운동 궤도가 직선이다. 즉, 고관절과 무릎의 부담이 크지만, 근육 성장 효과는 떨어진다는 뜻이다. 운동 궤도가 원형인 머신은 드물다.

위험성

▶ 등을 둥글게 굽힐수록 가동 범위가 넓어지고, 근육 수축(특히 둔근)이 잘 느껴진다. 하지만 요추의 디스크를 위험에 빠트리는 대가를 치러야 한다. 또한 이처럼 발을 공중에 들고 머리를 낮춘 자세는 근력을 최대한 끌어내기에 좋은 자세는 아니다. 심장에 문제가 있는 사람은 이런 운동을 해선 안 된다.

07

성장이 뒤처진 슬굴곡근을 발달시키자

근육 운동을 할 때 슬굴곡근을 운동하지 않는 사람이 많다. 하지만 슬굴곡근은 스쿼트나 레그 프레스처럼 대퇴사두근을 자극하는 복합 관절 운동을 할 때 아주 중요한 역할을 한다.

멋진 슬굴곡근을 타고난 사람도 운동량에 비해 슬굴곡근이 성장하지 않아 애를 먹곤 한다. 운 좋게도 슬굴곡근이 정말 긴 사람은 빠르게 성장하지만, 짧은 슬굴곡근을 타고난 사람은 아무리 운동해도 성장할 기미가 보이지 않는다. 여기서는 이 문제의 원인을 알아보고, 이에 대한 해법도 소개하고자 한다.

슬굴곡근의 해부·형태학적 특징

슬굴곡근은 골격 구조의 영향을 많이 받는다. 특히 넓적다리 위쪽의 기시부가 그렇다. 좌골은 의자에 앉을 때 바닥에 닿는 골반 아래쪽의 뼈인데, 슬굴곡근 위쪽이 여기에 부착된다. 따라서 좌골의 형태(좌골 결절)는 슬굴곡근의 형태에 큰 영향을 미친다. 두 사람의 슬굴곡근 크기가 동일하다고 가정했을 때,

- 좌골이 바깥쪽에 있으면 슬굴곡근이 더 두드러져 보인다. 슬굴곡근이 그리 크지 않아도 눈에 잘 띈다는 뜻이다.

- 좌골이 안쪽에 있으면 슬굴곡근이 커도 근육의 곡선이 가려진다. 그래서 납작하고, 덜 발달한 것처럼 보인다.

슬굴곡근과 둔근이 벌이는 경쟁

슬굴곡근과 둔근은 서로 더 많은 공간을 차지하려고(그래서 더 많이 동원되려고) 경쟁한다. 둔근이 대퇴골 아래쪽에 부착되면 슬굴곡근은 그만큼 짧아지고, 넓적다리 위쪽까지 올라오지 못한다. 이처럼 둔근이 길어서 대퇴골 아래쪽에 부착되어 있으면 슬굴곡근이 고

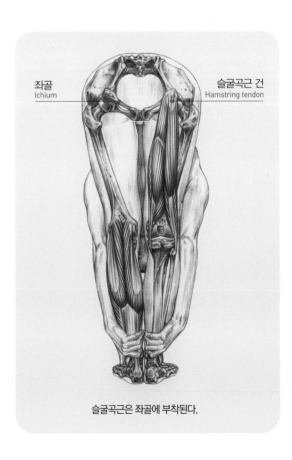

좌골
Ichium

슬굴곡근 건
Hamstring tendon

슬굴곡근은 좌골에 부착된다.

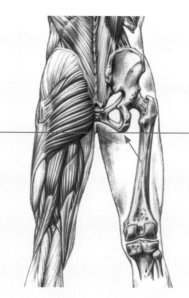

좌골이 안쪽에 있으면 슬굴곡근이 잘 안 보인다.

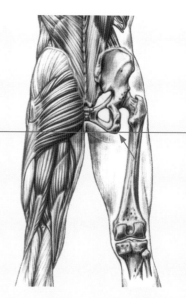

좌골이 바깥쪽으로 향해 있으면 슬굴곡근이 두드러져 보인다.

정될 공간은 부족해진다. 그러면 등이나 넓적다리 앞쪽을 자극하는 복합 관절 운동을 할 때 둔근이 운동의 주도권을 잡는다. 이 경우 짧은 슬굴곡근은 동원하기 쉽지 않기 때문에 발달시키기가 어렵다. 또한 해당 근육을 운동해도 잘 반응하지 않는다.

반대로 둔근이 대퇴골 위쪽에 부착되어 있으면 슬굴곡근이 부착될 공간이 많아진다. 이렇게 긴 슬굴곡근은 발달시키기도 쉽다. 이런 체형을 타고난 사람은 운동할 때 둔근보다 슬굴곡근이 주도권을 쥐며, 슬굴곡근이 더 멋있어 보인다.

대퇴골의 길이도 슬굴곡근에 영향을 미친다. 다른 모든 변수가 동일하다고 가정했을 때 키가 클수록 슬굴곡근을 멋지게 키우기 힘들다. 멋진 슬굴곡근을 만들려면 남들보다 근육 매스를 더 많이 키워야 하기 때문이다.

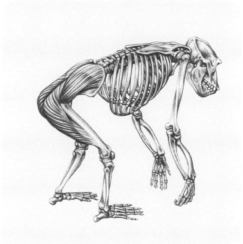

우리 조상이 그랬듯, 둔근이 밑으로 내려와 있을수록 슬굴곡근이 차지할 수 있는 공간은 줄어든다.

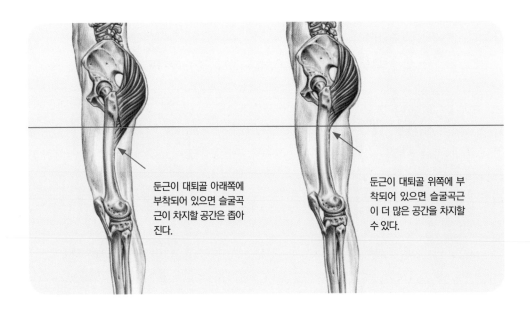

둔근이 대퇴골 아래쪽에 부착되어 있으면 슬굴곡근이 차지할 공간은 좁아진다.

둔근이 대퇴골 위쪽에 부착되어 있으면 슬굴곡근이 더 많은 공간을 차지할 수 있다.

해부·형태학적 분석으로 미래 예측하기

이 네 가지 변수(좌골의 위치, 둔근의 크기, 슬굴곡근의 길이, 대퇴골의 크기)를 종합해 보면 자신의 슬굴곡근이 근육 운동에 잘 반응할 수 있을지 미리 예측해 볼 수 있다. 불리한 해부학적 구조를 타고난 사람일수록 슬굴곡근을 키우기 위해 더 많은 노력을 해야 한다. 근육 운동을 처음 시작하는 사람이 이런 해부·형태학적 분석을 해보면 앞으로 마주할 어려움을 미리 알 수 있고, 자신의 슬굴곡근이 다른 근육보다 느리게 성장하는 이유를 파악하려고 시간을 낭비할 필요가 없다. 또한 미리 자신의 약점에 맞게 트레이닝 프로그램을 조정할 수도 있다.

자신의 슬굴곡근이 잘 발달하지 않는 사람은 타고난 체형 때문이라는 사실을 분명히 인지할 필요가 있다. 근섬유가 부족하거나, 근비대에 적합한 근섬유가 없어서 근육이 성장하지 않는 게 아니라는 것이다. 해부학적으로 근육의 부착부가 성장에 적합하지 않을 뿐이다. 물론 타고난 체형이 성장에 부적합하고, 근섬유의 양까지 부족한 사람도 있긴 하다.

약한 슬굴곡근 발달에 내전근이 도움을 주기도 한다

발달이 뒤처진 슬굴곡근을 키우고, 넓적다리의 약점을 보완하는 열쇠는 내전근에 숨어 있다. 내전근을 키우면 양쪽 넓적다리 사이의 틈이 좁아져서 대퇴사두근과 슬굴곡근 바깥쪽이 더 커 보인다. 또한 내전근 운동 머신을 활용하면 슬굴곡근의 주요 부위를 독특한 방식으로 자극할 수 있다(222p 참고).

슬굴곡근을 키울 때 겪는 문제

Q 무릎이 아프면 슬굴곡근을 어떻게 운동해야 하나요?

A 무릎 통증을 핑계로 슬굴곡근 운동을 걸러선 안 된다. 오히려 이런 사람일수록 슬굴곡근 운동을 중요하게 여겨야 한다. 넓적다리 운동을 할 때 슬굴곡근이 무릎을 보호해주기 때문이다. 무릎 통증에는 크게 두 종류가 있다.

▌ 고립 운동을 할 때만 무릎이 아프다

슬굴곡근 고립 운동을 하면 무릎 관절이 피곤해지고 염증이 생기는 것 같다면 어떻게 해야 할까? 이때는 다리를 완전히 쭉 뻗고, 다양한 가동 범위로 데드리프트를 하면서 데드리프트도 무릎에 부담을 주는지 확인해 보자. 데드리프트를 할 수 없다면 하이퍼익스텐션 벤치에서 하는 운동으로 대체해도 좋다.

레그 컬(앉아서 혹은 서서)을 몇 세트 해도 좋지만, 관절의 피로를 최소화하려면 216p에서부터 소개하는 운동을 따라 해보자. 이 운동들은 무릎을 그다지 많이 동원하지 않기 때문에 데드리프트나 레그 컬 변형 운동을 하기 전에 사전 고갈 슈퍼세트로 실시하면 좋을 것이다. 그러면 사용하는 중량을 줄일 수 있고, 실시하는 세트 수도 줄일 수 있다.

▐ 무릎을 사용한 모든 운동을 할 때 아프다

이럴 때는 무릎 관절을 아예 안 쓰는 것이 낫다. 글루트 머신에서 다리를 굽히고 니 레이즈를 실시하거나(198p 참고), 하이 풀리를 사용해 다리를 펴고 슬굴곡근을 운동해 보자(220p 참고).

둘 중 어떤 경우에 해당되든지 혈류 제한 트레이닝을 하면 도움을 받을 수 있다. 평소보다 훨씬 가벼운 중량으로 운동할 수 있기 때문이다. 또한 무릎을 아예 쓰지 않아도 되는 전기 자극도 도움이 된다. 하지만 안타깝게도 슬굴곡근은 전기 자극을 가했을 때 가장 불편하고, 심하면 고통스럽기까지 한 근육 중 하나다.

슬굴곡근이 부위별로 동원되면서 발생하는 문제

Q 운동마다 슬굴곡근을 동원하는 방식이 다른가요?

A 각 운동이 다리 뒤쪽에 위치한 슬굴곡근의 여러 머리에 어떤 영향을 미치는지 분석한 논문은 이미 수없이 발표됐다. 또한 각 머리의 어느 부위(둔근 근처의 상부 근육, 무릎 근처의 하부 근육, 혹은 그 사이의 중간 근육)가 주로 동원되는지 분석한 논문도 많다.

관련 논문의 한계를 알자

이런 논문은 물론 과학적이기는 하지만 분명한 한계점도 있다는 사실을 알아야 한다. 이들 연구는 저마다 체형이 다른, 소수의 피험자를 대상으로 실시됐다. 앞에서 언급했던 것처럼 인간의 몸은 개개인마다 해부학적으로 큰 차이가 있다. 또한 신경 분포에 따라 근육이 동원되는 방식이 달라진다는 점도 고려해야 한다(158p에서도 상완근을 예로 들어 설명했다).[1]

논문은 대부분 평균치를 내지만, 이게 실제로 맞는다는 보장은 없다. 피험자 중에도 그 평균치

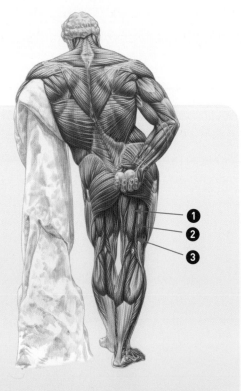

어떤 운동을 하느냐에 따라 슬굴곡근의 다른 머리가 활성화된다는 연구 결과가 있다. 또한 실시하는 운동에 따라 슬굴곡근의 ❶ 상단 ❷ 중앙 ❸ 하단 중 한 곳이 더 많이 동원된다.

와 일치하는 사람이 없을 수도 있고, 자신의 해부학적 특징이 그와 일치할 확률도 매우 낮다. 논문마다 결과에 차이가 있는 이유도 실험에 참가한 피험자들의 체형이 저마다 달랐기 때문이다. 즉, 근육 동원에 관한 이들 논문은 사실 과학적이라고 보기는 힘들며, 절대적 사실로 받아들여서는 안 된다. 물론 논문 자체는 흥미롭지만 대부분의 내용이 추론에 불과하다.

저마다 다른 근육 동원 방식

이러한 논문은 특정 슬굴곡근 운동이 슬굴곡근의 어떤 머리를 동원하는지 정확히 밝혀냈다고 보기는 힘들지만, 근육 머리의 어느 영역이 동원됐는지는 분명한 사례를 들어가며 명확히 묘사하고 있다. 같은 슬굴곡근 운동이라 하더라도 어떤 운동을 하느냐에 따라 슬굴곡근 머리의 자극이 달라지곤 한다.[3-6] 즉, 근육 머리 안에서 기시부와 정지부가 다른 방식으로 동원된다는 뜻이다.[2, 3, 5]

한 운동 안에서도 포지티브 동작을 할 때와 네거티브 동작을 할 때 근육이 동원되는 방식에 차이가 있다. 또한 같은 운동을 해도 사람에 따라 양쪽 다리의 근육 동원 방식이 다르다.

이런 논문에서 배울 점은 무엇일까?

무릎을 동원하는 고립 운동(예를 들어 레그 컬)은 슬굴곡근의 아래쪽을 주로 동원하고, 고관절을 동원하는 데드리프트나 하이퍼익스텐션 벤치에서 하는 백 익스텐션 같은 운동은 슬굴곡근 위쪽을 더 많이 동원하는 것처럼 보인다.[3, 5, 7]

하지만 모든 근육은 통째로 동원되며, 어떤 운동을 하든지 동일한 방식으로 동원된다는 우리의 통념과는 분명히 차이가 있는 것이 사실이다. 어떤 운동을 할 때 어떤 부위가 주로 동원되는지 제대로 알려면 이런 논문에 의존하지 말고, 직접 운동을 하며 알아가야 한다.

1 | 글루트 햄 레이즈 GLUTE-HAM RAISE

글루트 햄 레이즈는 고관절과 무릎을 모두 동원하는 이관절 운동이다. 글루트 햄 레이즈 변형 운동 중에는 고관절만 동원하는 단관절 운동도 있다.

운동법

넓적다리를 머신에 올리고, 발뒤꿈치를 받침대에 고정하자. 무릎을 펴면서 상체를 앞으로 숙여 바닥과 수직으로 만든다. 그다음 발가락으로 발판을 밀면서 슬굴곡근, 둔근, 허리 근육을 사용해 상체를 위로 들자. 상체가 바닥과 평행이 되고, 하체와 일직선을 이뤄야 한다. 그리고 무릎을 굽혀서 슬굴곡근과 등이 종아리와 거의 90도가 되게 하자. 마무리 동작을 할 때 근육의 긴장이 풀리지 않도록 주의한다. 동작을 멈추지 말고 곧장 다시 내려가자.

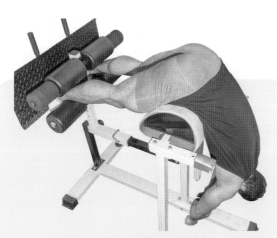

전체 가동 범위를 사용한
글루트 햄 레이즈의 준비 자세

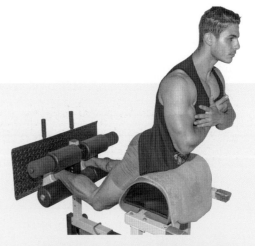

마무리 자세. 발가락으로 발판을 최대한 밀면서 무릎을
굽혀 상체를 세우되 완전히 90도까지 세우진 말자.

NOTE

● 양발은 스쿼트나 데드리프트를 할 때와 똑같은 너비로 벌리자.

● 동작 시 몸이 수평이 될 때까지는 일반적인 백 익스텐션처럼 수행한다. 몸이 수평이 되면 발끝을 세게 밀고, 슬굴곡근의 힘으로 다리를 접으면서 몸을 바닥과 거의 수직이 되도록 들어올린다.

운동의 장점

▶ 무릎을 동원하지 않고 슬굴곡근과 둔근을 운동할 수 있다. 무릎에 문제가 있는 사람에게 유용한 운동이다.

▶ 밑으로 내려가는 네거티브 동작만 할 수도 있는 운동이다. 이는 슬굴곡근 파열 부상을 당한 사람의 재활 운동으로 적합하다. 포티지브 동작을 하지 않으려면 올라올 때는 손을 사용하면 된다.

▶ 허리의 수축 강도를 직접 정할 수 있다. 상체를 위로 드는 높이를 조정하면 된다.

운동의 제한점

▶ 운동이 금방 쉽게 느껴질 것이다. 난이도를 높이기 위해 중량을 사용한다면 운동 시 무게 중심이 바뀔 수 있으니 주의해야 한다.(65p 참고).

위험성

▶ 종아리 위치를 제대로 잡자. 운동 중에 종아리가 움직이면 다칠 수도 있다. 요추가 짓눌리는 걸 방지하려면 몸을 천천히 일으키고, 과도하게 위로 들지 말자.

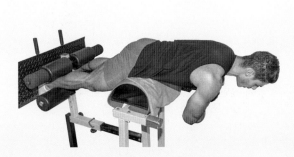

다리를 곧게 펴고, 상체를 바닥과 평행이 되는 지점까지만 들어보자. 이 변형 운동은 일반 버전처럼 슬굴곡근을 고관절과 무릎 관절 근처에서 모두 수축하는 것이 아니라 고관절 근처에서만 수축한다.

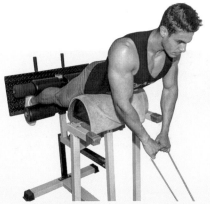

저항 밴드나 중량을 쥐고 실시하면 운동이 더 어려워진다.

TIP

● 이 운동은 발과 발목 사이에 있는 모든 근육을 동시에 운동시키기 때문에 데드리프트나 스쿼트를 할 때도 도움이 된다.

● 글루트 햄 레이즈를 위한 벤치는 일반 벤치와는 다르다. 철제판이 고정되어 있기 때문에 종아리와 슬굴곡근이 더 많이 동원된다. 전통적인 벤치에서처럼 발이 자유롭게 움직이면 다리 근육을 효과적으로 동원할 수 없다.

2 | 힙 익스텐션 HIP EXTENSION

고관절을 동원해서 슬굴곡근과 둔근을 모두 자극하는 고립 운동이다. 여기서는 슬굴곡근의 동원은 극대화하고 둔근의 동원은 최소화하는 운동법을 설명하겠다.

> **NOTE**
>
> - 여타 슬굴곡근 운동과 비교했을 때 이 운동이 지닌 가장 큰 장점은 무릎을 동원하지 않고도 슬굴곡근과 둔근을 운동할 수 있다는 점이다. 그래서 무릎에 문제가 있는 이들에게 좋다.

어드바이스

- 힙 익스텐션 머신의 종류는 여러 가지다. 발밑에 저항이 가해지는 머신도 있는데, 그러면 무릎도 어쩔 수 없이 동원되기 때문에 무릎이 안 좋은 사람에게는 맞지 않는 머신이다. 하지만 무릎에 통증이 없는 이들에게는 대퇴사두근과 슬굴곡근, 둔근을 모두 동원해서 넓적다리를 완전히 자극할 수 있는 운동이다.
- 아킬레스건에 저항을 가하는 머신도 있다. 이런 머신은 무릎을 동원하지 않는다는 점에서 흥미롭다고 볼 수 있다. 하지만 이런 머신을 사용하는 것보다 하이 풀리에 발목 스트랩을 연결해서 동작하면, 더 큰 가동 범위로 운동할 수 있다(220p 참고).
- 마지막으로 무릎 밑에 저항을 가하는 머신이 있는데, 이런 머신이 가장 좋다. 슬굴곡근을 강하게 동원하면서 무릎의 부담을 최소화할 수 있기 때문이다. 이 운동은 풀리로 재연하기는 힘들다.

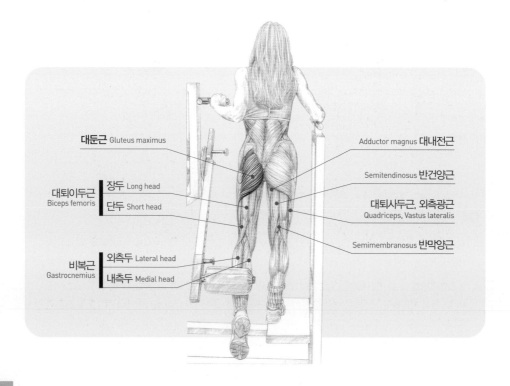

대둔근 Gluteus maximus

대퇴이두근 Biceps femoris — 장두 Long head / 단두 Short head

비복근 Gastrocnemius — 외측두 Lateral head / 내측두 Medial head

Adductor magnus 대내전근

Semitendinosus 반건양근

대퇴사두근, 외측광근 Quadriceps, Vastus lateralis

Semimembranosus 반막양근

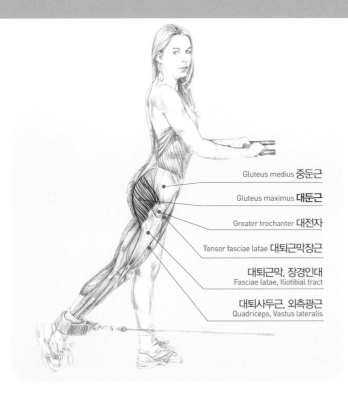

Gluteus medius	중둔근
Gluteus maximus	대둔근
Greater trochanter	대전자
Tensor fasciae latae	대퇴근막장근
대퇴근막, 장경인대	Fasciae latae, Iliotibial tract
대퇴사두근, 외측광근	Quadriceps, Vastus lateralis

무릎 밑에 저항을 가하는 머신

한쪽 다리로 서자. 운동할 다리를 위로 들고, 무릎 밑에 머신 가동부가 위치하도록 자세를 잡는다. 그다음 둔근이 아닌 슬굴곡근의 힘을 사용해서 다리를 아래로 내려 반대쪽 다리와 평행으로 만들자. 1초간 수축한 후에 다리를 천천히, 최대한 높이 들어서 넓적다리 뒤쪽을 충분히 늘여준다.

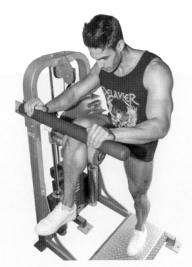

운동을 올바르게 시작하려면 준비 자세를 취한 후 양손으로 몸을 안정시키고, 발은 안 움직이게 하자.

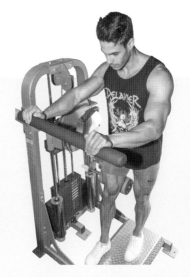

마무리 자세에서 발이 상체 뒤로 갈수록 둔근이 많이 개입된다. 그러면 운동이 원래 목적에서 벗어나 버린다.

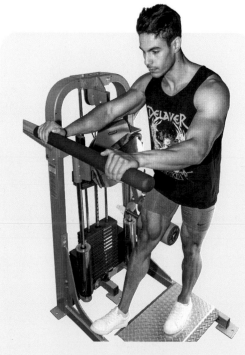

운동 내내 무릎을 펴고 하는 변형 운동

하이 풀리에 발목 스트랩 연결해서 운동하기

하이 풀리를 이용해서 운동할 쪽 다리에 발목 스트랩을 차고 운동할 수도 있다. 풀리를 마주보고 서서 왼발은 작은 발판(예를 들어 원판)에 올리고, 오른발을 들어서 풀리에 발목 스트랩을 연결하자. 풀리 높이는 배꼽 정도로 설정한다. 발목 스트랩을 쉽게 연결하려면 오른쪽 무릎을 굽혀서 오른발로 케이블 머신을 밟고 연결해 보자.

스트랩을 연결했으면 오른발이 자유롭게 움직일 수 있도록 뒤로 조금 물러선 후 오른쪽 다리를 앞으로 뻗자. 그다음 둔근이 아닌 슬굴곡근의 힘을 사용해서 왼쪽 다리 옆으로 오른쪽 다리를 당긴다. 1초간 수축한 후에 발을 천천히, 최대한 높이 들어서 넓적다리 뒤쪽을 늘여주자.

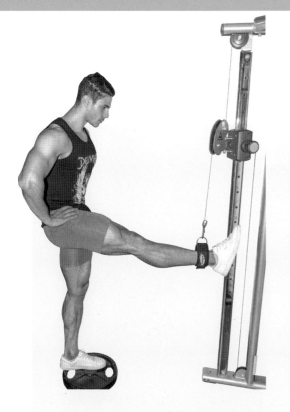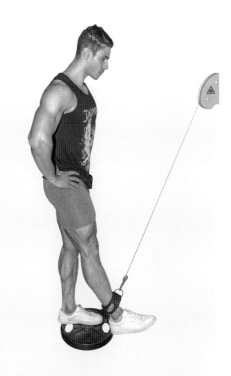

준비 자세는 각자의 유연성에 따라 달라진다. 발을 높이 들 수 있으면 슬굴곡근을 더 깊이 늘였다가 강하게 수축할 수 있다.

마무리 자세를 최소 1초간 유지해서 슬굴곡근을 강하게 수축하자.

운동의 장점

▶ 무릎이 움직이지 않기 때문에 운동에 거의 개입되지 않는다.

▶ 이렇게 풀리를 활용하면 슬굴곡근 머신이 없어도 슬굴곡근을 운동할 수 있다.

운동의 제한점

▶ 양다리를 따로 운동해야 한다. 그러면 당연히 근육은 더 잘 수축할 수 있지만, 양다리를 동시에 운동할 때보다 시간이 많이 걸린다.

위험성

▶ 무릎에 통증이 있는 사람은 운동 중에 디딤발 쪽 무릎에 신경을 쓰자. 팔로 몸을 지탱해서 그쪽 무릎의 부담을 최대한 덜어주자.

08

내전근과 봉공근을 채워 넣자

내전근은 남녀 모두에게 있는 근육임에도 불구하고 대개 여성에게 중요한 근육으로 여겨진다. 그런데 역설적이게도 심미적 관점에서 봤을 때 내전근을 키우는 것은 여성보다 남성에게 더 중요한 과제다.

내전근의 해부·형태학적 특징

대퇴사두근과 슬굴곡근만으로는 멋진 하체를 만들 수 없다. 전설적인 하체 근육 소유자인 톰 플라츠Tom Platz의 넓적다리를 보면 대퇴사두근도 물론 훌륭하지만 역사상 유례가 없을 정도로 커다란 내전근이야말로 그의 넓적다리가 특별한 이유다. 내전근의 매스가 부족해서 양쪽 넓적다리 사이에 빈틈이 생기면 외관상 보기 안 좋을 뿐만 아니라 생체 역학적으로도 기능 장애를 유발한다. 그래서 보디빌딩 챔피언들은 고립 운동을 실시해 내전근을 따로 운동한다. 또한 슬굴곡근이나 대퇴사두근이 약점인 사람일수록 내전근을 키우는 것이 중요하다.

슬굴곡근이 덜 발달한 사람에게 중요한 근육

넓적다리 근육이 작으면 대퇴사두근과 슬굴곡근 운동을 더 하면 된다. 하지만 이것만으로는 빠른 효과가 나타나지 않을 때가 있다. 해부학적으로 보면 슬굴곡근과 내전근을 떨어뜨려 놓고 생각하

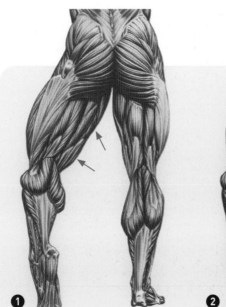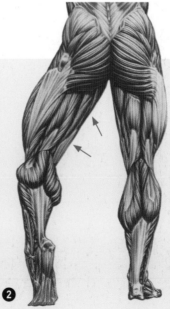

내전근 매스는 멋진 넓적다리를
만드는 데 중요한 역할을 한다.

❶ 아주 잘 발달한 내전근
❷ 덜 발달한 내전근

❶

❷

기가 어렵다. 다리 안쪽에 자리한 슬굴곡근 일부분이 넓적다리 내전에도 관여하기 때문이다. 또한 다리 안쪽에 자리한 내전근은 슬굴곡근과 비슷한 기능을 수행하기도 한다. 그래서 내전근을 운동하면 슬굴곡근 안쪽에도 근육 매스가 붙으며, 넓적다리 뒤쪽 전체를 색다른 방식으로 자극할 수 있다.

이 두 근육을 단련할 때는 고립 운동을 해도 좋지만 두 가지 기능을 수행하는 이들 근육의 생체역학적 특징을 활용해서 슈퍼세트를 실시해도 된다. 즉, 앉거나 누운 자세에서 레그 컬을 한 다음 쉬지 말고 곧장 내전근 머신에서 운동하는 것이다. 또한 이와 정반대의 순서로 실시하면 슬굴곡근과 내전근이 만나는 지점을 사전 고갈하는 효과를 볼 수 있다. 마찬가지로 넓은 스탠스로 스모 데드리프트를 실시해서 내전근을 집중 자극한 다

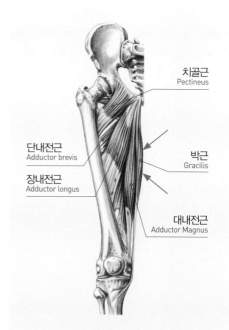

치골근
Pectineus

단내전근
Adductor brevis

장내전근
Adductor longus

박근
Gracilis

대내전근
Adductor Magnus

내전근 안쪽은 슬굴곡근과 비슷한 기능을 수행한다.

음 곧장 내전근 머신에서 운동해도 된다. 스모 데드리프트를 할 때 아주 무거운 중량을 사용하면 내전근의 힘을 최대한 끌어낼 수 있다.

슈퍼세트로 사전 고갈 효과를 보려면 스모 데드리프트를 하기 직전에 내전근을 운동하면 된다. 이때는 데드리프트에 고중량을 사용하지 않는 것이 좋다. 내전근 고립 운동으로 인해 누적된 피로 때문에 근육의 힘이 빠져서 너무 격렬한 운동을 이어서 하면 부상을 당할 수 있기 때문이다. 데드리프트는 15~20회 반복할 수 있는 적당한 중량을 사용해서 내전근이 불타는 느낌에 집중하며 실시하자. 그러다가 불타는 느낌이 너무 강해지면 바를 내려놓고 넓적다리를 쥐어짜 보자. 그리고 곧장 운동을 재개하면 남은 힘을 모두 끌어낼 수 있다.

대퇴사두근이 덜 발달한 사람에게 중요한 근육

내전근과 대퇴사두근은 해부학적으로 가까운 위치에 있기 때문에 내전근이 잘 발달해 있으면 덜 발달한 대퇴사두근에서 주의를 분산시킬 수 있다. 포즈를 취할 때 넓적다리를 곧게 세우는 대신 발을 밖으로 돌리면서 다리를 벌려 내전근을 두드러져 보이게 하자. 그러면 넓적다리 앞쪽에 근육이 더 많아 보이고, 다리 위쪽에 붙어 있는 대퇴사두근의 결점을 가릴 수 있다.

대퇴사두근 고립 운동과 내전근 고립 운동을 슈퍼세트로 실시하는 것은 사실 큰 의미가 없다.

레그 익스텐션을 마치자마자 내전근 고립 운동을 하거나, 내전근 고립 운동을 마치자마자 레그 익스텐션을 해봤자 생체 역학적으로 큰 이득을 보기 힘들다는 것이다. 세트 사이에 시간이 절약되는 것이 전부다.

가장 효과적인 슈퍼세트 방법은 아주 넓은 스탠스로 하는 스쿼트와 레그 프레스를 조합하는 것, 즉 대퇴사두근 복합 관절 운동과 내전근 고립 운동을 묶어서 실시하는 것이다. 스쿼트나 레그 프레스(내전근 동원을 극대화하기 위해 최대한 넓은 스탠스로 실시)를 마치자마자 내전근 고립 운동 머신으로 이동해 운동하자. 이때 대퇴사두근 복합 관절 운동(스쿼트나 레그 프레스)을 아주 무거운 중량으로 먼저 실시하면 내전근의 근력을 최대한 끌어낼 수 있다.

사전 고갈 슈퍼세트를 하고 싶으면 스쿼트나 레그 프레스를 하기 직전에 내전근 고립 운동을 하면 된다. 이렇게 운동할 때는 앞에서 설명했듯이 대퇴사두근 운동에 무거운 중량을 쓰면 안 된다.

> **NOTE**
>
> ● 이런 운동 전략의 한계는 타고난 대퇴사두근이 당근 모양(위쪽은 두껍지만 밑으로 내려갈수록 작아지다가 무릎에서 멀리 떨어진 곳에서 끝나는)이면 내전근도 짧기 때문에 내전근이 넓적다리 위쪽에서만 주로 발달한다는 것이다. 이런 사람이 내전근 운동을 하면 주로 넓적다리 위쪽에 매스가 붙으며, 무릎 근처에서는 내전근이 양쪽 넓적다리 사이의 빈틈을 메워주지 못한다. 이럴 때는 봉공근을 키워서 매스가 많아 보이는 착각을 불러일으켜야 한다.

선수들에게 꼭 필요한 봉공근

봉공근은 골반과 경골을 연결하는 이관절 근육이다. 봉공근은 작은 힘줄 하나만 있기 때문에 애초에 봉공근이 짧은 경우는 많지 않다. 대부분 사람은 봉공근이 대퇴골보다 좀 더 길다. 봉공근의 크기와 성장 잠재력에는 사람마다 차이가 있지만, 타고난 봉공근이 클수록 더 많은 매스를 붙일 수 있고, 더 눈에 띄게 만들 수 있다. 반면에 타고난 봉공근이 작으면 근비대를 발달시키기 힘들다. 이럴 때는 봉공근의 데피니션 살리기에 집중해서 내전근과 대퇴사두근을 선명하게 분리시켜야 한다.

봉공근을 키우면 대퇴사두근이나 내전근이 짧다는 단점을 부분적으로나마 극복할 수 있다. 잘 발달한 봉공근은 보기 드물기 때문에 봉공근을 키워 놓으면 덜 발달한 대퇴사두근보다 봉공근에 눈이 더 많이 간다. 봉공근의 매스를 키우고 데피니션을 살릴 수 있는 고립 운동을 뒤에서 소개하겠다.

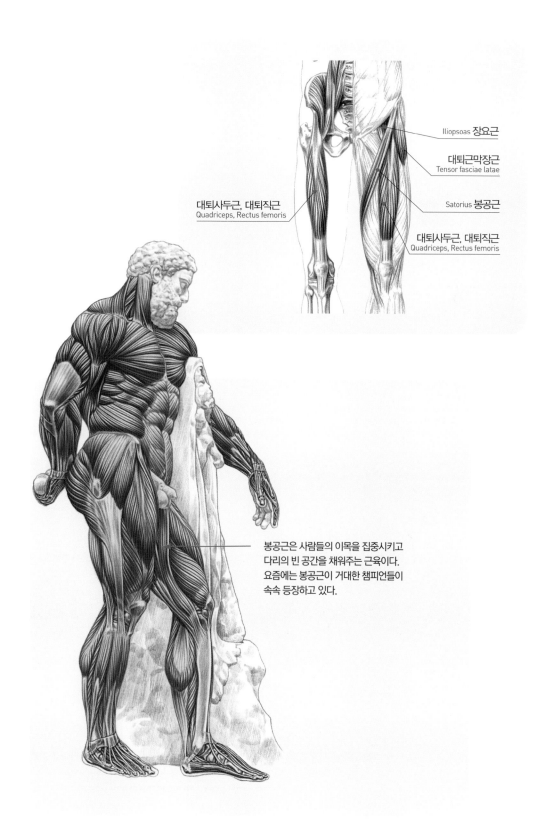

Iliopsoas 장요근

대퇴근막장근
Tensor fasciae latae

Satorius 봉공근

대퇴사두근, 대퇴직근
Quadriceps, Rectus femoris

대퇴사두근, 대퇴직근
Quadriceps, Rectus femoris

봉공근은 사람들의 이목을 집중시키고
다리의 빈 공간을 채워주는 근육이다.
요즘에는 봉공근이 거대한 챔피언들이
속속 등장하고 있다.

1 | 머신을 사용한 넓적다리 내전 운동 THIGH ADDUCTION USING A MACHINE

넓적다리 내전 운동은 종류가 다양한데, 이런 운동은 모두 고관절만 동원하는 고립 운동이라서 운동할 때 오직 내전근만 동원된다. 내전근은 외부 저항 없이는 고립하기 힘들기 때문에 모든 헬스클럽에는 내전근 머신이 하나씩은 꼭 있다.

운동법

머신에 앉아서 가동부 쿠션에 다리를 올리고, 내전근의 힘으로 넓적다리를 안으로 모으자. 양쪽 쿠션이 닿으면 최소 2초간 수축한 다음 출발점으로 돌아간다. 동작을 다시 반복한다.

어드바이스

● 근육이 불편할 정도로 신전되지 않도록 적당한 가동 범위를 사용해 천천히 운동하자. 뭔가 의심이 들 때는 가동 범위를 넓히기보단 좁히자.

변형 운동

대부분 머신은 좌식인데, 크게 두 종류로 나뉜다.

1 다리를 곧게 펴고 운동하는 머신: 오래된 모델로, 다음에 소개할 두 번째 머신 때문에 요즘에는 보기 힘들

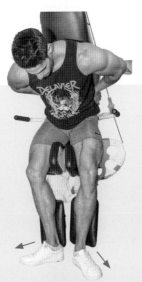 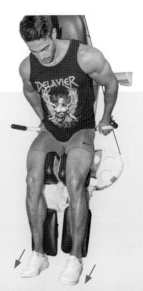

발을 밖으로 돌리고 운동하면 힘은 많이 못 내지만, 먼저 이 자세로 세트를 시작하자.

발을 돌리고 운동하다가 실패 지점에 도달하면 발을 정상 위치로 돌려놓고(발끝이 앞을 향하게) 운동을 계속하자. 그러면 슬굴곡근과 내전근이 만나는 지점의 고립 효과는 떨어지지만 피로를 극복할 힘이 생긴다.

다. 하지만 다리를 펴고 운동하는 머신은 다른 머신에 비해 엄청난 장점을 지니고 있는데, 그것은 발의 위치에 변화를 줄 수 있다는 점이다. 발을 밖으로 45도 정도 돌리고 운동하면 내전근과 만나는 슬굴곡근 안쪽을 독특한 방식으로 자극할 수 있다. 슬굴곡근이 약하거나 넓적다리 사이에 빈틈이 있는 사람에게 특히 유용한 운동이다.

2 다리를 90도로 굽히고 운동하는 머신: 최신형 머신이다. 이 머신 때문에 다리를 펴고 운동하는 머신이 뒤로 밀려났다. 하지만 이 머신은 발의 위치를 바꿀 수 없기 때문에 슬굴곡근과 내전근이 만나는 지점에 자극을 집중하긴 힘들다. 반면에 다리를 90도로 굽히고 운동하기 때문에 내전근의 힘을 더 끌어낼 수 있다는 장점이 있다.

슈퍼세트 전략

가장 이상적인 건 두 종류의 머신을 모두 활용하는 것이다. 일단 다리를 펴고 운동하는 머신에서 발을 밖으로 돌리고 운동해서 슬굴곡근과 내전근이 만나는 지점을 강하게 자극한다. 그러다가 실패 지점에 도달하면 발을 정상 위치로 돌려놓고 운동을 계속하자. 그리고 다시 실패 지점에 도달하면 머신을 바꿔서 다리를 90도로 굽히고 운동한다. 그러면 내전근의 힘을 끌어내서 피로를 극복할 수 있을 것이다.

하지만 이 슈퍼세트를 정반대의 순서로 하는 것은 권장하지 않는다. 점점 증가하는 근육의 피로에 효과적으로 대처하기 힘들기 때문이다.

이런 식으로 길게 실시하는 슈퍼세트는 다음과 같은 사람에게도 도움이 된다.

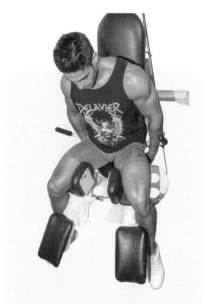

다리를 90도로 굽히면 다리를 곧게 폈을 때보다 힘을 더 쓸 수 있다. 하지만 근육의 자극 방식은 확실히 다르다.

- 넓적다리 안쪽에 쌓인 체지방을 없애고, 근육의 데피니션을 살리기 위해 가벼운 중량으로 운동하려는 여성
- 넓적다리의 매스를 키우고, 스쿼트, 데드리프트, 레그 프레스를 고중량으로 할 때 부상 위험을 줄이고 싶은 남성. 내전근이 너무 약하면 이런 운동을 할 때 근육이 잘 파열되는데, 그러면 넓적다리 운동에 큰 지장이 생긴다.

NOTE

이 운동을 할 때는 다음 페이지의 사진처럼 손을 사용해서 네거티브 동작과 포지티브 동작의 강도를 더 높일 수 있다.

1 세트 초반에 네거티브 동작의 강도를 높이기
2 실패 지점에 도달했을 때 강제 반복

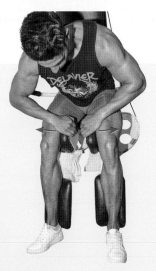 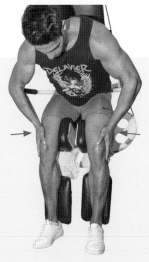

이 운동은 가동 범위가 좁아서 근육에 긴장이 가해지는 시간이 짧기 때문에 동작을 더 느리게 실시해야 한다. 특히 네거티브 동작을 느리게 해야 한다. 속도를 효과적으로 줄이고 싶으면 양손을 머신 가동부나 쿠션 사이에 집어 넣고 넓적다리를 밖으로 힘차게 밀어보자. 그러면 네거티브 동작이 더 힘들어진다. 동작이 끝나기 직전에는 손을 떼고 곧장 포지티브 동작을 실시하자. 그러면 손으로 밀며 내전근에 축적된 탄성 에너지를 활용할 수 있다.

실패 지점에 도달하면 세트를 곧바로 끝내지 말고, 포지티브 동작을 할 때 양손으로 넓적다리를 밀어서 몇 회 더 반복하자.

TIP

● 본격적인 넓적다리 운동을 하기 전에 이런 머신으로 웜업을 해도 좋지만 무리하진 말자. 넓적다리 운동 직전에 내전근을 약하게 만들면 안 된다. 하지만 트레이닝 마지막에 실시할 때는 최대 강도로 운동해도 좋다. 그러면 내전근을 크게 키울 수 있다.

운동의 장점

▶ 이 머신은 내전근을 쉽고 효과적으로 자극해 준다. 스쿼트를 하다가 내전근이 파열된 후에야 내전근의 중요성을 알아차리면 이미 늦는다.

운동의 제한점

▶ 대충 운동하면(예를 들어 너무 무거운 중량을 쓰거나, 자신의 유연성을 과대평가하는 식으로) 내전근이 파열될 위험이 크다. 특히 다리를 곧게 펴고 운동하는 머신일수록 더 그렇다. 다리를 90도로 굽히고 운동하는 머신은 부상 위험이 덜하긴 하지만 위험을 완전히 없앨 수는 없다.

위험성

▶ 머신에 앉아 다리를 지나치게 벌리다가 내전근이 파열되지 않도록 주의하자. 머신에 안전 손잡이가 있으면 꼭 사용하고, 없으면 팔로 보조해 올바른 자세를 잡자.

2 | 앉아서 하는 봉공근 운동 SEATED SATORIUS EXERCISE

이 운동은 고관절과 무릎 관절을 모두 동원하지만 진정한 의미의 복합 관절 운동은 아니다. 매스를 키우기 위해 실시하는 여타 복합 관절 운동과 달리, 웜업과 운동 학습을 돕는 운동이기 때문이다.

운동법

바닥에 앉아서 다리를 앞으로 뻗어 살짝 벌리자. 양손은 뒤쪽 바닥을 짚어서 상체를 안정시킨다. 오른발 뒤꿈치를 왼쪽 무릎 바깥쪽으로 당기되, 오른발이 왼쪽 다리에 닿지 않도록 오른쪽 다리를 위로 들자. 이때 왼쪽 다리가 바닥에서 떨어지면 안 된다. 1초간 수축한 후에 다리를 펴자. 발뒤꿈치가 바닥에 스치면 곧장 다음 동작을 개시한다. 오른쪽 봉공근 운동을 마쳤으면 곧장 왼쪽도 운동하자.

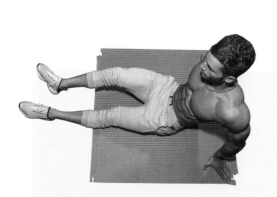

준비 자세

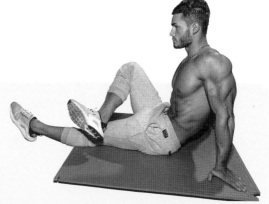

마무리 자세

마무리 자세에서 수축을 적어도 1초간은
유지하여 근육을 강하게 자극하자.

NOTE

- 발뒤꿈치를 반대쪽 무릎 위로 최대한 높이 들자. 관절에서 소리가 나면 가동 범위를 좁히고, 동작을 천천히 하자.

- 동작을 쉽게 하려고 등에 아치를 만드는 경향이 있다. 그러지 말고 벽에 몸을 기대서 척추를 곧게 세우자. 그러면 봉공근을 더 강하게 운동할 수 있다.

어드바이스

● 처음에는 운동이 지나치게 쉬운 것처럼 느껴질 테지만 곧 다리를 제대로 들기도 힘들어질 것이다. 그건 봉공근이 그만큼 약하다는 뜻이다.

변형 운동

이 운동을 몇 번 실시해서 봉공근의 근력이 좀 향상되면 다음 세 가지 방법을 활용해서 운동의 난이도를 높여 보자.

1 바닥에 앉는 대신 벤치에 앉아서 해보자.

2 서서 해보자.

3 선 자세에서 발목에 중량을 차고 운동해 보자. 로우 풀리에 발목 스트랩을 연결하거나 저항 밴드를 묶어도 좋다.

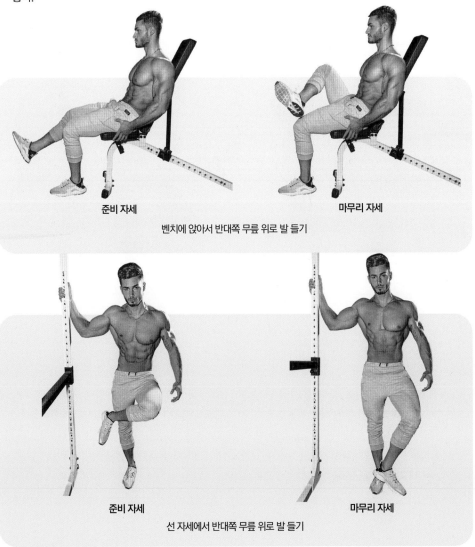

준비 자세   마무리 자세

벤치에 앉아서 반대쪽 무릎 위로 발 들기

준비 자세   마무리 자세

선 자세에서 반대쪽 무릎 위로 발 들기

슈퍼세트 전략

● 가장 추천하는 것은 사전 고갈 슈퍼세트다. 이 운동을 마치자마자 내전근 머신에서 운동하는 것이다. 그러면 봉공근의 근력과 사이즈를 빠르게 키울 수 있고, 내전근 운동을 할 때 봉공근이 더 잘 느껴질 것이다. 이런 슈퍼세트는 하체 트레이닝 초반부에 하면 안 되고 반드시 마지막에 실시해야 한다. 다리의 힘이 너무 빠져서 다른 고중량 복합 관절 운동을 하기 힘들기 때문이다.

운동의 장점

▶ 이 운동을 하면 내전근 운동이나 하체 복합 관절 운동을 할 때 근육의 자극이 더 잘 느껴지고, 근육이 잘 동원된다.

운동의 제한점

▶ 봉공근의 매스를 거대하게 키울 수 있는 운동은 아니다. 그보다는 다른 운동의 효과를 높여주는 디딤돌 같은 운동이다. 특히 넓적다리 운동을 하기 전에 웜업으로 할 것을 추천한다. 사타구니나 무릎에 통증이 있다면 꼭 웜업으로 실시하자.

위험성

▶ 무릎이 부상 위험에 노출될 수 있으므로 고중량으로 하는 것은 권장하지 않는다.

09

종아리 근육의 불균형한 발달을 해결하자

종아리의 생리학적 특징

종아리가 고르지 않게 동원되는 이유

여러 머리가 힘줄 하나(종아리는 종골건, 즉 아킬레스건)에서 만나 하나의 근육을 이루는 여타 근육과 마찬가지로 종아리 근육 역시 구간별로 나뉘어 동원된다. 이처럼 근육이 균일하지 않게 수축하기 때문에 종아리를 이루는 세 머리도 조화롭지 않게 발달하는 경우가 많다.

이를 잘 보여주는 논문 한 편이 있다.[1] 이 논문에 따르면 카프 레이즈와 같은 일반적인 종아리 운동을 하면 비복근 안쪽이 바깥쪽보다 많이 동원된다. 또한 동일한 근육 머리 안에서도 무릎 근처의 근섬유가 아킬레스건 근처의 근섬유보다 많이 동원된다. 물론 모든 사람의 근육이 이런 식으로 동원되진 않겠지만, 여기서 중요한 몇 가지 사실을 알 수 있다.

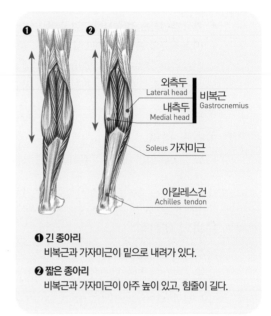

❶ 긴 종아리
비복근과 가자미근이 밑으로 내려가 있다.

❷ 짧은 종아리
비복근과 가자미근이 아주 높이 있고, 힘줄이 길다.

- 각각의 머리는 서로 다른 방식으로 동원된다.
- 동일한 근육 머리 안에서도 모든 근섬유가 같은 강도로 수축하진 않는다.

이처럼 종아리가 부위별로 나뉘어 동원되는 바람에 종아리 근육이 불균형하게 발달했다면 다음과 같은 변수를 모두 고려해서 최대한 다양한 각도로 종아리를 운동해 불균형을 해소해야 한다.

- 상체 위치
- 무릎을 굽히는 정도
- 양발의 너비
- 발끝의 방향
- 발뒤꿈치가 늘어나는 정도
- 고중량 운동과 고반복 운동 모두 활용하기

이 모든 변수를 고려해 조절할 수 있는 최고의 운동 하나를 소개한다.

1 벨트 스쿼트 카프 레이즈 BELT SQUAT CALF RAISE

등의 부담이 적은 방식으로 비복근과 가자미근을 자극하는 고립 운동이다. 벨트 스쿼트 카프 레이즈를 하면 운동 자세에 무한한 변화를 줄 수 있는데, 일반 머신으로는 꿈도 꿀 수 없는 일이다.

운동법

벨트를 연결하고 발을 올바른 위치에 놓자. 발뒤꿈치가 발판 가장자리 뒤로 나와야 한다. 그리고 발뒤꿈치를 밑으로 내리자. 근육이 늘어난 상태를 1초간 유지한 후에 종아리 근육의 힘으로 발뒤꿈치를 다시 들자. 최소 1초간 수축한 후에 다시 발뒤꿈치를 아래로 내린다. 이 운동을 할 때는 상체 각도에 다양한 변화를 줄 수 있다(235p 참고).

NOTE

모든 종아리 운동 중에서 자세에 가장 많은 변화를 줄 수 있는 운동이다. 종아리의 동원 부위에 쉽게 변화를 줄 수 있다는 뜻이다. 다음과 같은 변수를 조절하면 된다.

1 **상체 위치(경우의 수가 사실상 무한하다):** 상체를 앞으로 숙이는 각도에 따라 비복근의 길이-장력 관계가 달라진다. 벤트오버 카프 레이즈나 레그 프레스, 스탠딩 카프 레이즈 머신에서 운동할 때는 이렇게 각도에 다양한 변화를 주기 힘들다. 벨트 스쿼트 머신 하나만 있으면 이 3가지 운동의 자세뿐만 아니라 다른 모든 자세까지 취할 수 있다.

2 **무릎 위치:** 무릎을 편 자세나 굽힌 자세 중에 자신에게 맞는 자세를 취하자. 일반적으로 종아리가 짧을수록 다리를 펴야 비복근이 잘 느껴진다. 반면에 종아리가 길면 무릎을 살짝 굽히고 운동하는 것이 낫다.

3 **양발 너비:** 벨트 스쿼트 발판은 대부분 매우 넓기 때문에 일반 카프 레이즈 머신이나 레그 프레스 머신보다 양발을 훨씬 넓게 벌릴 수 있다.

4 **발의 방향:** 다른 모든 변수에는 변화를 줘도 좋지만, 발의 방향만큼은 그대로 유지하는 것이 좋다. 발끝이 정면을 향한 자세에서 멀어질수록 근력이 약해지기 때문이다. 물론 발끝이 앞을 향하게 놓고 다섯 발가락을 모두 사용하는 대신 발끝을 살짝 안으로 모으거나(엄지발가락에 힘이 실린다), 밖으로 돌려도(새끼발가락에 힘이 실린다) 되긴 한다.

5 평소보다 무거운 중량으로 운동하고 싶거나, 종아리에 피로가 누적된 상태에서 운동을 지속하고 싶을 때는 발뒤꿈치를 발판 가장자리 밑으로 내리지 말자. 발끝으로 서서 발뒤꿈치를 발판 밑으로 내리는 대신 발바닥 전체를 발판에 대고 서서 발뒤꿈치를 위로 들어 보자. 그러면 예전처럼 근육을 깊이 늘려줄 순 없지만, 근육 동원 방식이 달라지고 힘도 더 낼 수 있다.

6 아주 무거운 중량을 사용해 세트를 길게 실시하는 방법도 있다. 중량을 점점 줄여나가는 테이퍼링 세트를 실시하거나 슈퍼세트를 활용해 보자.

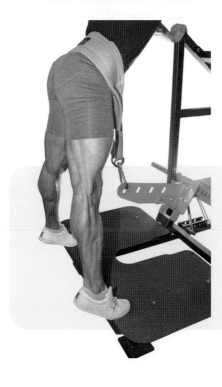

양발 너비에 변화를 주면
종아리 근육 동원 방식이 달라진다.

슈퍼세트 전략

● 상체를 곧게 세우고 운동할수록 종아리에 하중이 더 실린다. 상체를 앞으로 숙일수록 몸을 고정한 양팔과 다리로 하중이 분산된다. 이런 사실을 고려했을 때 가장 좋은 슈퍼세트 방법은 우선 상체를 곧게 세우고 운동을 시작하는 것이다. 그러다가 피로가 쌓이면 상체를 점점 앞으로 숙여서 하중을 분산하자. 이렇게 다양한 각도를 활용하면 한 세트 안에서도 여러 종아리 근육을 자극할 수 있다.

어드바이스

● 벨트 스쿼트 머신이 없으면 딥스를 할 때 쓰는 벨트를 스미스 머신의 바에 연결해서 운동해 보자(204p에서 대퇴사두근 운동을 설명할 때 소개했다).

● 벨트 스쿼트 머신이나 스미스 머신에 저항 밴드를 연결하면 운동을 더 역동적으로 만들 수 있다. 특히 네거티브 동작이 더 역동적으로 변한다.

변형 운동

방금 소개한 모든 변수를 고려했을 때, 이 운동에는 크게 세 가지 변화를 줄 수 있다.

1 서서 하기
2 인클라인 프레스를 할 때처럼 45도로 숙이고 하기
3 90도로 숙이고 하기

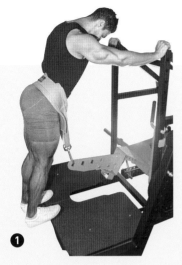 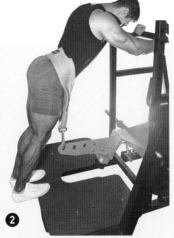 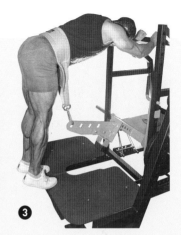

❶ 선 자세에서 종아리 근육을 늘인 상태
❷ 45도로 숙인 자세에서 종아리 근육을 늘인 상태
❸ 90도로 숙인 자세에서 종아리 근육을 수축한 상태

운동의 장점

▶ 벨트 스쿼트 카프 레이즈는 허리의 부담을 덜어준다. 또한 일반적인 스탠딩 머신과 달리 선 자세에서 종아리를 운동해도 경추가 압박을 받지 않는다.

운동의 제한점

▶ 레그 프레스를 할 때처럼 운동 중인 종아리를 직접 볼 수 없고, 만져보기도 힘들다. 이럴 때는 수축하는 근육을 머릿속에 그려보자. 그러면 몸 뒤쪽에 있는 근육이나 자극이 잘 안 느껴지는 근육을 더 잘 느낄 수 있다.

위험성

▶ 종아리를 밑으로 늘이다가 미끄러지지 않게 조심하자. 바닥에 홈이 깊게 파인 좋은 신발을 신고 운동하자. 바닥이 밋밋한 신발은 발판을 잘 잡아주지 못하기 때문에 미끄러지기 쉽다.

ADVANCED
WORKOUT
PROGRAMS

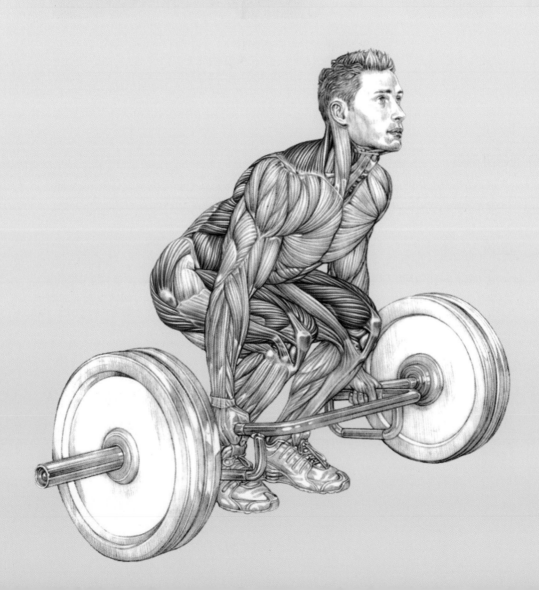

PART 04

상급자를 위한
운동 프로그램

상급자용 웜업 프로그램

몸을 완벽히 풀려면 지금 실시하려는 운동에 어떤 부상 위험이 내재해 있는지 이해해야 한다. 특히 부상에 취약한 부위나 거슬리는 통증이 느껴지는 부위를 집중적으로 풀어줘야 한다. 웜업 프로그램은 체계적이어야 하며, 특정한 운동을 빼먹어선 안 된다. 그러므로 잘 짜인 계획에 따라 진행해야 한다.

등 운동을 할 때 주로 발생하는 부상

- 이두근 아래쪽 파열
- 어깨, 팔꿈치, 손목 관절 손상
- 허리의 압박
- 이두근 장두와 단두 힘줄의 과도한 늘어남
- 삼두근과 전완의 손상

어깨 운동을 할 때 주로 발생하는 부상

- 어깨, 팔꿈치, 손목 관절의 손상
- 허리의 압박
- 이두근 장두 힘줄의 과도한 늘어남
- 삼두근과 전완의 손상

흉근 운동을 할 때 주로 발생하는 부상

- 대흉근 힘줄과 이두근 장두 힘줄의 과도한 늘어남
- 어깨, 팔꿈치, 손목 관절의 손상
- 삼두근과 전완의 손상
- 팔꿈치, 전완, 손목의 염증
- 이두근 아래쪽의 파열

팔 운동을 할 때 주로 발생하는 부상

- 이두근, 삼두근, 전완 손상
- 팔꿈치, 손목, 어깨 관절 손상
- 허리의 압박

넓적다리 운동을 할 때 주로 발생하는 부상

- 무릎 손상

- 허리의 압박
- 고관절 손상
- 대퇴사두근, 슬굴곡근, 내전근, 종아리 파열

⚠️ 키가 큰 사람은 스쿼트를 할 때 바를 잡고 있다가 어깨가 늘어나 이두근 장두에 불편함이 유발되기도 한다. 이런 사람은 이두근 힘줄을 따로 웜업해야 한다.

NOTE

- 힘줄은 근육보다 혈류가 안 통하기 때문에 웜업하기 힘들다. 그래서 힘줄이 긴 근육(예를 들어 종아리)일수록 더 오래 풀어줘야 한다.

기초 웜업

오늘 운동할 부위가 어디든지, 일단 복근을 자극하는 크런치 최소 한 세트와 플랭크를 30초간 실시하자. 그리고 전완 핵심 운동 2가지를 최소 50~100회씩 반복하자. 전완에 문제가 있는 사람은 두 세트를 해도 좋은데, 두 번째 세트를 할 때는 좀 더 강도를 높여보자.

마지막으로 저항 밴드를 사용해서 숄더 로테이션을 20~50회씩 한 세트 실시하자. 먼저 안으로 돌린 후 밖으로 돌리자.

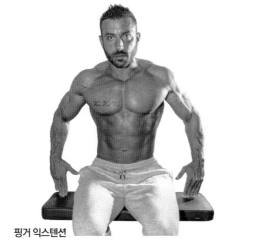

핑거 익스텐션   핑거 플렉션

상체 웜업을 제대로 하려면 전완부터 풀어줘야 한다.

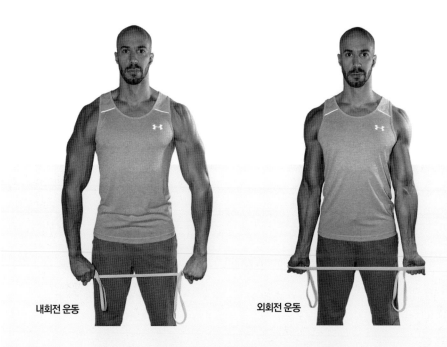

내회전 운동   외회전 운동

기초 웜업의 두 번째 운동은 어깨를 풀어주는 내회전 운동과 외회전 운동이다.

완전 웜업

양손에 가벼운 중량을 들고 아래의 운동들을 20~30회씩 실시하자. 각 운동을 마치면 쉬지 말고 곧장 다음 운동으로 넘어간다. 한 세트로 부족한 것 같으면 처음부터 한 번 더 하자. 웜업을 모두 마쳤으면 오늘 할 첫 번째 운동을 실시하되 가벼운 중량으로 웜업 세트를 최소 한 세트 실시한다. 그래야 곧 사용할 근육을 중점적으로 풀어줄 수 있다.

상체 트레이닝 전의 웜업 루틴

● **바이셉스 컬**: 이두근과 힘줄 풀어주기
● **래터럴 레이즈**: 어깨를 풀고, 극상근을 잠에서 깨우고, 이두근 장두 힘줄을 풀어주기
● **프런트 레이즈**: 어깨 앞쪽과 이두근 장두 힘줄을 풀어주기
● **업라이트 로우**: 어깨, 승모근, 극상근 풀어주기
● **스트레이트-레그 데드리프트**: 허리 풀어주기
● **하이 풀리를 사용한 트라이셉스 익스텐션**: 삼두근 장두와 팔꿈치 풀어주기
● **벤트오버 래터럴 레이즈**: 어깨 뒤쪽과 등 상단 풀어주기

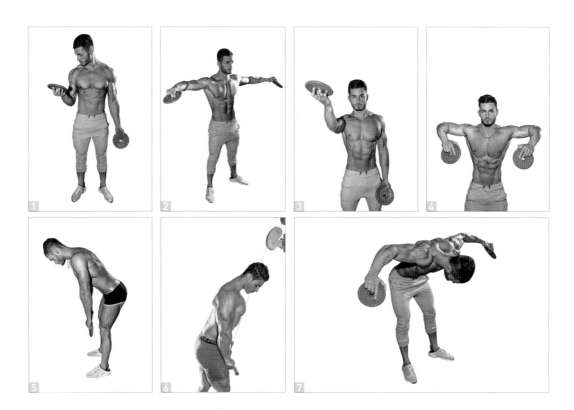

하체 트레이닝 전의 웜업 루틴

- **카프 익스텐션**: 무릎 보호에 중요한 역할을 하는 종아리 풀어주기
- **스쿼트**: 관절과 근육 풀어주기
- **스트레이트-레그 데드리프트**: 관절과 근육 풀어주기
- **내전근 머신**: 고관절을 풀어주고, 무릎 부상 방지하기

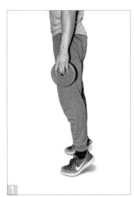
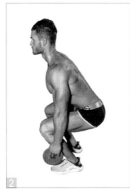
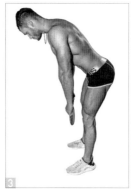
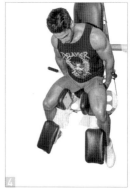

발달이 더딘 부위를 키워주는 상급자용 프로그램

성장이 뒤처진 후면 삼각근을 키우자

전신 각 부위를 주당 1회씩 운동하고, 팔은 주당 총 3회 운동하는 프로그램

DAY 1 팔

1 로우 풀리로 파워 바이셉스 컬 12~8회씩 5세트
2 상체 곧게 세우고 딥스 20~12회씩 5세트
3 리버스 컬 20~15회씩 5세트
4 하이 풀리로 파워 트라이셉스 익스텐션 15~12회씩 5세트

DAY 2 어깨 / 가슴 / 등

1 덤벨로 스탠딩 원-암 래터럴 레이즈 15~12회씩 5세트
2 인클라인 체스트 플라이 20~15회씩 3세트
3 광배근에 초점을 맞춘 데드리프트 15~12회씩 5세트
4 케이블 크로스오버 20~12회씩 4세트
5 데라비에 쉬러그 20~12회씩 3세트

DAY 3 팔

1 내로우 그립으로 플로어 프레스 12~6회씩 5세트
2 로우 풀리로 파워 바이셉스 컬 15~12회씩 5세트
3 하이 풀리로 파워 트라이셉스 익스텐션 15~12회씩 5세트
4 해머 컬 20~15회씩 5세트

DAY 4 휴식

DAY 5 팔

1 인클라인 컬 12~8회씩 5세트
2 누워서 바로 트라이셉스 익스텐션 15~12회씩 5세트
3 컬(케이블 혹은 머신) 100회씩 2세트
4 풀리로 트라이셉스 익스텐션 100회씩 2세트

DAY 6 넓적다리

1 벨트 스쿼트 12~8회씩 4세트
2 데드리프트 12~8회씩 4세트
3 레그 익스텐션 15~10회씩 4세트
4 글루트 햄 레이즈 15~10회씩 3세트
5 벨트 스쿼트 카프 레이즈 20~15회씩 4세트

DAY 7 휴식

전신 각 부위를 주당 2회씩 운동하고, 팔도 주당 총 2회 운동하는 프로그램

DAY 1 | 팔

1 로우 풀리로 파워 바이셉스 컬 12~6회씩 5세트
2 하이 풀리로 파워 트라이셉스 익스텐션 15~12회씩 5세트
3 리버스 컬 15~12회씩 5세트
4 컬(케이블 혹은 머신) 100회 1세트
5 풀리로 트라이셉스 익스텐션 100회 1세트

DAY 2 | 등 / 어깨 / 가슴

1 광배근에 초점을 맞춘 데드리프트 12~6회씩 5세트
2 덤벨로 스탠딩 원-암 래터럴 레이즈 15~12회씩 4세트
3 인클라인 체스트 플라이 20~15회씩 3세트
4 하이 풀리로 풀오버 25~50회씩 3세트(실패 지점에 도달하면 중량을 줄이자)
5 케이블 크로스오버 20~12회씩 4세트(실패 지점에 도달하면 중량을 줄이자)

DAY 3 | 넓적다리

1 벨트 스쿼트 12~8회씩 4세트
2 레그 프레스 12~8회씩 4세트
3 누워서 레그 컬 15~10회씩 4세트
4 글루트 햄 레이즈 15~10회씩 3세트
5 벨트 스쿼트 카프 레이즈 20~15회씩 4세트

DAY 4 | 휴식

DAY 5 | 팔

1 하이 풀리로 파워 트라이셉스 익스텐션 15~12회씩 5세트
2 로우 풀리로 파워 바이셉스 컬 12~6회씩 5세트
3 해머 컬 15~12회씩 5세트
4 풀리로 트라이셉스 익스텐션 100회 1세트
5 컬(케이블 혹은 머신) 100회 1세트

DAY 6 | 어깨 / 가슴 / 등

1 덤벨로 스탠딩 원-암 래터럴 레이즈 15~12회씩 4세트
2 벤치에서 체스트 플라이 20~15회씩 3세트
3 하이 풀리로 풀오버 25~50회씩 3세트(실패 지점에 도달하면 중량을 줄이자)
4 덤벨로 벤트오버 원-암 래터럴 레이즈 15~12회씩 3세트
5 케이블 크로스오버 20~12회씩 3세트(실패 지점에 도달하면 중량을 줄이자)
6 데라비에 쉬러그 20~12회씩 3세트

DAY 7 | 휴식

성장이 뒤처진 상부 흉근을 키우자

전신 각 부위를 주당 1회씩 운동하고, 흉근은 주당 총 3회 운동하는 프로그램

DAY 1 흉근

1 **인클라인 벤치프레스** 12~6회씩 4세트
2 **딥스** 15~12회씩 3세트
3 **인클라인 체스트 플라이** 20~15회씩 3세트
4 **케이블 크로스오버** 100회 1세트

DAY 2 넓적다리

1 **벨트 스쿼트** 12~8회씩 4세트
2 **앉아서 레그 컬** 15~10회씩 4세트
3 **레그 프레스** 12~10회씩 3세트
4 **누워서 레그 컬** 15~10회씩 3세트
5 **벨트 스쿼트 카프 레이즈** 20~15회씩 4세트

DAY 3 흉근 / 등

1 **건딜스 쉬러그** 25~20회씩 4세트
2 **바로 로우** 12~8회씩 3세트
3 **인클라인 체스트 플라이** 25~20회씩 3세트
4 **광배근에 초점을 맞춘 데드리프트** 12~8회씩 3세트
5 **케이블 크로스오버** 100회 1세트

DAY 4 휴식

DAY 5 흉근

1 **인클라인 머신 흉근 운동** 12~6회씩 5세트
2 **인클라인 체스트 플라이** 20~15회씩 3세트
3 **건딜스 쉬러그** 30회 1세트(실패 지점에 도달하면 중량을 줄이자)
4 **케이블 크로스오버** 100회 1세트

DAY 6 어깨 / 팔 / 흉근 깨우기 운동

1 **덤벨로 스탠딩 원-암 래터럴 레이즈** 12~10회씩 4세트
2 **덤벨로 벤트오버 원-암 래터럴 레이즈** 15~12회씩 4세트
3 **로우 풀리로 파워 바이셉스 컬** 12~6회씩 4세트
4 **건딜스 쉬러그** 25~20회씩 4세트
5 **리버스 컬** 15~12회씩 3세트
6 **케이블 크로스오버** 100회 1세트

DAY 7 휴식

전신 각 부위를 주당 2회씩 운동하고, 흉근은 주당 총 3회 운동하는 프로그램

DAY 1 흉근 / 등

1 인클라인 벤치프레스 12~6회씩 5세트
2 바로 로우 12~8회씩 3세트
3 케이블 크로스오버 100회 1세트
4 광배근에 초점을 맞춘 데드리프트 12~6회씩 5세트

DAY 2 넓적다리

1 벨트 스쿼트 12~8회씩 4세트
2 앉아서 레그 컬 15~10회씩 4세트
3 레그 프레스 12~10회씩 3세트
4 벨트 스쿼트 카프 레이즈 20~15회씩 4세트

DAY 3 흉근 / 어깨 / 팔

1 건딜스 쉬러그 25~20회씩 4세트
2 인클라인 체스트 플라이 25~20회씩 2세트
3 덤벨로 벤트오버 원-암 래터럴 레이즈 12~8회씩 3세트
4 로우 풀리로 파워 바이셉스 컬 12~6회씩 3세트
5 케이블 크로스오버 100회 1세트

DAY 4 휴식

DAY 5 등 / 흉근 / 어깨 / 팔

1 건딜스 쉬러그 25~20회씩 4세트
2 인클라인 체스트 플라이 20~15회씩 3세트
3 바로 로우 12~8회씩 4세트
4 덤벨로 스탠딩 원-암 래터럴 레이즈 12~8회씩 3세트
5 로우 풀리로 파워 바이셉스 컬 12~6회씩 3세트
6 케이블 크로스오버 100회 1세트

DAY 6 넓적다리

1 핵 스쿼트 12~8회씩 4세트
2 벨트 스쿼트 20~15회씩 3세트
3 글루트 햄 레이즈 15~10회씩 4세트
4 벨트 스쿼트 카프 레이즈 20~15회씩 4세트

DAY 7 휴식

성장이 뒤처진 팔을 키우자

전신 각 부위를 주당 1회씩 운동하고, 후면 삼각근은 주당 총 2회 운동하는 프로그램

DAY 1 후면 삼각근 / 등

1 덤벨로 벤트오버 원-암 래터럴 레이즈 15~12회씩 5세트
2 바로 로우 12~8회씩 5세트
3 페이스 풀 20~12회씩 3세트
4 하이 풀리로 풀오버 25~50회씩 3세트(실패 지점에 도달하면 중량을 줄이자)
5 데라비에 쉬러그 20~12회씩 3세트

DAY 2 넓적다리

1 벨트 스쿼트 12~8회씩 4세트
2 앉아서 레그 컬 15~10회씩 4세트
3 머신 스쿼트 12~10회씩 3세트
4 글루트 햄 레이즈 15~10회씩 3세트
5 벨트 스쿼트 카프 레이즈 20~15회씩 4세트

DAY 3 후면 삼각근 / 흉근

1 덤벨로 벤트오버 원-암 래터럴 레이즈 15~12회씩 3세트
2 페이스 풀 20~12회씩 3세트
3 플로어 프레스 12~6회씩 5세트
4 케이블 크로스오버 20~12회씩 4세트
5 덤벨로 양팔 사이드 레이즈(상체를 숙이고 하거나 좌식 머신을 사용해서) 100회 1세트

DAY 4 휴식

DAY 5 어깨

1 재머 프레스 12~8회씩 5세트
2 덤벨로 벤트오버 원-암 래터럴 레이즈 15~12회씩 5세트
3 덤벨로 스탠딩 원-암 래터럴 레이즈 15~12회씩 5세트
4 덤벨로 양팔 사이드 레이즈(상체를 숙이고 하거나 좌식 머신을 사용해서) 100회 1세트

DAY 6 팔 / 후면 삼각근 깨우기

1 하이 풀리로 파워 트라이셉스 익스텐션 15~12회씩 4세트
2 데라비에 쉬러그 20~12회씩 3세트
3 로우 풀리로 파워 바이셉스 컬 12~8회씩 4세트
4 상체 곧게 세우고 딥스 20~12회씩 3세트
5 덤벨로 양팔 사이드 레이즈(상체를 숙이고 하거나 좌식 머신을 사용해서) 100회 1세트

DAY 7 휴식

전신 각 부위를 주당 2회씩 운동하고, 후면 삼각근도 주당 총 2회 운동하는 프로그램

DAY 1 후면 삼각근 / 흉근 / 어깨

1 **덤벨로 벤트오버 원-암 래터럴 레이즈** 15~12회씩 5세트
2 **플로어 프레스** 12~6회씩 5세트
3 **바로 로우** 12~8회씩 5세트
4 **하이 풀리로 풀오버** 25~50회씩 3세트(실패 지점에 도달하면 중량을 줄이자)
5 **데라비에 쉬러그** 20~12회씩 3세트

DAY 2 넓적다리

1 **벨트 스쿼트** 12~8회씩 5세트
2 **머신 스쿼트** 12~10회씩 4세트
3 **글루트 햄 레이즈** 15~10회씩 5세트
4 **벨트 스쿼트 카프 레이즈** 20~15회씩 4세트

DAY 3 어깨 / 팔

1 **재머 프레스** 12~8회씩 5세트
2 **덤벨로 스탠딩 원-암 래터럴 레이즈** 15~12회씩 5세트
3 **데라비에 쉬러그** 20~12회씩 3세트
4 **로우 풀리로 파워 바이셉스 컬** 12~8회씩 4세트
5 **하이 풀리로 파워 트라이셉스 익스텐션** 15~12회씩 4세트
6 **덤벨로 양팔 사이드 레이즈**(상체를 숙이고 하거나 좌식 머신을 사용해서) 100회 1세트

DAY 4 휴식

DAY 5 후면 삼각근 / 흉근 / 등 / 팔

1 **덤벨로 벤트오버 원-암 래터럴 레이즈** 15~12회씩 5세트
2 **상체 곧게 세우고 딥스** 20~12회씩 3세트
3 **광배근에 초점을 맞춘 데드리프트** 12~6회씩 5세트
4 **로우 풀리로 파워 바이셉스 컬** 12~8회씩 4세트
5 **하이 풀리로 파워 트라이셉스 익스텐션** 15~12회씩 4세트
6 **덤벨로 양팔 사이드 레이즈**(상체를 숙이고 하거나 좌식 머신을 사용해서) 100회 1세트

DAY 6 넓적다리

1 **데드리프트** 12~8회씩 4세트
2 **상체를 앞으로 푹 숙이고 벨트 스쿼트** 12~8회씩 4세트
3 **앉아서 레그 컬** 15~10회씩 4세트
4 **벨트 스쿼트 카프 레이즈** 20~15회씩 4세트

DAY 7 휴식

성장이 뒤처진 등 근육을 키우자

이두근을 직접 자극하는 운동이나 고립 운동은 루틴에서 모두 제외하자. 그래야 모든 회복 능력을 등 근육에 집중할 수 있다.

전신 각 부위를 주당 1회씩 운동하고, 등 근육은 주당 총 3회 운동하는 프로그램

DAY 1 등

1 머신에서 유니래터럴 로우 12~6회씩 5세트
2 광배근에 초점을 맞춘 데드리프드 12~6회씩 5세트
3 데라비에 쉬러그 20~12회씩 3세트
4 리버스 하이퍼익스텐션 30~20회씩 3세트
5 하이 풀리로 풀오버 100회 1세트

DAY 2 넓적다리

1 벨트 스쿼트 12~8회씩 5세트
2 앉아서 레그 컬 15~10회씩 5세트
3 레그 프레스 12~10회씩 5세트
4 벨트 스쿼트 카프 레이즈 20~15회씩 4세트

DAY 3 등 / 흉근

1 광배근에 초점을 맞춘 데드리프트와 바로 하는 로우를 슈퍼세트로 12~6회씩 5슈퍼세트
2 인클라인 머신에서 흉근 운동 12~6회씩 5세트
3 하이 풀리로 풀오버 15~12회씩 3세트
4 딥스 15~12회씩 3세트

DAY 4 휴식

DAY 5 등

1 광배근에 초점을 맞춘 데드리프트와 풀업을 슈퍼세트로 12~6회씩 6슈퍼세트
2 하이 풀리로 풀오버 15~12회씩 5세트 + 최종 100회 1세트
3 리버스 하이퍼익스텐션 30~20회씩 5세트

DAY 6 어깨 / 팔

1 재머 프레스 12~8회씩 5세트
2 덤벨로 벤트오버 원-암 래터럴 레이즈 15~12회씩 4~5세트
3 덤벨로 스탠딩 원-암 래터럴 레이즈 12~10회씩 4~5세트
4 하이 풀리로 파워 트라이셉스 익스텐션 15~12회씩 4세트
5 데라비에 쉬러그 20~12회씩 3세트

DAY 7 휴식

전신 각 부위를 주당 2회씩 운동하고, 등 근육은 주당 총 3회 운동하는 프로그램

DAY 1 등 / 흉근 / 팔

1 광배근에 초점을 맞춘 데드리프트와 풀업을 슈퍼세트로 12~6회씩 6슈퍼세트
2 딥스 15~12회씩 5세트
3 인클라인 체스트 플라이 20~15회씩 3세트
4 하이 풀리로 파워 트라이셉스 익스텐션 15~12회씩 4세트
5 데라비에 쉬러그 20~12회씩 3세트

DAY 2 넓적다리

1 핵 스쿼트 12~8회씩 4세트
2 상체를 앞으로 푹 숙이고 벨트 스쿼트 12~8회씩 4세트
3 글루트 햄 레이즈 15~10회씩 4세트
4 벨트 스쿼트 카프 레이즈 20~15회씩 4세트

DAY 3 등 / 어깨

1 바로 로우 12~8회씩 3세트
2 덤벨로 스탠딩 원-암 래터럴 레이즈 12~10회씩 4세트
3 하이 풀리로 풀오버 25~50회씩 3세트 (실패 지점에 도달하면 중량을 줄이자)
4 덤벨로 벤트오버 원-암 래터럴 레이즈 15~12회씩 4세트
5 데라비에 쉬러그 20~12회씩 3세트
6 리버스 하이퍼익스텐션 30~20회씩 3세트

DAY 4 휴식

DAY 5 등 / 흉근 / 팔

1 광배근에 초점을 맞춘 데드리프트와 바로 하는 로우를 슈퍼세트로 12~6회씩 5슈퍼세트
2 하이 풀리로 파워 트라이셉스 익스텐션 15~12회씩 4세트
3 데라비에 쉬러그 20~12회씩 3세트
4 케이블 크로스오버 20~12회씩 3세트

DAY 6 넓적다리

1 레그 프레스 12~10회씩 5세트
2 누워서 레그 컬 15~10회씩 4세트
3 앉아서 레그 컬 15~10회씩 3세트
4 글루트 햄 레이즈 15~10회씩 3세트

DAY 7 휴식

성장이 뒤처진 넓적다리를 키우자

전신 각 부위를 주당 1회씩 운동하고, 넓적다리는 주당 총 3회 운동하는 프로그램

DAY 1 대퇴사두근 / 슬굴곡근

1 벨트 스쿼트 12~8회씩 5세트
2 머신 스쿼트 12~10회씩 4세트
3 글루트 햄 레이즈 15~10회씩 3세트
4 리버스 하이퍼익스텐션 30~20회씩 3세트

DAY 2 등 / 흉근

1 바로 로우 12~8회씩 5세트
2 상체를 숙이고 딥스 20~12회씩 4세트
3 풀업 12~10회씩 3세트
4 데라비에 쉬러그 20~12회씩 3세트
5 케이블 크로스오버 20~12회씩 3세트

DAY 3 슬굴곡근 / 대퇴사두근

1 데드리프트 12~8회씩 4세트
2 상체를 앞으로 푹 숙이고 벨트 스쿼트 12~8회씩 4세트
3 앉아서 레그 컬 15~10회씩 4세트
4 벨트 스쿼트 카프 레이즈 20~15회씩 4세트

DAY 4 휴식

DAY 5 대퇴사두근 / 슬굴곡근

1 핵 스쿼트 12~8회씩 4세트
2 벨트 스쿼트 20~15회씩 3세트
3 리버스 하이퍼익스텐션 30~20회씩 3세트
4 글루트 햄 레이즈 15~10회씩 3세트

DAY 6 어깨 / 팔

1 덤벨로 벤트오버 원-암 래터럴 레이즈 15~12회씩 5세트
2 덤벨로 스탠딩 원-암 래터럴 레이즈 15~12회씩 5세트
3 상체 곧게 세우고 딥스 20~12회씩 4세트
4 로우 풀리로 파워 바이셉스 컬 12~8회씩 4세트

DAY 7 휴식

전신 각 부위를 주당 2회씩 운동하고, 넓적다리는 주당 총 3회 운동하는 프로그램

DAY 1　대퇴사두근 / 슬굴곡근

1 머신 스쿼트　12~10회씩 4세트
2 레그 프레스　12~10회씩 3세트
3 글루트 햄 레이즈　15~10회씩 3세트
4 벨트 스쿼트 카프 레이즈　20~15회씩 4세트

DAY 2　등 / 흉근 / 어깨 / 팔

1 바로 로우　12~8회씩 5세트
2 플로어 프레스　12~8회씩 5세트
3 덤벨로 벤트오버 원-암 래터럴 레이즈　15~12회씩 5세트
4 딥스　20~12회씩 4세트
5 덤벨로 스탠딩 원-암 래터럴 레이즈　15~12회씩 3세트
6 로우 풀리로 파워 바이셉스 컬　12~8회씩 4세트

DAY 3　슬굴곡근 / 대퇴사두근

1 상체를 앞으로 푹 숙이고 벨트 스쿼트　12~8회씩 4세트
2 앉아서 레그 컬　15~10회씩 4세트
3 리버스 하이퍼익스텐션　30~20회씩 3세트

DAY 4　휴식

DAY 5　대퇴사두근 / 슬굴곡근

1 레그 익스텐션　20~15회씩 3세트
2 핵 스쿼트　12~8회씩 4세트
3 벨트 스쿼트 카프 레이즈　20~15회씩 4세트
4 글루트 햄 레이즈　15~10회씩 3세트

DAY 6　등 / 흉근 / 팔

1 풀업　12~10회씩 3세트
2 인클라인 체스트 플라이　20~15회씩 3세트
3 데라비에 쉬러그　20~12회씩 3세트
4 케이블 크로스오버　20~12회씩 3세트
5 로우 풀리로 파워 바이셉스 컬　12~6회씩 5세트
6 하이 풀리로 파워 트라이셉스 익스텐션　15~12회씩 4세트

DAY 7　휴식

BIBLIOGRAPHY | 참고문헌

PART 1

자신의 몸을 해부·형태학적으로 분석하라

1. Caruso JF. *Anthropometry as a predictor of bench press performance done at different loads.* J Strength Cond Res 2012. 26: 2460.

체계적으로 웜업하는 방법을 배우자

1. Taylor K. *Warm-up affects diurnal variation in power output.* Int J Sports Med 2011. 32: 185.

2. Offer G. *The endothermic ATP hydrolysis and crossbridge attachment steps drive the increase of force with temperature in isometric and shortening muscle.* J Physiol. 2015. 593: 1997.

3. West DJ. *The influence of the time of day on core temperature and lower body power output in elite rugby union sevens players.* J Strength Cond Res 2014. 28: 1524.

4. Abad CC. *Combination of general and specific warm-ups improves leg-press one repetition maximum compared with specific warm-up in trained individuals.* J Strength Cond Res 2011. 25: 2242.

5. Point M. *Cryotherapy induces an increase in muscle stiffness.* Scand J Med Sci Sports 2017. 28: 260-266.

6. Rued G. *Sports injuries and illnesses during the 2015 Winter Eur Youth Olympic Festival.* Br J Sports Med 2016. 50: 631.

7. Spitz MG. *The effects of elapsed time after warm-up on subsequent exercise performance in a cold environment.* J Strength Cond Res 2014. 28: 1351.

8. Raccuglia M. *Post-warm-up muscle temperature maintenance: blood flow contribution and external heating optimisation.* Eur J Appl Physiol 2016. 116: 395.

9. Haapasalo H. *Knee injuries in leisure-time physical activities: A prospective one-year follow-up of a Finnish population cohort.* Int J Sports Med 2007. 28: 72.

10. Funakoshi T. *In vivo visualization of vascular patterns of rotator cuff tears using contrastenhanced ultrasound.* Am J Sports Med 2010. 38: 2464.

호르몬 변화와 관절의 과운동성

11. Wolf JM. *Serum relaxin levels in young athletic men are comparable with those in women.* Orthopedics 2013. 36: 128.

12. Faryniarz DA. *Quantitation of estrogen receptors and relaxin binding in human anterior cruciate ligament fibroblasts.* In Vitro Cell Dev Biol Anim 2006. 42: 176.

13. Galey S. *Immunohistological detection of relaxin binding to anterior cruciate ligaments.* Orthopedics 2003. 26: 1201.

14. Dragoo JL. *Trends in serum relaxin concentration among elite collegiate female athletes.* Int J Womens Health 2011. 19: 19.

15. Lubahn J. *Immunohistochemical Detection of Relaxin Binding to the Volar Oblique Ligament.* J Hand Surg 2006. 31: 80.

16. Negishi S. *The effect of relaxin treatment on skeletal muscle injuries.* Am J Sports Med 2005. 33: 1816.

17. Dehghan F. *The effect of relaxin on the musculoskeletal system.* Scand J Med Sci Sports 2014. 24: e220.

18. Okamura S. *Injuries and disorders among young ice skaters: relationship with generalized joint laxity and tightness.* Open Access J Sports Med 2014. 5: 191.

19. Cody EA. *Multidirectional Instability in the Female Athlete.* Oper Techn Sports Med 2014. 22: 34.

20. Stijak L. *The influence of sex hormones on anterior cruciate ligament ruptures in males.* Knee Surg Sports Traum Arthro 2015. 23: 3578.

21. Dragoo JL. *Prospective correlation between serum relaxin concentration and anterior cruciate ligament tears among elite collegiate female athletes.* Am J Sports Med 2011. 39: 2175.

22. Kolber M. *Is there an acute loss of shoulder mobility following eccentric resistance training?* J strength Cond Res 2014. 28: 08.

23. Romero-Franco N. *Short-term effects of anaerobic lactic exercise on knee proprioception of track and field athletes.* Isokinet Exerc Sci 2014. 22: 205.

24. Romero-Franco N. *Effects of an anaerobic lactic training session on the postural stability of athletes.* J Sports Med Phys Fit 2014. 55: 578-86.

25. Pranay J. *Muscle strength differences in healthy young adults with and without generalized joint hypermobility: a cross-sectional study.* BMC Sports Sci Med Rehab 2016. 8: 12.

26. Chahal J. *Generalized ligamentous laxity as a predisposing factor for primary traumatic anterior shoulder dislocation.* J Shoulder Elb Surg 2010. 19: 1238.

27. Edouard P. *Muscle injury is the principal injury type and hamstring muscle injury is the first injury diagnosis during top-level international athletics championships between 2007 and 2015.* Br J Sports Med 2016. 50: 619.

28. Lemley KJ. *Conditioned pain modulation predicts exercise-induced hypoalgesia in healthy adults.* Med Sci Sports Exerc 2015. 47: 176.

29. Ellingson LD. *Does exercise induce hypoalgesia through conditioned pain modulation?* Psychophysiol 2014. 51: 267.

여러 운동을 번갈아 실시해 과사용 부상을 방지하는 방법

30. Jakobsen JR. *Composition and adaptation of human myotendinous junction and neighboring muscle fibers to heavy resistance training.* Scand J Med Sci Sports 2016. 27: 1547-1559.

운동선수가 볼프의 법칙을 피해 가는 것이 가능할까?

31. Teichtahl AJ. *Wolff's law in action: A mechanism for early knee osteoarthritis.* Arthr Res Ther 2015. 17: 207.

부상 없이 성장을 극대화하는 최적의 가동 범위는?

32. Pinto RS. *Effect of range of motion on muscle strength and thickness.* J Strength Cond Res 2012. 26: 2140.

33. Perrin C. *Could titin have a role in strain-induced injuries?* J Sport Health Sci 2017. 6: 143-144.

34. Lepley LK. *Shifting the current clinical perspective: Isolated eccentric exercise as an effective intervention to promote the recovery of muscle after injury.* J Sport Rehab 2017. 26(2).

35. Brooks SV. *Injury to muscle fibres after single stretches of passive and maximally stimulated muscles in mice.* J Physiol 1995. 488: 459.

PART 2

상급 트레이닝 테크닉

1. Bryanton MA. *Effect of relative intensity on lower extremity net joint moments during parallel squats: Preliminary data.* J Strength Cond Res 2012. 26: S1.

2. Król H. *Effect of barbell weight on the structure of the flat bench press.* J Strength Cond Res 2017. 31: 1321.

3. Fonseca RM. *Changes in exercises are more effective than in loading schemes to improve muscle strength.* J Strength Cond Res 2014. 28: 3085.

4. Matta T. *Strength training's chronic effects on muscle architecture parameters of different arm sites.* J Strength Cond Res 2011. 25: 1711.

5. Wakahara T. *Nonuniform muscle hypertrophy: Its relation to muscle activation in training session.* Med Sci Sports Exerc 2013. 45: 2158.

6. Earp JE. *Inhomogeneous quadriceps femoris hypertrophy in response to strength and power training.* Med Sci Sports Exerc 2015. 47: 2389.

7. Matta TT. *Heterogeneity of rectus femoris muscle architectural adaptations after two different 14-week resistance training programmes.* Clin Physiol Funct Imag 2014. 35: 210-215.

8. Franchi MV. *Architectural, functional, and molecular responses to concentric and eccentric loading in human skeletal muscle.* Acta Physiol (Oxf.) 2014. 210: 642.

9. Rodrigues B. *The effect of two different rest intervals on the number of repetitions in a training session.* Serb J Sports Sci 2012. 1.

10. Senna G. *The effect of rest interval length on multi and single-joint exercise performance and perceived exertion.* J Strength Cond Res 2011. 25: 3157.

11. Willardson JM. *The effect of load reductions on repetition performance for commonly performed multijoint resistance exercises.* J Strength Cond Res 2012. 26: 2939.

12. Bevan HR. *Complex training in professional rugby players: Influence of recovery time on upper-body power output.*

J Strength Cond Res 2009. 23: 1780.

13. Nibali ML. *Considerations for determining the time course of post-activation potentiation.* Physiol Appl Nutr Metab 2015. 40: 1163-70.

14. Ferreira SL. *Postactivation potentiation: Effect of various recovery intervals on bench press power performance.* J Strength Cond Res 2012. 26: 739.

15. Khairullin RA. *Pre-competition warmup.* Weightlifting Yearbook 1985. p. 51.

16. Thatcher R. *The influence of recovery duration after heavy resistance exercise on sprint cycling performance.* J Strength Cond Res 2012. 26: 3089.

17. Popov DV. *The influence of resistance exercise intensity and metabolic stress on anabolic signaling and the expression of myogenic genes in skeletal muscle.* Muscle Nerve 2014. 1: 432-42.

18. Otsuki A. *Gender differences in muscle blood reduction in the tibialis anterior muscle during passive plantarflexion.* Clin Physiol Funct Imag 2016. 36: 421.

19. Kruse NT. *Effect of self-administered stretching on NIRS-measured oxygenation dynamics.* Clin Physiol Funct Imag 2015. 36: 126-33.

20. Otsuki A. *Muscle oxygenation and fascicle length during passive muscle stretching in ballet-trained subjects.* Int J Sports Med 2011. 32: 496.

21. Ashley P. *Oral health and elite sport performance.* Br J Sports Med 2015. 49: 3.

22. Amis TC. *Oral airway flow dynamics in healthy humans.* J Physiol 1999. 15: 293.

23. Dunn-Lewis C. *The effects of a customized over-the-counter mouth guard on neuromuscular force and power production in trained men and women.* J Strength Cond Res 2012. 26: 1085.

24. Golem DL. *The effects of over-the-counter jaw-repositioning mouth guards on dynamic balance, flexibility, agility, strength, and power in college-aged male athletes.* J Strength Cond Res 2015. 29: 500.

25. Morales J. *Acute effects of jaw clenching using a customized mouthguard on anaerobic ability and ventilatory flows.* Hum Mov Sci 2015. 44: 270.

26. Dickerman RD. *Middle cerebral artery blood flow velocity in elite power athletes during maximal weight-lifting.* Neurol Res 2000. 22: 337.

27. Lepley AS. *Effects of weightlifting and breathing technique on blood pressure and heart rate.* J Strength Cond Res 2010. 24: 2179.

28. Mousavi SR. *Measurement of in vivo cerebral tric strain induced by the Valsalva maneuver.* J Biomech 2014. 47:1652.

최첨단 근육 운동법

1. Sato Y. *The history and future of KAATSU Training.* Int J Kaatsu Train Res 2005. 1: 1.

2. Takarada Y. *Rapid increase in plasma growth hormone after low-intensity resistance exercise with vascular occlusion.* J Appl Physiol 1985. 88: 61.

3. Abe T. *Day-to-day change in muscle strength and MRI-measured skeletal muscle size during 7 days KAATSU resistance training: A case study.* Int J Kaatsu Train Res 2005. 1: 71.

4. Loenneke JP. *The acute response of practical occlusion in the knee extensors.* J Strength Cond Res 2010. 24: 2831.

5. Counts BR. *The influence of relative blood flow restriction pressure on muscle activation and muscle adaptation.* Muscle Nerve 2015. 53: 438-45.

6. Cayot TE. *Effects of blood flow restriction duration on muscle activation and microvascular oxygenation during low-isometric exercise.* Clin Physiol Funct Imag 2015. 36: 298-305.

7. Vieira PJC. *Hemodynamic responses to resistance exercise with restricted blood flow in young and older men.* J Strength Cond Res 2013. 27: 2288.

8. Tanimoto M. *Effects of low-intensity resistance exercise with slow movement and tonic force generation on muscular function in young men.* J Appl Physiol 1985. 100: 1150.

9. Martín-Hernández J. *Changes in muscle architecture induced by low load blood flow restricted training.* Acta Physiol Hung 2013. 100: 411.

10. Yamanaka T. *Occlusion training increases muscular strength in division IA football players.* J Strength Cond Res 2012. 26: 2523.

11. Luebbers PE. *The effects of a 7-week practical blood flow restriction program on well-trained collegiate athletes.* J Strength Cond Res 2014. 28: 2270.

12. Dankel SJ. *Can blood flow restriction augment muscle activation during high-load training? Clin Physiol Funct Imag 2017.* 38: 291-295.

13. Yasuda T. *Relationship between limb and trunk muscle hypertrophy following high-intensity resistance training and blood flow-restricted low-intensity resistance training.* Clin Physiol Funct Imag 2011. 31: 347.

14. Loenneke JP. *The perceptual responses to occluded exercise.* Int J Sports Med 2011. 32: 181.

15. Reeves GV. *Comparison of hormone responses following light resistance exercise with partial vascular occlusion and moderately difficult resistance exercise without occlusion.* J Appl Physiol 2006. 101: 1616.

16. Kon M. *Effects of low-intensity resistance exercise under acute systemic hypoxia on hormonal responses.* J Strength Cond Res 2012. 26: 611.

17. Ferreira M. *Influence de la masse musculaire sur les réponses hémodynamiques à différents exercices en résistance avec et sans restriction du débit sanguin.* Sci Sports 2017. 32: e69.

18. Avelar NC. *Whole body vibration and post-activation potentiation: A study with repeated measures.* Int J Sports Med 2014. 35: 651.

19. Bagheri J. *Acute effects of whole-body vibration on jump force and jump rate of force development: A comparative study of different devices.* J Strength Cond Res 2012. 26: 691.

20. Putland JT. *Potential beneficial effects of whole-body vibration for muscle recovery after exercise.* J Strength Cond Res 2012. 26: 2907.

21. Marín PJ. *Effects of different vibration exercises on bench press.* Int J Sports Med 2011. 32: 743.

22. Rieder F. *Whole-body vibration training induces hypertrophy of the human patellar tendon.* Scand J Med Sci Sports 2016. 26: 902.

회복의 비밀

1. Korak JA. *Resistance training recovery: Considerations for single vs. multi-joint movements and upper vs. lower body muscles.* Med Sci Sports Exerc 2014. 46(5S): 193.

2. Raastad T. *Recovery of skeletal muscle contractility after high- and moderate- intensity strength exercise.* Eur J Appl Physiol 2000. 82: 206.

3. Goodall S. *Neuromuscular changes and the rapid adaptation following a bout of damaging eccentric exercise.* Acta Physiol 2017. 220: 486-500.

4. Prasartwuth O. *Maximal force, voluntary activation and muscle soreness after eccentric damage to human elbow flexor muscles.* J Physiol 2005. 567: 337.

5. Kouzaki K. *Increases in M-wave latency of biceps brachii after elbow flexor eccentric contractions in women.* Eur J Appl Physiol 2016. 116: 939-46.

6. Kouzaki K. *Repeated bouts of fast eccentric contraction produce sciatic nerve damage in rats. Muscle Nerve 2016.* 54: 936-42.

7. Lee K. *Eccentric contractions of gastrocnemius muscle-induced nerve damage in rats.* Muscle Nerve 2014. 50: 87.

8. Fragala MS. *Biomarkers of muscle quality: N-terminal propeptide of type III procollagen and C-terminal agrin fragment responses to resistance exercise training in older adults.* J Cach Sarco Muscle 2014. 5: 139.

9. Halson SL. *Sleep in elite athletes and nutritional interventions to enhance sleep.* Sports Med 2014. 44 (Suppl 1): 13.

10. Fallon KE. *Blood tests in tired elite athletes: expectations of athletes, coaches and sport science/sports medicine staff.* Br J Sports Med 2007. 41: 41.

11. Leeder J. *Sleep duration and quality in elite athletes measured using wristwatch actigraphy.* J Sports Sci 2012. 30: 541.

12. Malhotra RK. *Sleep, recovery, and performance in sports.* Neurol Clin 2017. 35: 547.

13. Swinbourne R. *Prevalence of poor sleep quality, sleepiness and obstructive sleep apnoea risk factors in athletes.* Eur J Sport Sci 2016. 16: 850.

14. Fullagar HH. *Sleep and athletic performance: The effects of sleep loss on exercise performance, and physiological and cognitive responses to exercise.* Sports Med 2015. 45: 161.

15. Mah CD. *The effects of sleep extension on the athletic performance of collegiate basketball players.* Sleep 2011. 34: 943.

16. Bolong Z. *Melatonin alleviates acute spinal cord injury in rats through promoting on progenitor cells proliferation.* Saudi Pharm J 2017. 25: 570.

17. Lee Y. *Beneficial effects of melatonin combined with exercise on endogenous neural stem/progenitor cells proliferation after spinal cord injury.* Int J Mol Sci 2014. 15: 2207.

18. Yang L. *Melatonin for spinal cord injury in animal models: A systematic review and network meta-analysis.* J Neurotrauma 2016. 33: 290.

19. Adamczyk-Sowa M. *Effect of melatonin supplementation on plasma lipid hydroperoxides, homocysteine concentration and chronic fatigue syndrome in multiple sclerosis patients treated with interferons-beta and mitoxantrone.* J Physiol Pharmacol 2016. 67: 235.

20. Kaya Y. *Comparison of the beneficial effect of melatonin on recovery after cut and crush sciatic nerve injury: a combined study using functional, lectrophysiological, biochemical, and electron microscopic analyses.* Childs Nerv Syst 2013. 29: 389.

21. Turgut M. *Effects of melatonin on peripheral nerve regeneration.* Recent Pat Endocr Metab Immune Drug Discov 2011. 5: 100.

22. Villapol S. *Melatonin promotes myelination by decreasing white matter inflammation after neonatal stroke.* Pediatr Res 2011. 69: 51.

23. Kocot J. *Does vitamin C influence neurodegenerative diseases and psychiatric disorders?* Nutrients 2017. 9: 659.

24. Eldridge CF. *Differentiation of axon-related Schwann cells in vitro. I. Ascorbic acid regulates basal lamina assembly and myelin formation.* J Cell Biol 1987. 105: 1023.

25. Chrast R. *Lipid metabolism in myelinating glial cells: lessons from human inherited disorders and mouse models.* J Lipid Res 2011. 52: 419.

26. Saher G. *Cholesterol in myelin biogenesis and hypomyelinating disorders.* Biochim Biophys Acta. 2015 1851: 1083.

27. Davis KC. *A mechanism for sickness sleep: Lessons from invertebrates.* J Physiol 2017. 595: 5415.

28. Huntsman HD. *Mesenchymal stem cells contribute to vascular growth in skeletal muscle in response to eccentric exercise.* Am J Physiol Heart Circ Physiol 2013. 304: H72.

29. Bollinger T. *Sleep, immunity, and circadian clocks: A mechanistic model.* Gerontol 2010. 56: 574.

30. Hand LE. *The circadian clock regulates inflammatory arthritis.* FASEB J 2016. 30: 3759-3770.

31. Gibson W. *Delayed onset muscle soreness at tendon–bone junction and muscle t is associated with facilitated referred pain.* Exp Brain Res 2006. 174: 351.

32. Meneghel A. *Muscle damage of resistance-trained men after two bouts of eccentric bench press exercise.* J Strength Cond Res 2014. 28: 2961.

33. Lau WY. *Changes in electrical pain threshold of fascia and muscle after initial and secondary bouts of elbow flexor eccentric exercise.* Eur J Appl Physiol 2015. 115: 959.

34. Gibson W. *Increased pain from muscle fascia following eccentric exercise: animal and human findings.* Exp Brain Res 2009. 194: 299.

35. Malm C. *Leukocytes, cytokines, growth factors and hormones in human skeletal muscle and blood after uphill or downhill running.* J Physiol 2004. 556: 983.

36. Yu JY. *Evaluation of muscle damage using ultrasound imaging.* J Phys Ther Sci 2015. 27: 531.

37. Murase S. *Upregulated glial cell line-derived neurotrophic factor through cyclooxygenase-2 activation in the muscle is required for mechanical hyperalgesia after exercise in rats.* J Physiol 2013. 591: 3035.

38. Ota H. *EP2 receptor plays pivotal roles in generating mechanical hyperalgesia after lengthening contraction.* Scand J Med Sci Sports 2017. 25: 826-833.

39. Zamora AJ. *Tendon and myo-tendinous junction in an overloaded skeletal muscle of the rat.* Anat Embryol (Berl) 1988. 179: 89.

40. Takagi R. *Regional adaptation of collagen in skeletal muscle to repeated bouts of strenuous eccentric exercise.* Pflüg Arch Eur J Physiol 2016. 468: 1565.

41. Miller BF. *Coordinated collagen and muscle protein synthesis in human patella tendon and quadriceps muscle after exercise.* J Physiol 2005. 567: 1021.

42. Gratzke C. *Knee cartilage morphologic characteristics and muscle status of professional weight lifters and sprinters: a magnetic resonance imaging study.* Am J Sports Med 2007. 35: 1346.

43. Holm L. *Contraction intensity and feeding affect collagen and myofibrillar protein synthesis rates differently in human skeletal muscle.* Am J Physiol 2010. 298: E257.

44. Wallace IJ. *Knee osteoarthritis has doubled in prevalence since the mid-20th century.* PNAS 2017. 114: 9332-9336.

45. Takagi R. *Regional adaptation of collagen in skeletal muscle to repeated bouts of strenuous eccentric exercise.* Pflüg Arch Eur J Physiol 2016. 468: 1565.

46. Kubo K. *Time course of changes in the human Achilles tendon properties and metabolism during training and detraining in vivo.* Eur J Appl Physiol 2012. 112: 2679.

47. Müller SA. *Tendon healing: An overview of physiology, biology, and pathology of tendon healing and systematic review of state of the art in tendon bioengineering.* Knee Surg Sports Traumatol Arthrosc 2015. 23: 2097.

48. Dideriksen K. *Muscle and tendon connective to adaptation to unloading, exercise and NSAID.* Connect T Res 2014. 55: 61.

49. Denise Zdzieblik. *Improvement of activity-related knee joint discomfort following supplementation of specific collagen peptides.* Physiol Appli Nutr Metab 2017. 42: 588.

50. Shaw G. *Vitamin C-enriched gelatin supplementation before intermittent activity augments collagen synthesis.* Am J Clin Nutr. 2017 105: 136.

51. Kanzaki N. *Glucosamine-containing supplement improves locomotor functions in subjects with knee pain-a pilot study of gait analysis.* Clin Interv Aging 2016. 20: 835.

52. Clark KL. *24-week study on the use of collagen hydrolysate as a dietary supplement in athletes with activity-related joint pain.* Curr Med Res Opin 2008. 24: 1485.

53. Praxitelous P. *Microcirculation after Achilles tendon rupture correlates with functional and patient-reported outcome.* Scand J Med Sci Sports 2017. 28: 294-302.

PART 3

어깨를 더 크게 키우고, 보호하자

1. Steenbrink F. The relation between increased deltoid activation and adductor muscle activation due to glenohumeral cuff tears. J Biomech 2010. 43: 2049.

2. De Witte PB. The supraspinatus and the deltoid: Not just two arm elevators. Hum Mov Sci 2014. 33: 273.

3. Carvalho CD. Partial rotator cuff injury in athletes: Bursal or articular? Rev Bras Ortop 2015. 50: 416-421.

4. Beaudreuil J. Effect of dynamic humeral centring (DHC) treatment on painful active elevation of the arm in subacromial impingement syndrome: Secondary analysis of data from an RCT. Br J Sports Med 2015. 49: 343.

5. Michener LA. Supraspinatus tendon and subacromial space parameters measured on ultrasonographic imaging in subacromial impingement syndrome. Knee Surg Sports Traum Arthr 2015. 23: 363.

6. McCreesh KM. Acromiohumeral distance measurement in rotator cuff tendinopathy: Is there a reliable, clinically applicable method? A systematic review. Br J Sports Med 2015. 49: 298.

7. Balke M. Differences in acromial morphology of shoulders in patients with degenerative and traumatic supraspinatus tendon tears. Knee Surg Sports Traumatol Arthrosc 2014. 24: 2200-55.

8. Svendsen SW. Work above shoulder level and degenerative alterations of the rotator cuff tendons: A magnetic resonance imaging study. Arthritis Rheum 2004. 50: 3314.

9. Stenlund B. Significance of house painters' work techniques on shoulder muscle strain during overhead work. Ergonomics 2002. 45: 455.

10. Kettunen JA. Cumulative incidence of shoulder region tendon injuries in male former elite athletes. Int J Sports Med 2011. 32: 451.

11. Andersen CH. Scapular muscle activity from selected strengthening exercises performed at low and high intensity. J Strength Cond Res 2012. 26: 2408.

12. Leong HT. Reduction of the subacromial space in athletes with and without rotator cuff tendinopathy and its association with the strength of scapular muscles. J Sci Med Sport 2016. 19: 970.

13. Kolber MJ. Shoulder injuries attributed to resistance training: a brief review. J Strength Cond Res 2010. 24: 1696.

14. Kolber MJ. Characteristics of shoulder impingement in the recreational weight-training population. J Strength Cond Res 2014. 28: 1081.

15. Kolber MJ. *Characteristics of anterior shoulder instability and hyperlaxity in the weight-training population.* J Strength Cond Res 2013. 27: 1333.

복잡한 등 근육을 공략하자

1. Rooks MD. *Injury patterns in recreational rock climbers.* Am J Sports Med 1995. 23: 683.
2. Gerhardt C. *The gymnastics shoulder.* Orthopade 2014. 43: 230.
3. Prinold JA. *Scapula kinematics of pull-up techniques: Avoiding impingement risk with training changes.* J Sci Med Sport 2015. 19: 629-35.
4. Stallknecht B. *Are blood flow and lipolysis in subcutaneous adipose tissue influenced by contractions in adjacent muscles in humans?* Am J Physiol 2007. 292: E394.

흉근을 키우자

1. Rahemi H. *Regionalizing muscle activity causes changes to the magnitude and direction of the force from whole muscles—a modeling study.* Front Physiol 2014. 5: 298.
2. Wakahara T. *Nonuniform muscle hypertrophy: Its relation to muscle activation in training session.* Med Sci Sports Exerc 2013. 45: 2158.
3. Matta T. *Strength training's chronic effects on muscle architecture parameters of different arm sites.* J Strength Cond Res 2011. 25: 1711.
4. Beheiry EE. *Innervation of the pectoralis major muscle: Anatomical study.* Ann Plast Surg 2012. 68: 209.
5. Fung L. *Three-dimensional study of pectoralis major muscle and tendon architecture.* Clin Anat 2009. 22: 500.
6. Schick EE. *A comparison of muscle activation between a Smith machine and free weight bench press.* J Strength Cond Res 2010. 24: 779.
7. Johar P. *A rapid rotation to an inverted seated posture inhibits muscle force, activation, heart rate and blood pressure.* Eur J Appl Physiol 2013. 113: 2005.
8. Hearn J. *An inverted seated posture decreases elbow flexion force and muscle activation.* Eur J Appl Physiol 2009. 106: 139.
9. Paddock N. *The effect of an inverted body position on lower limb muscle force and activation.* Appl Physiol Nutr Metab 2009. 34: 673.
10. Broadhurst PK. *Effect of hip and knee position on nerve conduction in the common fibular nerve.* Muscle Nerve 2017. 56: 519.
11. Costa R. *Body position influences the maximum inspiratory and expiratory mouth pressures of young healthy subjects.* Physiotherapy 2014. 101: 239-41.
12. Morton A. *Comparison of EMG activity between dumbbell bench, barbell bench and vertical chest press.* Med Sci Sports Exerc 2012. 44 (5S): 867.

이두근·삼두근·전완을 키우자

1. Won SY. *Intramuscular innervation patterns of the brachialis muscle.* Clinical Anatomy 2015. 28: 123.

코어를 강화하자

1. Vleeming A. *The functional coupling of the deep abdominal and paraspinal muscles: The effects of simulated paraspinal muscle contraction on force transfer to the middle and posterior layer of the thoracolumbar fascia.* J Anat 2014. 225: 447.
2. Martuscello JM. *Systematic review of core muscle activity during physical fitness exercises.* J Strength Cond Res 2013. 27: 1684.
3. Gibson AL. *Time course of supine and standing shifts in total body, intracellular and extracellular water for a sample of healthy adults.* Eur J Clin Nutr 2015. 69: 14.
4. Green ME. *Diagnostic ultrasound imaging to measure the thickness of the transversus abdominis muscle during a supine abdominal bridge.* J Athl Train 2014. 49 (Suppl): S-101.
5. Bjerkefors A. *Deep and superficial abdominal muscle activation during trunk stabilization exercises with and without instruction to hollow.* Man Ther 2010. 15(5): 502.

대퇴사두근에 근육을 채워 넣자

1. Bryanton MA. *Quadriceps effort during squat exercise depends on hip extensor muscle strategy.* Sports Biomech 2015. 14: 122.

2. Bryanton MA. *Effect of squat depth and barbell load on relative muscular effort in squatting.* J Strength Cond Res 2012. 26: 2820.

3. Flanagan SP. *The limiting joint during a failed squat: A biomechanics case series.* J Strength Cond Res 2015. 29: 3134.

4. Jakobsen MD. *Muscle activity during leg strengthening exercise using free weights and elastic resistance: Effects of ballistic vs controlled contractions.* Hum Mov Sci 2013. 32: 65.

성장이 뒤처진 슬굴곡근을 발달시키자

1. Woodley SJ. *Review of hamstring anatomy.* ASPETAR Sports Med J 2013.

2. Kubota J. *Non-uniform changes in magnetic resonance measurements of the semitendinosus muscle following intensive eccentric exercise.* Eur J Appl Physiol 2007. 101: 713.

3. Mendiguchia J. *Nonuniform changes in MRI measurements of the thigh muscles after two hamstring strengthening exercises.* J Strength Cond Res 2013. 27: 574.

4. McAllister MJ. *Muscle activation during various hamstring exercises.* J Strength Cond Res 2014. 28: 1573.

5. Mendiguchia J. *The use of MRI to evaluate posterior thigh muscle activity and damage during nordic hamstring exercise.* J Strength Cond Res 2013. 27: 3426.

6. Zebris MK. *Kettlebell swing targets semitendinosus and supine leg curl targets biceps femoris: An EMG study with rehabilitation implications.* Br J Sports Med 2013. 47: 1192.

7. Schoenfeld BJ. *Regional differences in muscle activation during hamstrings exercise.* J Strength Cond Res 2015. 29: 159-164.

종아리 근육의 불균형한 발달을 해결하자

1. Segal R. *Nonuniform activity of human calf muscles during an exercise task.* Arch Phys Med Rehab 2005. 86: 2013.

* 모델

📷 인스타그램: 루커스 기페스(@lucasgouiffes) 마누엘 디니스(@manu.dns) 로이크 지네(@l.zinasty) 자릴(@djalilbodybuilding)

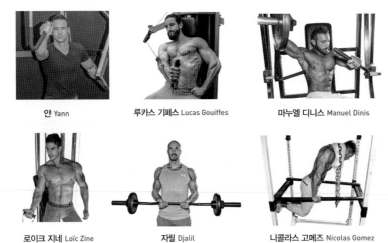

얀 Yann   루카스 기페스 Lucas Gouiffes   마누엘 디니스 Manuel Dinis

로이크 지네 Loïc Zine   자릴 Djalil   니콜라스 고메즈 Nicolas Gomez

근육운동
가이드
프로페셔널2

1판 1쇄 2024년 12월 30일

지은이 프레데릭 데라비에·마이클 건딜
옮긴이 정구중·이창섭
감수자 정구중
펴낸이 김영우
펴낸곳 삼호북스

주소 서울특별시 서초구 강남대로 545-21 거림빌딩 4층
전화 (02)544-9456
팩스 (02)512-3593
전자우편 samhobooks@naver.com
출판등록 2023년 2월 2일 제2023-000022호

ISBN 979-11-987278-6-2 (13510)

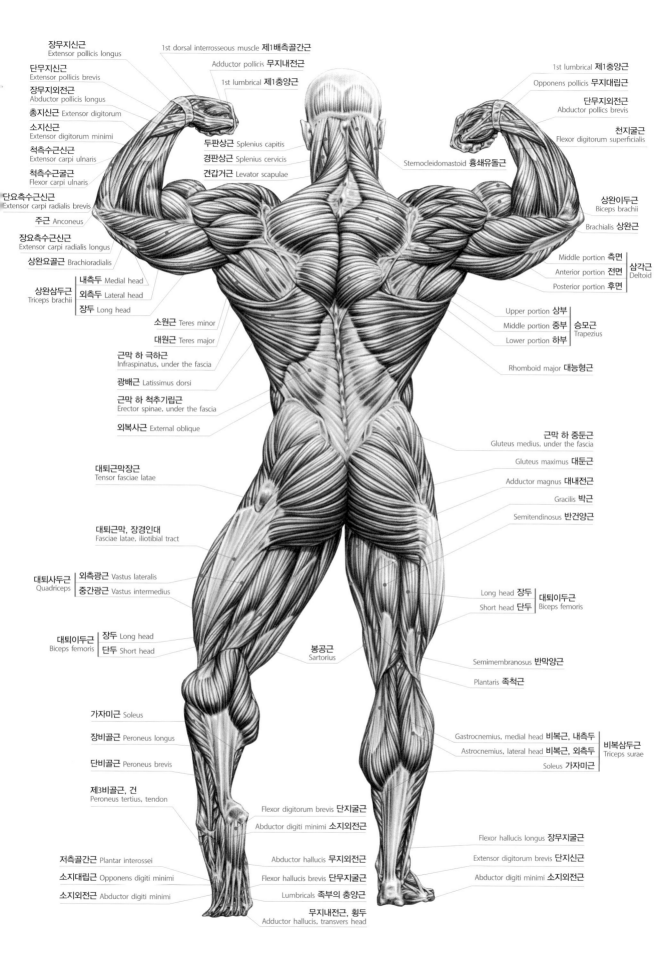

장무지신근 Extensor pollicis longus
1st dorsal interrosseous muscle 제1배측골간근
Adductor pollicis 무지내전근
1st lumbrical 제1충양근
1st lumbrical 제1충양근
Opponens pollicis 무지대립근
단무지외전근 Abductor pollics brevis

단무지신근 Extensor pollicis brevis
장무지외전근 Abductor pollicis longus
총지신근 Extensor digitorum
소지신근 Extensor digitorum minimi
척측수근신근 Extensor carpi ulnaris
척측수근굴근 Flexor carpi ulnaris

두판상근 Splenius capitis
경판상근 Splenius cervicis
견갑거근 Levator scapulae

Sternocleidomastoid 흉쇄유돌근

천지굴근 Flexor digitorum superficialis

단요측수근신근 Extensor carpi radialis brevis
주근 Anconeus
장요측수근신근 Extensor carpi radialis longus
상완요골근 Brachioradialis

상완이두근 Biceps brachii
Brachialis 상완근

상완삼두근 Triceps brachii
내측두 Medial head
외측두 Lateral head
장두 Long head

Middle portion 측면
Anterior portion 전면
Posterior portion 후면
삼각근 Deltoid

소원근 Teres minor
대원근 Teres major
근막 하 극하근 Infraspinatus, under the fascia
광배근 Latissimus dorsi
근막 하 척추기립근 Erector spinae, under the fascia
외복사근 External oblique

Upper portion 상부
Middle portion 중부
Lower portion 하부
승모근 Trapezius

Rhomboid major 대능형근

대퇴근막장근 Tensor fasciae latae

근막 하 중둔근 Gluteus medius, under the fascia
Gluteus maximus 대둔근
Adductor magnus 대내전근
Gracilis 박근
Semitendinosus 반건양근

대퇴근막, 장경인대 Fasciae latae, iliotibial tract

대퇴사두근 Quadriceps
외측광근 Vastus lateralis
중간광근 Vastus intermedius

Long head 장두
Short head 단두
대퇴이두근 Biceps femoris

대퇴이두근 Biceps femoris
장두 Long head
단두 Short head

봉공근 Sartorius

Semimembranosus 반막양근
Plantaris 족척근

가자미근 Soleus
장비골근 Peroneus longus
단비골근 Peroneus brevis

Gastrocnemius, medial head 비복근, 내측두
Astrocnemius, lateral head 비복근, 외측두
Soleus 가자미근
비복삼두근 Triceps surae

제3비골근, 건 Peroneus tertius, tendon

Flexor digitorum brevis 단지굴근
Abductor digiti minimi 소지외전근

Flexor hallucis longus 장무지굴근
Extensor digitorum brevis 단지신근
Abductor digiti minimi 소지외전근

Abductor hallucis 무지외전근
Flexor hallucis brevis 단무지굴근
Lumbricals 족부의 충양근

저측골간근 Plantar interossei
소지대립근 Opponens digiti minimi
소지외전근 Abductor digiti minimi

무지내전근, 횡두 Adductor hallucis, transvers head